全国医学类专业"十三五"规划创新教材

儿科护理学学习指导

陈轶洁　蔡云萍　主编

中国出版集团公司

世界图书出版公司

广州·上海·西安·北京

图书在版编目（CIP）数据

儿科护理学学习指导 / 陈轶洁，蔡云萍主编 . -- 广
州：世界图书出版广东有限公司，2020.8
ISBN 978-7-5192-7868-7

Ⅰ . ①儿… Ⅱ . ①陈… ②蔡… Ⅲ . ①儿科学—护理
学—教材 Ⅳ . ① R473.72

中国版本图书馆 CIP 数据核字（2020）第 164543 号

书　　名	儿科护理学学习指导	
	ERKE HULIXUE XUEXI ZHIDAO	
主　　编	陈轶洁　蔡云萍	
责任编辑	冯彦庄	
装帧设计	张乾坤	
责任技编	刘上锦	
出版发行	世界图书出版广东有限公司	
地　　址	广州市海珠区新港西路大江冲 25 号	
邮　　编	510300	
电　　话	020-84460408	
网　　址	http://www.gdst.com.cn	
邮　　箱	wpc_gdst@163.com	
经　　销	各地新华书店	
印　　刷	三河市天润建兴印务有限公司	
开　　本	889 mm×1194 mm　1/16	
印　　张	14.5	
字　　数	380 千字	
版　　次	2020 年 8 月第 1 版　2020 年 8 月第 1 次印刷	
国际书号	ISBN 978-7-5192-7868-7	
定　　价	45.00 元	

咨询、投稿：020-84460408　gdstchj@126.com

全国医学类专业"十三五"规划创新教材

《儿科护理学学习指导》编委会

主　编　陈轶洁　蔡云萍

副主编　李冬燕　杨　蓓　王玲芝　王冠南　海亚萍

编　委（以下排名不分先后）

王玲芝	孔凡琼	龙小翠
李冬燕	杨　阳	杨　蓓
张晓丽	陈轶洁	罗文英
蔡云萍	裴卓星	王冠南
海亚萍	张　菡	

前　言

　　本书是根据儿科护理学课程大纲编写的辅导用书，不仅可以帮助学生巩固儿科护理学课程中的重点、难点内容，而且融入了实训指导和考核标准，并根据护士资格考试大纲编排了大量自测题，以便学生更好地进行考前训练。

　　本书分为两个部分：第一部分是实训指导与实训考核；第二部分是学习指导，包括各章节的学习目标与任务和重点、难点，重点、难点力求内容简练、实用，知识点明确，以帮助学生理解和掌握教材内容。各章所配的自测题均按照我国护士执业资格考试的要求和题型命题，突出了试题的灵活性，使学生在进行自我检测学习效果和提高分析问题、解决问题能力的同时，能较快地适应国家护士执业资格考试。书末附有各章自测题的参考答案，以供学生对照检查、分析原因、及时总结。

　　由于时间仓促，作者水平有限，倘有疏漏和不当之处，恳请广大读者批评、指正，以便不断完善。

编　者

2020年3月

目　　录

第一部分

实训指导与实训考核

第一章　实训指导

实训一　小儿体格指标测量

【实训目的】

（1）测量患儿体重，作为用药及治疗评估的依据。

（2）测量头围，可作为判断脑积水、头颅畸形的依据。

（3）评估患儿的生长发育。

【实训准备】

1. 护士准备　洗手、戴口罩，服装鞋帽整洁，举止端庄。

2. 物品准备　根据测量项目准备物品。

（1）体重：婴儿磅秤或站立式磅秤。

（2）身高：身高计、身长测量板（3岁以下）。

（3）头围、胸围、腹围：软尺。

【实训方法】

（1）集中讲解、示范实训内容。

（2）学生分组练习操作，教师巡视指导。

（3）指定同学操作，及时纠正、测评。

【实训内容】

1. 洗手，携用物到床边核对、解释

2. 测量，记录

（1）称体重

①站立式磅秤：协助患儿脱下外套及鞋子，站在秤上，当磅秤指标稳定时读数；为患儿穿好衣鞋。记录精确到100 g。

②婴儿磅秤：适当除去婴儿衣服及尿布，磅秤放平稳并垫上一次性治疗巾，再校零；将婴儿轻轻放在磅秤上，当磅秤的指针稳定时读数；给婴儿穿衣，包裹尿布。记录精确到10 g。

（2）测量身高

①身高计：协助小儿脱下衣帽鞋，背靠身高计立柱，抬头挺胸收腹，使脚跟、臀部及肩胛同时接触立柱，移动身高计顶板与小儿头部接触，读数。记录精确到0.1 cm。

②身长测量板：小儿脱下衣帽鞋，仰卧于量板，助手将小儿扶正，头顶接触头板，测量者一手按住小儿双膝使其双下肢伸直，一手移动足板使其紧贴小儿两足底并与底板垂直，读数。记录精确到0.1 cm。

（3）测量头围：以软尺测量自眉弓上方经枕后结节绕头一周的长度。记录精确到0.1 cm。

（4）测量胸围：以软尺测量沿乳头下缘水平，经两侧肩胛骨下缘绕胸一周的长度。记录精确到0.1 cm。

（5）测量腹围：协助患儿平躺，拉起衣服至剑突处，露出腹部。用软尺平脐水平绕腹一周，测量腹部最高点。如为小婴儿，测量通过剑突与脐的中点绕腹一周的长度。记录精确到0.1 cm。

【注意事项】

（1）对小儿要态度和蔼，寒冷季节注意保暖；要保护好小儿，防止受伤。

（2）测量过程中要尽量避免外在因素影响，保证测量的准确性。

（3）认真整理测量结果，以小组为单位对资料进行初步评价，并将检查资料和初评意见交给指导教师评定。

实训二　婴儿抚触

【实训目的】

（1）促进婴儿的生长发育（体格、智力）。

（2）增强婴儿的机体免疫。

（3）对婴儿疾病产生良好的治疗作用。

（4）缓解婴儿的结肠胀气。

（5）为婴儿减轻紧张和焦虑，减轻疼痛。

（6）促进婴儿的行为发育和协调能力。

（7）增强婴儿的自我认知能力。

（8）促进婴儿安静睡眠。

【实训准备】

1.护士准备　服装鞋帽整洁，头发、着装符合要求，操作者端庄大方，面带微笑。

2.用物准备　润肤油，衣裤1套、大毛巾1条、尿布1条。

3.环境准备　环境安静、舒适，关好门窗，调节室温至26～28 ℃，湿度为55%～65%。

【实训方法】

（1）集中讲解、示范实训内容。

（2）学生分组练习操作，教师巡视指导。

（3）指定同学操作，及时纠正、测评。

【实训内容】

（一）操作前准备

（1）评估婴儿情况。

（2）修剪指甲，摘掉饰物，洗手。

（3）在护理台上铺平大浴巾，并将婴儿抱至护理台。

（4）核对婴儿信息。

（5）脱去婴儿衣物和尿布，并检查身体。

（二）操作流程

将脱去衣物、尿布的婴儿仰卧于操作台上。护士将适量润肤油倒入掌心。

以下每组动作均做6个节拍：

1．头面部

（1）双手拇指从婴儿前额中央沿眉骨向外推压至发际。

（2）双手拇指从婴儿下颌中央向外，向面部两上侧滑动，止于耳前，画出一个微笑状。

（3）左手托住婴儿的头，右手的指腹从婴儿前额发际向上，后滑动至后下发际，停止于左耳后乳突处，轻轻按压。

（4）交换左右手，用同样方法抚触婴儿另一侧，并避开囟门。

2．胸部

（1）左右手从两侧肋缘交替向上滑行至婴儿对侧肩部，在婴儿胸部画出一个"X"形大交叉。

（2）避开婴儿乳头。

3．腹部

（1）双手交替，按顺时针方向抚触腹部。

（2）"ILU"：先用右手指腹从婴儿右上腹至右下腹，画出字母"I"；再按右上腹 → 左上腹 → 左下腹的顺序，画出倒写的字母"L"；后按右下腹 → 右上腹 → 左上腹 → 左下腹的顺序抚触，画出倒写的字母"U"。注意避开未脱落的脐带残端。

4．上肢

（1）两手交替，从婴儿上臂至腕部螺旋滑行，间断性轻轻地挤捏其肢体肌肉。

（2）双手从婴儿上臂轻轻滚搓至手腕。

（3）两手拇指从婴儿掌心按摩至手指根部，然后从手指根部向指端轻轻揉搓、牵拉每根手指。

（4）同法抚触另一侧上肢。

5．下肢

（1）双手交替握住婴儿一侧下肢，从大腿根部螺旋滑行，间断性轻轻地挤捏肢体肌肉。

（2）双手从婴儿大腿根部轻轻搓滚至脚踝部。

（3）两手拇指从婴儿脚跟按摩至脚趾根部，然后从脚趾根部向趾端轻轻揉搓、牵拉每个脚趾。

（4）同法抚触另一侧下肢。

6.背臀部　（体位：背臀部抚触时婴儿取俯卧位，头侧向一边）

（1）以脊椎为中分线，双手掌分别由婴儿脊椎向两外侧抚触，从肩部向下至骶尾部。

（2）双手掌横放于婴儿背部，从颈部向下交替滑行抚触至臀部。

（3）双手在婴儿两侧臀部做环形抚触。

（三）抚触后护理

为婴儿换好尿布（松紧合适容两指，侧边翻好），穿好衣裤（动作轻柔），整理用物，洗手、记录。

【注意事项】

（1）抚触按摩时注意尊重、爱护婴儿。

（2）抚触动作要轻柔、缓慢。严禁搓、擦皮肤和幅度过大的动作，以免损伤婴儿皮肤肌肉、韧带等。抚触的过程中要不断与婴儿进行语言交流，如"宝宝，让我们笑一笑""让我们伸伸手、踢踢脚"等。注意与婴儿进行目光与语言的交流。

（3）不要强迫婴儿保持固定姿势，抚触的顺序要灵活，也可以节选其中的几节进行抚触按摩。如婴儿哺乳的时候可以只对其做手和脚的抚触。

（4）抚触时如果婴儿哭闹，应设法使其安静，然后才可继续进行。若婴儿哭闹严重，应停止抚触，寻找原因。

（5）抚触在婴儿出生后即可进行，每日两次左右，每次以15～20 min为宜。应指导家长为婴儿抚触。抚触的时间最好是清醒时、两次哺乳之间和沐浴之后。

（6）校内实训要手法正确、认真练习，体现关爱婴儿的护理职业情感。

实训三　新生儿心肺复苏

【实训目的】

及时进行抢救，挽救患儿生命。

【实训准备】

1.护士准备　两名护士。洗手、戴口罩，服装鞋帽整洁，举止端庄，操作紧张有序。

2.用物准备　新生儿复苏模型、辐射台、听诊器、纱布、酒精、新生儿复苏气囊、球囊吸引器（吸引器、一次性吸痰管）、肩垫、预热毛巾、氧气装置、氧气管、安尔碘皮肤消毒剂、棉签、药品（1：10 000肾上腺素、生理盐水等）、手消毒液、污物缸、带盖方盘（内置气管插管用物）、心电监护仪。

3.环境　安静、温暖。

【实训方法】

（1）集中讲解示范实训内容。

（2）学生分组练习操作，教师巡视指导。

（3）指定同学操作，及时纠正、测评。

【实训内容】

（1）快速评估新生儿是否足月、是否有呼吸或哭声、肌张力是否增高、羊水是否清澈。

（2）将新生儿放置于辐射保暖台上。

（3）摆体位：在新生儿肩下垫2～3 cm高的肩垫，使头呈轻度仰伸位。

（4）清除新生儿口鼻腔分泌物：用球囊吸引器先吸口咽后吸鼻腔，不可过深。若用吸引器，吸引时间＜10 s。

（5）用毛巾擦干新生儿全身，用手指弹或用手拍打其足底、掌心，评估其肌张力及反应。

（6）评价呼吸、心率、肤色6 s：听诊器置于心前区部位计算心率，观察其胸廓起伏及全身肤色情况。若患儿心率＜100次/分，无自主呼吸，马上进行脉搏压力变化（PPV）氧饱和度监测，氧饱和度不能低于90%。

（7）复苏气囊正压通气30 s：站在患儿一侧或头部旁，将其头部摆正到鼻吸气位，一只手将气囊面罩盖住患儿口鼻（从鼻梁到下颌间，露出眼睛），并将患儿下颌轻推向上。面罩与复苏气囊紧密接触。另一只手有节律地挤压，放松气囊（频率为40～60次/分，须在30 s内正压通气20次）。边挤压边念数字，念"1"时挤压，念"2、3"时放气；观察胸廓扩张情况。

（8）评价呼吸、心率、肤色6 s：听诊器置于心前区部位计算心率，观察其胸廓起伏及全身肤色情况。若患儿心率＜60次/分，呼吸微弱，行气管插管。

（9）双人操作进行胸外心脏按压：一名护士进行气囊复苏，另一名护士进行心脏胸外按压。

按压方法：

①拇指法：两手掌及四指托住患儿两侧背部，双手拇指并排或重叠于患儿胸骨中、下1/3处（乳头连线中点下一横指下缘）。

②双指法：右手的中指和食指或无名指的指间按压胸骨，左手托住支持患儿背部。

按压深度：达胸廓前后径1/3，放松时指间或拇指不离开胸骨。

按压频率：心脏按压与挤压气囊之比为3∶1（按压3次，挤压1次气囊）。实施胸外按压的护士边按压边喊口令："1、2、3，吸。"当念到"吸"时，进行气囊复苏的护士同时挤压气囊。频率为120次/分。

（10）按压30 s后再次6 s评价，心率仍＜60次/分可进行脐静脉置管，并给予1∶10 000肾上腺素0.1～0.3 mL/kg，脐静脉注入或气管导管内滴入。若心率＞60次/分，可停止按压，继续通气到心率＞100次/分并出现自主呼吸为止。

（11）评估患儿心率，若心率上升至120～140次/分，呼吸40～45次/分，PPV、氧饱和度＞90%以上，复苏成功。

（12）持续心电监护，观察患儿病情。

（13）整理用物，洗手、记录。

【注意事项】

（1）气囊复苏时一手将气囊面罩盖住患儿口鼻（从鼻梁到下颌间，露出眼睛），并将患儿下颌轻推向上，保证面罩与复苏气囊紧密接触。

（2）注意胸外按压与复苏气囊挤压的比例。

（3）注意护理安全，预防抢救创伤及院内感染的产生。

实训四　头皮静脉穿刺

【实训目的】

（1）补充液体、营养，维持体内电解质平衡。

（2）使药物快速进入体内。

【实训准备】

1.护士准备

（1）了解患儿病情、年龄、意识状态、对输液的认识程度、心理状态，观察穿刺部位的皮肤及血管状况。

（2）根据患儿的年龄做好解释工作。

（3）操作前洗手、戴口罩。

2.用物准备

（1）输液器、液体及药液。

（2）治疗盘：内置碘伏、棉签、弯盘、胶布、头皮针（4～5.5号），无菌巾内放入已吸入生理盐水或10%葡萄糖2 mL的注射器。

（3）其他物品：剃刀、污物杯、肥皂、纱布，必要时备约束带。

3.患儿准备　为小婴儿更换尿布，协助幼儿排尿。

4.环境准备　清洁、宽敞，操作前半小时停止扫地及更换床单。

【实训内容】

（1）在治疗室内按医嘱准备好药液。

（2）携用物至床边核对，向家长解释。将液体挂在输液架上，排尽气体。

（3）穿刺过程：

①将枕头放在床沿，使患儿横卧于床中央，助手固定患儿头部。

②穿刺者位于患儿头端，选择静脉，必要时顺头发方向剃净局部头发。

③操作者常规消毒皮肤后，左手绷紧皮肤，右手持针将针头向心方向平行刺入皮肤，见回血后如无异常，用胶布固定。（营养不良及体弱新生儿、特殊患儿，可先用注射器接头皮针，驱除针内气体再刺入，抽出回血，取2 mL注射器将头皮针与输液器连接，再用胶布固定。）

（4）根据医嘱调节滴数，整理床单位。

（5）整理用物，洗手、记录。

（6）输液过程中观察输液情况。

【注意事项】

（1）严格执行查对制度和无菌技术操作原则。

（2）注意保护和合理使用静脉，学会鉴别头皮静脉和动脉。

（3）穿刺中注意观察患儿面色和一般情况。

实训五　暖箱使用技术

【实训目的】

（1）为早产儿提供最适宜的温、湿度和恒定体温，提高其成活率，促进生长发育。

（2）为硬肿症患儿及体温不升的婴儿复温。

【实训准备】

1.护士准备　洗手、戴口罩，服装鞋帽整洁，举止端庄。

2.用物准备　婴儿暖箱、棉垫、洁净床单、尿布。

3.环境准备　安全、安静，温湿度适宜、光线适中，清洁、宽敞。

【实训方法】

（1）集中讲解、示范实训内容。

（2）学生分组练习操作，教师巡视指导。

（3）指定同学操作，及时纠正、测评。

【实训内容】

（一）操作步骤

（1）清洁、消毒暖箱。

（2）洗手、戴口罩。

（3）打开暖箱，铺好箱内婴儿床的棉垫、床单及枕头。

（4）打开注水槽，加入蒸馏水至水位指示线。

（5）接通电源，打开电源开关。

（6）将预热温度调至28～30 ℃，预热2 h。

（7）调节箱内湿度，保持相对湿度在55%～65%。

（8）给患儿穿好单衣、包裹尿布，放入箱内婴儿床。

（9）根据患儿体重和出生天数调节所需温度。

（10）定时测量体温，并记录。

（11）关闭电源，将患儿抱出暖箱，放至检查床上。

（二）终末质量

（1）患儿清洁、舒适、安全，保暖好。

（2）动作轻柔流畅，手法正确，操作熟练。

（3）暖箱放置平稳，清洁、安全。

（三）问题

（1）使用暖箱的目的及适应证是什么？

（2）暖箱预热温度及相对湿度各是多少？

（3）患儿出暖箱的条件是什么？

【注意事项】

（1）严格执行暖箱使用操作规程，定期检查暖箱各种性能是否完好，做好保养，保证使用安全。

（2）暖箱放置的房间温度应高于23 ℃，以减少暖箱的热量损失；暖箱应避免阳光直射或靠近火炉、暖气，也不要置于窗户旁边，以免影响其温度；应使暖箱距炉子或暖气150 cm以上。

（3）注意保暖，一切操作均在箱内进行，且操作尽量集中，避免经常开启箱门，操作完毕离开时，及时关好箱门。

（4）保持暖箱的清洁卫生，每天用消毒液擦拭箱的内外，每周调换一次暖箱，用过的暖箱除了消毒液擦拭以外，再用紫外线照射30 min。

（5）严禁骤然提高暖箱温度，以免患儿体温突然升高，造成不良后果。

（6）检查、接触患儿前，必须洗手，预防院内感染。

（7）出暖箱条件：

①体重达2000 g左右或以上，体温正常者。

②室温24～26 ℃时，患儿能保持正常体温。

③患儿在暖箱内生活1个月以上，体重虽然不到2000 g，但一般情况好。

实训六　蓝光治疗技术

【实训目的】

蓝光治疗作为新生儿高胆红素血症的辅助治疗，主要作用是使血中的间接胆红素经光氧化分解为水溶性胆红素而随胆汁、尿液排出体外，适用于未结合胆红素增高的新生儿。

【实训准备】

1.护士准备　洗手、戴口罩，服装鞋帽整洁，举止端庄。

2.用物准备　蓝光箱一般采用有效波长为420～470 nm的蓝色荧光灯，有单面照射和双面照射两种，灯管与皮肤距离为33～50 cm。患儿护眼罩（黑色）、避光尿布、工作人员所用墨镜。

3.患儿准备　修剪指甲，入箱前须进行皮肤清洁，严禁在皮肤上涂粉或油类。

4.环境准备　安全、安静，温湿度适宜、光线适中，清洁、宽敞。

【实训方法】

（1）集中讲解、示范实训内容。

（2）学生分组练习操作，教师巡视指导。

（3）指定同学操作，及时纠正、测评。

【实训内容】

（一）操作步骤

（1）检查灯管性能（照射前检查灯管是否亮）。

（2）清洁光疗仪（清除灯管及反射板上的灰尘）。

（3）调节病室为恒温（24～28 ℃）。

（4）将光疗仪放至患儿床边。

（5）灯管与患儿皮肤距离调为33～50 cm。

（6）光疗仪接通电源。

（7）将患儿全身裸露。

（8）给患儿戴好护眼罩。

（9）将尿布折成长条形，遮盖患儿会阴部。

（10）操作者戴好墨镜。

（11）打开光疗仪总开关进行照射。

（12）记录光疗开始时间。

（13）每2 h给患儿翻身一次（单面管的因素，分别翻身为仰、俯、侧位）。

（14）照射中勤巡视。

（15）光疗结束后，包裹好患儿。

（16）记录光疗停止时间。

（17）将光疗仪放回原处，清洁、消毒备用。

（二）终末质量

（1）操作流程熟练、正确。

（2）手法正确，动作轻巧，体现对患儿的爱护。

（3）安全意识强。

（三）问题

（1）光疗时，灯管与患儿皮肤距离应为多少？

（2）光疗的注意事项有哪些？

（3）光疗时，为何要给患儿戴黑色眼罩？

【注意事项】

（1）光疗前清洁皮肤，剪短指甲，防止抓破患儿皮肤。为患儿戴眼罩，避免蓝光损伤视网膜。

（2）光疗过程为防止不显性失水，可在两次喂奶之间喂糖水或增加补液。

（3）光疗前后及期间要监测血清胆红素变化，以判断疗效；光疗过程注意观察患儿的精神、反应、呼吸、脉搏变化及黄疸消长的程度。

（4）每小时测量体温及箱内温度，如体温超过38.5 ℃或低于35 ℃应停照，待体温恢复正常后再照射。

（5）光疗中患儿可伴有绿色稀便、皮疹或发热，做好臀部和皮肤护理。观察光照部位皮肤黄疸情况，若皮肤出现青铜症，停止光疗可恢复。

（6）记录灯管使用时间，一般使用1000 h后应更换灯管。

（7）如为单面照射，要定时为患儿翻身。

第二章　实训考核

实训一　小儿体格指标测量

项目	内　　容	分值	计分
目的 （10分）	1. 测量患儿体重，作为用药及治疗评估的依据。 2. 测量头围，可作为判断脑积水、头颅畸形的依据。 3. 评估患儿的生长发育。	10	
实验 准备 （10分）	物品准备：根据测量项目准备物品 1. 体重：婴儿磅秤或站立式磅秤。 2. 身高：身高计、身长测量板（3岁以下）。 3. 头围、胸围、腹围：软尺。	10	
操作 步骤 （80分）	1. 洗手，携用物到床边核对，解释。 2. 测量，记录。	5	
	称体重 1. 站立式磅秤：协助患儿脱下外套及鞋子，站在秤上，当磅秤指标稳定时读数；为患儿穿好衣鞋。记录精确到100 g。 2. 婴儿磅秤：适当除去婴儿衣服及尿布，磅秤放平稳并垫上一次性治疗巾，再校零；将婴儿轻轻放在磅秤上，当磅秤的指针稳定时读数；给婴儿穿衣，包裹尿布。记录精确到10 g。	20	
	测量身高 1. 身高计：协助小儿脱下衣帽鞋，背靠身高计立柱，抬头挺胸收腹，使脚跟、臀部及肩胛同时接触立柱，移动身高计顶板与小儿头部接触，读数。记录精确到0.1 cm。 2. 身长测量板：小儿脱下衣帽鞋，仰卧于量板，助手将小儿扶正，头顶接触头板，测量者一手按住小儿双膝使其双下肢伸直。一手移动足板使其紧贴小儿两足底并与底板垂直，读数。记录精确到0.1 cm。	20	
	测量头围：以软尺测量经眉弓上方、枕后结节绕头一周的长度。记录精确到0.1 cm。 测量胸围：以软尺测量沿乳头下缘水平，经两侧肩胛骨下缘绕胸一周的长度。记录精确到0.1 cm。	20	
	测量腹围 1. 协助患儿平躺，拉起衣服至剑突处，露出腹部。 2. 用软尺从患儿腰背部绕至脐上，测量腹部最高点。如为小婴儿，测量通过剑突与脐的中点绕腹一周的长度。记录精确到0.1 cm。	15	
总分			
考核老师签名		日期	

实训二 婴儿抚触

项目	内　　容	分值	得分
操作前准备（10分）	1. 工作人员：仪表、举止端庄大方，服装鞋帽整洁，头发、着装符合要求。	3	
	2. 环境：安静、舒适，关好门窗，调节室温至26～28 ℃，湿度为55%～65%（口述）。	3	
	3. 用物：润肤油、衣裤一套、大毛巾1条、尿布1条。	4	
操作步骤（80分）	1. 评估婴儿情况。	2	
	2. 修剪指甲，摘掉饰物，洗手。	2	
	3. 在护理台上铺平大浴巾，并将婴儿抱至护理台。	1	
	4. 核对婴儿信息。	2	
	5. 脱去婴儿衣物和尿布，并检查身体。	3	
	6. 婴儿取仰卧位。	3	
	7. 取适量润肤油润滑、温暖双手。	1	
	8. 双手拇指从婴儿前额中央沿眉骨向外推压至发际。	3	
	9. 双手拇指从婴儿下颌中央向外，向面部两上侧滑动，止于耳前，画出一个微笑状。	3	
	10. 左手托住头，右手的指腹从婴儿前额发际向上，后滑动至后下发际，停止于左耳后乳突处，轻轻按压。	3	
	11. 交换左右手，用同样方法抚触婴儿另一侧，并避开囟门。	3	
	12. 左右手从两侧肋缘交替向上滑行至婴儿对侧肩部，在婴儿胸部画出一个"X"形大交叉。	3	
	13. 避开婴儿乳头。	2	
	14. 双手交替，按顺时针方向抚触腹部。	3	
	15. "ILU"：先用右手指腹从婴儿右上腹至右下腹，画出字母"I"；再按右上腹→左上腹→左下腹的顺序，画出倒写的字母"L"；后接右下腹→上右上腹→左上腹→左下腹的顺序抚触，画出倒写的字母"U"。注意避开未脱落的脐带残端。	5	
	16. 两手交替，从婴儿上臂至腕部螺旋滑行，间断性轻轻地挤捏其肢体肌肉。	2	
	17. 双手从婴儿上臂轻轻滚搓至手腕。	2	
	18. 两手拇指从婴儿掌心按摩至手指根部，然后从手指根部向指端轻轻揉搓、牵拉每根手指。	3	
	19. 同法抚触另一侧上肢。	7	
	20. 双手交替握住婴儿一侧下肢，从大腿根部螺旋滑行，间断性轻轻地挤捏其肢体肌肉。	2	
	21. 双手从婴儿大腿根部轻轻搓滚至脚踝部。	2	

（续表）

项目	内　　容	分值	得分
	22. 两手拇指从婴儿脚跟按摩至脚趾根部，然后从脚趾根部向趾端轻轻揉搓、牵拉每个脚趾。	3	
	23. 同法抚触另一侧下肢。	7	
	24. 背臀部抚触时婴儿取俯卧位，头侧向一边。	2	
	25. 以脊椎为中分线，双手掌分别由婴儿脊椎向两外侧抚触，从肩部向下至骶尾部。	3	
	26. 双手掌横放于婴儿背部，从颈部向下交替滑行抚触至臀部。	2	
	27. 双手在婴儿两侧臀部做环形抚触。	2	
	28. 为婴儿换好尿布（松紧合适容两指，侧边翻好），穿好衣裤（动作轻柔）。	2	
	29. 整理用物，洗手、记录。	2	
评价 （10分）	1. 操作流程完整、规范、熟练；动作轻柔，贴近临床。	5	
	2. 婴儿安全保护措施得当，操作过程与婴儿进行情感交流。	5	
	3. 操作时间为15 min，超过1 min扣1分。		
总分			
考核老师签名		日期	

实训三　新生儿心肺复苏

项目	内　　容	分值	计分
用物 准备 （15分）	1. 护士：两名护士。洗手、戴口罩，服装鞋帽整洁，举止端庄，操作紧张有序。	5	
	2. 用物：新生儿复苏模型、辐射台、听诊器、纱布、酒精、新生儿复苏气囊、球囊吸引器（吸引器、一次性吸痰管）、肩垫、预热毛巾、氧气装置、氧气管、安尔碘皮肤消毒剂、棉签、药品（1 : 10 000肾上腺素、生理盐水等）、手消毒液、污物缸带盖方盘（内置气管插管用物）、心电监护仪。	10	
操作 流程 （60分）	1. 快速评估新生儿是否足月、是否有呼吸或哭声、肌张力是否增高、羊水是否清澈。 （口述：患儿为早产儿，哭声弱、喘息样呼吸，肌张力低，需要进行复苏。）	5	
	2. 将新生儿放置于辐射保暖台上。	2	
	3. 摆体位：在新生儿肩下垫2～3 cm高的肩垫，使头呈轻度仰伸位。	3	
	4. 清除新生儿口鼻腔分泌物，用球囊吸引器先吸口咽后吸鼻腔，不可过深。若用吸引器，吸引时间＜10 s。	5	
	5. 用毛巾擦干新生儿全身，用手指弹或用手拍打其足底、掌心，评估其肌张力及反应。 （口述：患儿肌张力、反应差。）	5	

（续表）

项目	内　　　　容	分值	计分
	6. 评价呼吸、心率、肤色6 s：听诊器置于心前区部位计算心率，观察其胸廓起伏及全身肤色情况。进行PPV、氧饱和度监测，氧饱和度不能低于90%。 （口述：患儿喘息样呼吸、听心率<100次/分，持续性紫绀，给予复苏气囊正压通气。）	4	
	7. 复苏气囊正压通气30 s：站在患儿一侧或头部，将其头部摆正到鼻吸气位，一只手将气囊面罩盖住患儿口鼻（从鼻梁到下颌间，露出眼睛），并将患儿下颌轻推向上，面罩与复苏气囊紧密接触，另一只手有节律地挤压，放松气囊。（频率为40~60次/分，须在30 s内正压通气20次）。边挤压边念数字，念"1"时挤压，念"2、3"时放气；观察胸廓扩张情况。	10	
	8. 评价呼吸、心率、肤色6 s：听诊器置于心前区部位计算心率，观察其胸廓起伏及全身肤色情况。 （口述：患儿心率<60次/分，进行胸外按压或气管插管。）	2	
	9. 双人操作进行胸外心脏按压：一名护士进行气囊复苏，另一名护士进行心脏胸外按压。 按压方法： （1）拇指法：两手掌及四指托住患儿两侧背部，双手拇指并排或重叠于患儿胸骨中、下1/3处（乳头连线中点下一横指下缘）。 （2）双指法：右手的中指和食指或无名指的指间按压胸骨，左手托住患儿背部。 按压深度：达胸廓前后径1/3，放松时指间或拇指不离开胸骨。 按压频率：心脏按压与挤压气囊之比为3∶1（按压3次，挤压1次气囊）。 实施胸外按压的护士边按压边喊口令："1、2、3，吸。"当念到"吸"时，进行气囊复苏的护士同时挤压气囊。频率为120次/分。	15	
	10. 按压30 s后再次6 s评价，心率仍<60次/分可进行脐静脉置管，并给予1∶10 000肾腺素0.1~0.3 mL/kg，脐静脉注入或气管导管内滴入。若心率>60次/分，可停止按压，继续通气到心率>100次/分并出现自主呼吸为止。 （口述：患儿心率仍<60次/分，遵医嘱静脉注射1∶10 000肾上腺素0.1~0.3 mL/kg，脐静脉注入或气管导管内滴入。）	3	
	11. 评估患儿心率，若心率上升至120~140次/分，呼吸40~45次/分，PPV、氧饱和度>90%以上，复苏成功。	2	
	12. 口述：持续心电监护，观察患儿病情。	2	
	13. 整理用物，洗手、记录。	2	
终末质量（10分）	1. 符合标准预防、安全原则，用物备齐。	2	
	2. 关爱患儿，无创伤及并发症发生。	3	
	3. 操作有序，动作熟练、轻稳、复苏有效。	3	
	4. 安置患儿，用物处理恰当。	2	
口答问题（15分）	1. 简述心脏胸外按压的方法。	10	
	2. 心脏胸外按压与复苏气囊的比例为多少？	3	
	3. 患儿心率低于多少时须进行静脉注射肾上腺素？	2	
总分			
考核老师签名		日期	

实训四　头皮静脉穿刺

项目	内　　　容	分值	计分
目的 （10分）	1. 补充液体、营养，维持体内电解质平衡。 2. 使药物快速进入体内。	10	
实验 准备 （15分）	1. 护士准备 （1）了解患儿病情、年龄、意识状态、对输液的认识程度、心理状态，观察穿刺部位的皮肤及血管状况。 （2）根据患儿的年龄做好解释工作。 （3）操作前洗手、戴口罩。 2. 用物准备 （1）输液器、液体及药液。 （2）治疗盘：内置碘伏、棉签、弯盘、胶布、头皮针（4～5.5号），无菌巾内放入已吸入生理盐水或10%葡萄糖2 mL的注射器。 （3）其他物品：剃刀、污物杯、肥皂、纱布，必要时备约束带。 3. 患儿准备：为小婴儿更换尿布，协助幼儿排尿。 4. 环境准备：清洁、宽敞，操作前半小时停止扫地及更换床单。	15	
操作 步骤 （60分）	1. 在治疗室内按医嘱准备好药液。 2. 携用物至床边核对，向家长解释。将液体挂在输液架上，排尽气体。 3. 穿刺过程： （1）将枕头放在床沿，使患儿横卧于床中央，助手固定患儿头部。 （2）穿刺者位于患儿头端，选择静脉，必要时顺头发方向剃净局部头发。 （3）操作者常规消毒皮肤后，左手绷紧皮肤，右手持针将针头向心方向平行刺入皮肤，见回血后如无异常，胶布固定。 （营养不良及新生儿体弱、特殊患儿，可先用注射器接头皮针，驱除针内气体再刺入，抽出回血，取2 mL注射器将头皮针与输液器连接，再用胶布固定。）	45	
	4. 根据医嘱调节滴数，整理床单位。 5. 整理用物，洗手、记录。 6. 输液过程中观察输液情况。	15	
评价 （15分）	1. 操作熟练、流畅，注意无菌原则。 2. 注意与患儿及家长的解释和沟通。 3. 注意输液过程中的观察和故障排除。	15	
总分			
考核老师签名		日期	

实训五　暖箱使用技术

项目	内　　　　容	分值	计分
用物准备（20分）	1.工作人员：衣、帽、口罩、鞋、手（指甲）。	5	
	2.用物：婴儿暖箱、棉垫、洁净床单、尿布。	5	
	3.环境：无阳光直射或冷风直吹，避免靠近火炉、暖气。	10	
操作步骤（50分）	1.清洁、消毒暖箱。	5	
	2.洗手、戴口罩。	5	
	3.打开暖箱，铺好箱内婴儿床的棉垫、床单及枕头。	5	
	4.打开注水槽，加入蒸馏水至水位指示线。	5	
	5.接通电源，打开电源开关。	5	
	6.将预热温度调至28~30 ℃，预热2 h；调节箱内湿度，保持相对湿度在55%~65%。	5	
	7.给患儿穿好单衣、包裹尿布，放入箱内。	5	
	8.根据患儿体重和出生天数调节所需温度。	5	
	9.定时测量体温，并记录。	5	
	10.关闭电源，将患儿抱出暖箱，放至检查床上。	5	
终末质量（10分）	1.患儿清洁、舒适、安全，保暖好。	3	
	2.动作轻柔流畅，手法正确，操作熟练。	4	
	3.暖箱放置平稳，清洁、安全。	3	
口答问题（20分）	1.使用暖箱的目的及适应证是什么？	7	
	2.暖箱预热温度及相对湿度各是多少？	6	
	3.患儿出暖箱的条件是什么？	7	
总分			
考核老师签名		日期	

实训六　蓝光治疗技术

项目	内　　　　容	分值	计分
用物准备（20分）	1. 工作人员：衣、帽、口罩、鞋、手（指甲）。	5	
	2. 设备：光疗仪（移动式，单面灯管）。	5	
	3. 用物：患儿护眼罩（黑色）、尿布1块、工作人员所用墨镜。	10	
操作步骤（50分）	1. 检查灯管性能（照射前检查灯管是否亮）。	2	
	2. 清洁光疗仪（清除灯管及反射板上的灰尘）。	3	
	3. 调节病室为恒温（24～28 ℃）。	3	
	4. 将光疗仪放至患儿床边。	3	
	5. 灯管与患儿皮肤距离调为33～50 cm。	3	
	6. 光疗仪接通电源。	3	
	7. 将患儿全身裸露。	3	
	8. 给患儿戴好护眼罩。	3	
	9. 将尿布折成长条形，遮盖患儿会阴部。	3	
	10. 操作者戴好墨镜。	3	
	11. 打开光疗仪总开关进行照射。	3	
	12. 记录光疗开始时间。	3	
	13. 每2 h给患儿翻身一次。	3	
	14. 照射中勤巡视。	3	
	15. 光疗结束后，包裹好患儿。	3	
	16. 记录光疗停止时间。	3	
	17. 将光疗仪放回原处，清洁、消毒备用。	3	
终末质量（10分）	1. 操作流程熟练、正确。	3	
	2. 手法正确，动作轻巧，体现对患儿的爱护。	4	
	3. 安全意识强。	3	
口答问题（20分）	1. 光疗时，灯管与患儿皮肤距离应为多少？	5	
	2. 光疗的注意事项有哪些?	10	
	3. 光疗时，为何要给患儿戴黑色眼罩？	5	
总分			
考核老师签名		日期	

第二部分

学习指导

第一章　绪论

学习目标与任务

1.掌握小儿年龄分期及各期的特点。
2.熟悉儿科护理特点。
3.了解儿科护理的特殊性、儿科护士的角色及素质要求、我国儿科护理学的发展。

◎ 重点、难点

第一节　儿科护理的范围和任务

一、儿科护理的范围

胎儿期至青春期儿童，一切涉及儿童健康和卫生的问题。根据我国卫生部的规定，临床上以出生至14周岁作为儿科的就诊范围。

二、儿科护理的任务

从体格、智能、行为和社会各方面研究保护小儿，增强小儿体质，降低小儿发病率和死亡率，保障和促进小儿身心健康，提高人类整体健康素质。

第二节　儿科护理的特点

一、根据小儿特点，有针对性地实施护理

（一）机体方面

1.解剖特点　外观变化、器官发育。

2.生理生化特点　不同年龄的正常值不同。

3.免疫特点　特异性和非特异性免疫功能均差。血清免疫球蛋白G（IgG）：能通过胎盘，可维持3~5个月。血清免疫球蛋白M（IgM）：不能通过胎盘。分泌型免疫球蛋白（SIgA）：若缺乏，易患呼吸道、消化道感染。

（二）病理特点

因年龄而异，若维生素D缺乏，儿童易出现佝偻病，成人表现为骨软化症；若肺炎球菌所致肺部感染，儿童易发生支气管肺炎，成人则为大叶性肺炎。

（三）疾病特点

1.疾病种类　先天性、遗传性和感染性多。

2.临床表现　起病急、来势凶，病情易反复、波动，变化多端，不同年龄阶段的儿童心理特征不同，身心未成熟，缺乏适应及满足需要的能力，依赖性较强，合作性差，好奇、好动，缺乏经验。

3.预后特点　治疗及时，预后好、恢复快、后遗症少；心理发育过程受家庭、环境影响。

4.预防措施　加强预防措施是使儿童发病率和死亡率下降的重要环节。以儿童及其家庭为中心，实施身心整体护理，并重视环境带给儿童的影响，减少儿童的创伤和疼痛。积极为儿童及其家庭提供健康指导、疾病护理、教养咨询和家庭支持等服务，促进儿童身心各方面健康成长。

二、根据小儿不同年龄阶段的特点，实施重点护理

各年龄时期有不同的生长发育特点，护理工作要根据不同阶段的心理和生理特点采取相应的护理措施。

三、顺应护理模式的转变，对患儿实行整体护理

护理工作不应仅限于满足患儿的生理需要或维持已有的发育，还应包括维护和促进患儿心理行为发展和心理健康。

第三节　儿科临床护理的特殊性

一、儿科护理对儿科医疗诊断和治疗起重要的作用

由于患儿不会或不能完全陈述自己的病痛及病情变化，不少疾病的医疗诊断有赖于儿科护士严密、细致的观察与检查。

二、生活护理多，操作要求高

儿科护士除了给予患儿身心护理之外，必须与其他医务、保育人员一起共同承担如同患儿家属般悉心呵护患儿的全部工作，给予患儿全面的生活照顾和护理。

三、教育儿童是儿科护理的必要内容

儿童好奇心重、模仿性强，正处于获取知识、健全心理的时期。患儿住院后，医院的环境、所有医务人员都会对教育儿童产生影响。

四、儿科护理必须得到患儿家长的支持和配合

儿科护理必须得到患儿家长的支持，才能获得准确的第一手资料及对患儿采取的护理措施的正确理解与配合，有利于患儿得到安全、有效的个体化整体护理。

第四节　小儿年龄分期及各期的特点

一、胎儿期

从卵子和精子结合到小儿出生前，约40周。分3个阶段：妊娠早期，妊娠12周以内；妊娠中期，13周至未满28周；妊娠晚期，28周至出生。特点：营养完全依赖母体。

二、新生儿期

自出生后脐带结扎时至满28天。胎龄满28周（体重≥1000 g）至出生后7天为围生期。特点：脱离母体，开始独立生活；适应能力差，发病率和死亡率高，尤其是围生期。

三、婴儿期

出生后到满1周岁。特点：生长发育最快，免疫功能发育不成熟。

四、幼儿期

1周岁后到满3周岁。特点：生长发育速度较前减慢，智能发育较前突出；自身免疫力低，乳牙出齐，识别能力差；容易发生意外事故。

五、学龄前期

3周岁到（6~7岁）入小学前。特点：发育速度进一步减慢，达到稳步增长；智能发育更趋完善，好学、多问，好模仿；语言和思维能力进一步发展；自理能力增强。

六、学龄期

（6~7岁）入小学至（12~14岁）进入青春期。

七、青春期

从第二性征出现到生殖功能基本发育成熟、身高停止增长的时期。女孩青春期一般为11~12岁到17~18岁，男孩则为13~14岁到18~20岁。

第五节　儿科护士的角色及素质要求

一、儿科护士应有高尚的道德品质

（1）热爱儿童，爱岗敬业。

（2）要有高度的责任感。

（3）言行一致，以身作则。

二、儿科护士应有丰富的学识

儿科护士除了具备扎实的护理理论知识和熟练的技术操作本领外，还应掌握其他学科的知识和技能。此外，还要掌握儿童心理学、儿童教育学，以及一些基本的自然科学、社会科学、文学与美学等方面的知识。

三、儿科护士应具备有效的沟通技巧

儿科护士应当根据不同年龄小儿心理、生理特点，充分运用日常的护理用语及非语言的交流技巧，不断与患儿及家长交流信息、沟通思想，全面了解患儿的心理和社会情况。

第六节　我国儿科护理学的发展

一、我国医学在儿科护理的贡献

我国医学在小儿疾病的防治与护理方面有着丰富的经验和贡献。在中医发展史和丰富的医学典籍中可见到关于小儿保健、疾病预防与护理等多方面的记载。

二、儿科护理学的发展与展望

中华人民共和国成立后，党和各级政府对儿童健康十分重视，在宪法中明确规定"母亲与儿童应受到保护"。儿科护理工作不断发展，从推广新法接生、提倡科学育儿、实行计划免疫到开展"爱婴医院"活动、建立各级儿童医疗保健机构，直至形成和发展了儿科监护中心等专科护理。

○ 自测题

一、填空题

1. 青春期指女孩从 _____ 岁开始到 _____ 岁，男孩从 _____ 岁开始到 _____ 岁。

2. 新生儿期是从 _____ 到 _____ 。

3. 婴儿期是从出生后到满 _____ 周岁。

4. 幼儿期是从 _____ 到 _____ 。

二、选择题

A1型题

1. 小儿各年龄分期，正确的是（ 　　 ）。

　A. 围产期：出生后脐带结扎至出生后7天

　B. 新生儿期：出生后脐带结扎至出生后56天

　C. 婴儿期：出生后至满2岁之前

　D. 幼儿期：出生后满1岁至满3岁之前

　E. 学龄前期：出生后5岁至满7岁之前

2. 符合幼儿期特点的是（ 　　 ）。

　A. 体格发育最快　　　　　　　　B. 识别危险的能力强

　C. 语言思维和交往能力增强　　　D. 不易发生营养缺乏和消化紊乱

　E. 自身免疫力增强，传染病发生率低

3. 儿科护理学范围不包括下列哪项？（　　　）

　A. 儿童保健　　　　　　　　　　B. 疾病预防　　　　　　　　C. 精神病学

　D. 社会学、心理学、教育学等学科　　E. 健康、亚健康和患病儿童的护理

4. 我国卫健委规定，儿科就诊范围是（　　　）。

　A. 出生至14岁　　　　　　　　　B. 1个月至14岁　　　　　　C. 1～14岁

　D. 出生至15岁　　　　　　　　　E. 1～16岁

5. 婴儿易患呼吸道感染及消化道感染是因为缺乏（　　　）。

　A. SIgA　　　　　　　　　　　　B. IgE　　　　　　　　　　C. IgG

　D. IgM　　　　　　　　　　　　E. IgA

6. 下列关于小儿特点的描述，错误的是（　　　）。

　A. 消化功能尚未成熟，容易出现腹泻、呕吐、营养缺乏等健康问题

　B. 发育尚未成熟，相同致病因素可在不同年龄的机体引起不同的病理改变

　C. 母体IgM不能透过胎盘，故新生儿易患革兰阴性细菌感染

　D. 患病起病急，变化多，恢复快，后遗症一般较少

　E. 绝大多数小儿疾病是不可以预防的

7. 下列关于小儿特点的描述，正确的是（　　　）。

　A. 先天性、窒息、感染性疾病等较多见

　B. 生长发育最迅速的时期是幼儿期

　C. 生长发育速度慢，语言及动作能力提高较快

　D. 大脑结构和功能不够成熟，其思维不能与成人等同

　E. 生长发育慢，生殖器官发育不成熟

8. 新生儿可从母体获得，但6个月后逐渐消失的抗体是（　　　）。

　A. 免疫细胞　　　　　　　　　　B. 补体　　　　　　　　　　C. IgG

　D. IgM　　　　　　　　　　　　E. IgA

9. 关于儿科护理的特点描述，下列说法错误的是（　　　）。

　A. 不同年龄的小儿有不同生理正常值　　B. 小儿体液免疫成熟而细胞免疫不健全

　C. 儿科护理项目多，任务重　　　　　　D. 儿科疾病多可以预防

　E. 小儿各器官的解剖结构与成人不同

10. 小儿最常见的疾病是（　　　）。

　A. 免疫性疾病　　　　　　　　　B. 感染性、遗传性疾病

　C. 结缔组织疾病　　　　　　　　D. 内分泌系统疾病

　E. 以上都是

11. 幼儿期是指（　　　）。

　A. 1～5周岁　　　　　　　　　　B. 出生后第29天至1周岁

　C. 出生后1个月至1周岁　　　　　D. 出生后2周岁以内

　E. 1～3岁

12. 新生儿期是指脐带结扎开始至出生后（　　）。

    A. 满7天   B. 满21天   C. 满28天

    D. 满29天   E. 满1个月

13. 小儿出生后发育最快的年龄阶段是（　　）。

    A. 出生至1岁   B. 2～3岁   C. 4～6岁

    D. 6岁至青春期前   E. 青春期

14. 小儿易发生意外伤害的时期是（　　）。

    A. 新生儿期   B. 婴儿期

    C. 幼儿期   D. 学龄前期

    E. 学龄期

15. 小儿语言发育三个阶段的顺序是（　　）。

    A. 发音、理解、表达   B. 理解、表达、发音

    C. 表达、理解、发音   D. 听觉、发音、理解

    E. 模仿、表达、理解

16. 小儿发病率和死亡率最高的时期是（　　）。

    A. 胎儿期，孕母易受外界因素影响，造成死胎

    B. 新生儿期，发育不成熟，对外界环境适应力很差

    C. 婴儿期，后天免疫尚未充分建立，对传染病抵抗力低

    D. 幼儿期接触外界环境增多，感染发病机会增多

    E. 包括以上各期

17. 小儿出生半岁以后，急性传染病发病较多，主要原因是（　　）。

    A. 接触外界环境增多，感染机会增多

    B. 中枢神经系统发育不完善，对感染鉴别低

    C. 肝、脾、淋巴结系统发育差，屏障功能差

    D. 自身免疫抗体尚未形成

    E. 体格发育不成熟，抵抗力差

18. 儿科护理学范围不包括（　　）。

    A. 临床护理   B. 预防护理

    C. 护理科学研究   D. 疾病诊断

    E. 健康教育

19. 关于小儿，下列说法错误的是（　　）。

    A. 心率与成人不同   B. 血压与成人不同

    C. 体液与成人不同   D. 周围血象与成人相同

    E. 呼吸与成人不同

20. 不同年龄小儿具有独特的临床表现，下列说法错误的是（　　　　）。

    A. 患儿不能准确诉说病情

    B. 要靠细致的临床观察发现病情变化

    C. 要有必要进行辅助检查帮助护士分析病情

    D. 小儿起病常表现为由轻到重

    E. 小儿多数体检不配合，体检难度加大

21. 小儿疾病的发生发展与成人有许多不同点，下列说法错误的是（　　　　）。

    A. 小儿患病临床表现不典型　　　　　　B. 小儿易发生败血症

    C. 小儿易患呼吸道感染　　　　　　　　D. 小儿病情发展不典型而较慢

    E. 诊治及时，护理得当，康复较快

22. 小儿的特点不包括（　　　　）。

    A. 小儿年龄越小，生长发育越快　　　　B. 小儿易患支气管肺炎

    C. 小儿免疫功能低下　　　　　　　　　D. 小儿易患骨软化症

    E. 小儿易患佝偻病

23. 学龄期应注意的健康问题不包括（　　　　）。

    A. 龋齿　　　　　　　　　　B. 近视　　　　　　　　　　C. 脊柱弯曲

    D. 消化不良　　　　　　　　E. 冲动性与依赖性

三、简答题

1. 简述小儿各年龄段的主要特点。

2. 小儿各年龄阶段是如何划分的？

第二章 生长发育

1. 掌握小儿生长发育规律，体格生长常用指标（体重、身长、头围、胸围、前囟、骨化中心、牙齿）的正常值、测量方法及临床意义。
2. 熟悉影响生长发育的因素，神经系统、神经心理的发展过程和特征。
3. 了解神经系统、感知、运动功能、语言的发育，体格生长的评价系统。

重点、难点

第一节 生长发育的规律和影响因素

一、生长发育规律

（1）生长与发育的连续性和阶段性；

（2）各系统器官发育的不平衡性；

（3）生长发育的顺序性：由上到下、由近到远、由粗到细、由低级到高级、由简单到复杂；

（4）生长发育的个体差异。

二、影响生长发育的因素

遗传、性别、营养、母亲情况、生活环境、疾病、锻炼。

第二节 体格发育及评价

一、体格生长的指标

（一）体重（weight）

体重是身体各器官、系统、体液的总重量。体重的变化是反映儿童体格生长与营养状况的重要指标，也是决定临床计算给药量和静脉补液量的重要依据。新生儿出生时体重平均为3.0 kg，生后最初1周内由于摄入热量少，水分丢失、胎粪及小便排出，体重可减轻3%～9%，7～10天可恢复到出生时体重，这种现象称为"生理性体重下降"。如果新生儿出生后及时喂哺可减轻或避免生理性体重下降的发生。一般3月龄的婴儿体重约为出生时的2倍（6 kg），1周岁时婴儿体重约为出生时体重的3倍（9 kg），2周岁时婴儿体重约为出生时体重的4倍（12 kg）。

临床上可按如下公式粗略计算儿童体重：

$$1～6个月婴儿体重（kg）=出生时体重（kg）+月龄×0.7$$

$$7～12个月婴儿体重（kg）=6+月龄×0.25$$

$$2～12岁儿童体重（kg）=（年龄-2）×2+12=年龄×2+8$$

正常同年龄、同性别儿童体重存在个体差异，但其波动范围不超过正常值的±10%。

（二）身高（height length）

身高是指头顶到足底的全身长度，是反映骨骼发育的重要指标。

（1）正常新生儿出生时平均身长为50 cm，1周岁时约为75 cm。

（2）2～12岁小儿身高（长）的估算公式为：年龄（岁）×7+75。

（3）12岁时上、下部量相等，中点在耻骨联合上缘。

（三）头围

头围为自眉弓上缘经枕后结节绕头1周的长度。正常新生儿出生时头围平均约为34 cm，1岁时平均约为46 cm，2岁时约为48 cm。监测头围以生后2年最有价值，头围过小常提示脑发育不良，多见于头小、畸形。头围增长过快、过大，则提示脑积水或佝偻病。

（四）胸围

胸围是指经胸部乳头下缘绕胸1周的长度。胸围代表胸廓与肺的发育，正常新生儿出生时头围平均约为32 cm。1岁左右胸围与头围相等，大约为46 cm。

二、骨骼和牙齿的发育

（一）囟门的闭合

前囟为顶骨与额骨边缘交界处形成的菱形间隙，大小以两对边中点连线长度为准，出生时为1.5～2 cm，至1～1.5岁时闭合。前囟闭合过早或过小见于头小、畸形或补钙过度；闭合过迟或过大见于佝偻病、先天性甲状腺功能低下症等；前囟饱满常提示颅内压增高，见于脑积水、脑炎、脑膜炎、脑肿瘤等疾病；前囟凹陷则见于极度消瘦或严重脱水的患儿。

（二）脊柱的发育

出生后2～3月小儿会抬头时，颈段脊椎前凸出现脊柱第一个弯曲；6个月后能坐，出现胸椎后凸，为脊柱第二个弯曲；1岁左右开始站立和行走，出现腰椎前凸，为脊柱第三个生理弯曲。

（三）长骨骨化中心的发育

通过X线检查长骨骺端骨化中心的出现时间、数目、形态变化，可判断骨骼发育情况和骨骼发育年龄，即骨龄，可反映儿童发育成熟程度。摄左手X线片，腕部骨化中心共有10个，2～9岁前腕部骨化中心数目约为小儿岁数加1。

（四）乳牙的发育

人的一生有两副牙齿，即乳牙（20颗）和恒牙（28～32颗）。小儿出生时无牙，出生后4～10个月乳牙开始萌生，12个月尚未出牙者可视为异常。乳牙于2～2.5岁出齐。2岁以内乳牙计算公式为：乳牙数=月龄–（4～6）。严重营养不良、佝偻病、甲状腺功能低下、唐氏综合征、未及时添加辅食等会使牙齿发育异常。

第三节 神经系统、神经心理发育

一、神经系统发育

（一）大脑发育

人的大脑发育是所有器官最早、发育成熟所需时间最长的。

（二）脊髓的发育

婴幼儿做腰椎穿刺的部位应偏低（第4～5腰椎），避免损伤脊髓。

（三）神经反射

新生儿出生时就具有一些先天性（非条件）反射，如吸吮、觅食、拥抱、握持等。

1.吸吮反射　将乳头或其他物体放入小儿口中，即引起吸吮动作。

2.觅食反射　触及新生儿一侧面颊时，其头即转向该侧；若轻触其上下唇则有噘嘴唇动作发生。

3.拥抱反射　用手托起新生儿成半坐卧位，小儿即出现两臂外展伸直，继而出现屈曲内收到胸前呈拥抱状。

4.握持反射　用物触新生儿手心，可被紧握。

以上先天性反射随年龄增长而消失，一般在出生后3～4个月。2岁以下小儿巴宾斯基征阳性为正常生理现象。

二、神经心理发育

（一）知觉的发育

1.视感知　新生儿出生后对光感已有反应，强光可引起闭目，3个月时出现头眼的协调运动，6～7个月时目光可随上下移动的物体垂直方向转动，18个月时能区别各种形状。

2.听感知　3～4个月时头可转向声源，1岁时能听懂自己的名字，2岁时能听懂简单吩咐，3岁时可精细区别不同声音，4岁时听感知觉发育完善。

3.味觉　新生儿出生时味觉发育完善，对甜与酸等不同味道产生不同的反应。4～5月龄的婴儿对食物的微小改变非常敏感，此期为味觉发育的关键时期，应及时添加各类辅食。

4.嗅觉　出生时嗅觉中枢与神经末梢已发育成熟，对乳味有特殊的敏感性；3～4个月能区分好闻和难闻的气味；7～8个月可辨别芳香的气味；2岁时能辨别各种气味。

5.皮肤感觉　皮肤感觉包括触觉、痛觉、温度觉和深感觉等。新生儿触觉很灵敏，其敏感部位是眼、口周、手掌、足底等部位，触之即有反应，如瞬眼、张口、缩回手足等。

6.知觉　是人对事物各种属性的综合反映。知觉的发展与视、听、触等感觉的发展有密切关系。

（二）运动功能的发育

1.平衡与大运动

（1）抬头：3个月时抬头较稳。

（2）坐：6个月时能双手向前撑住独坐。

（3）匍匐、爬行：8～9个月时会用双上肢向前爬。从小学习爬的动作有助于胸部和臂力的发育，扩大接触周围事物的机会，有利于认知的发育。

（4）站、走、跳：9个月时可扶物站立；15个月时可独自走稳；18个月时可跑步和倒退行走；2岁时可双足并跳；30个月时会独足跳1～2次。

2.精细运动

是指手指精细运动的发育。新生儿两手握拳很紧；3～4个月时握持反射消失，可自行玩手，开始有意识地取物；6～7个月时出现换手与捏、敲等探索性动作；9～10个月时可用拇指、食指拾物；12～15个月时学会用匙，乱涂画；18个月时能叠2～3块方积木；24个月时能叠6～7块方积木，会翻书；3岁时在成人的帮助下穿衣服；4岁时能独自穿、脱简单衣服。

（三）语言的发育

语言用以表达思维、意识的心理过程，是小儿全面发展的标志，语言的发育经过发音、理解和表达3个阶段。

1.发音阶段

婴儿1～2个月时开始发喉音，7～8个月时能说出"爸爸""妈妈"，10个月时能有意识叫"爸爸""妈妈"。

2.理解语言阶段

9个月左右婴儿已能听懂简单词意，如"再见""把手给我"等。

3.表达语言阶段

小儿在理解语言的基础上，逐步学会表达，1岁开始会说单词，然后组成句子；2岁时能说出自己身体的各部分名称；3岁的小儿能说出自己的姓名、年龄和性别。

第四节　青春期发育及健康问题

一、青春期的发育

（一）体格发育

进入青春期后，受性激素的影响，男女孩体格生长明显加速，呈现体格发育的第二个高峰期。

（二）生殖系统发育

从出生到青春期前期生殖系统处于静止状态。进入青春期后，性器官迅速增长，出现第二性征。

1.男性生殖系统发育

10岁之前男性外阴呈幼稚状态，第二性征发育主要表现为长毛如阴毛（12～13岁）、腋毛（14～15岁）、胡须（>16岁），声音变粗、喉结凸起等。

2.女性生殖系统发育

14岁之后无第二性征出现，即性发育延迟。第二性征发育主要表现在乳房、阴毛、腋毛的发育。女性的性发育顺序，一般是乳房、阴毛、初潮、腋毛。乳房发育是第二性征中发育最早的征象，一般为9～10岁；阴毛为10～11岁；腋毛约在13岁出现；月经初潮是女性性功能发育成熟的主要标志，大多为10～16岁。

遗精是男性青春期的生理现象，一般出现在14～16岁，较女孩月经初潮晚2年左右。一般认为女孩在8岁以前、男孩在10岁以前出现性发育，即为性早熟；女孩在14岁以后、男孩16岁以后无第二性征出现，即性发育延迟。

（三）心理健康发育及问题

1.自我意识的矛盾　青少年大脑已充分发育成熟，智力发育达到高峰，思维敏捷，接受能力强，对外界事物感兴趣，但自我认识不完善，常常因欲望过高产生烦恼。

2.情感丰富而不稳定　青少年对与自己有关的事物体察入微，情感丰富。

3.性意识的发展　青春期由于性生理迅速发育，青少年意识到两性的差别，性心理也随之发生变化。

4.消除心理代沟　代沟是指父母与子女间心理上的差异和距离。

二、青春期常见的健康问题

（一）遗精

遗精是正常的生理现象，由于受传统观念的影响，青少年往往对遗精有不正确认识，认为遗精会影响身体健康，遗精后产生焦虑心理。对此应加强性发育的健康教育。

（二）月经病

青春期少女常出现月经过多、月经过少及痛经等问题。

（三）青春期自慰行为

青春期自慰行为时指青少年在无异性参与下进行的满足性欲的活动。

（四）意外伤害

意外事故是青少年的重要问题。

（五）吸烟、酗酒、吸毒及滥用药物

近年来，我国青少年吸烟状况较为显著。随着对外交流的日益发展，吸毒、滥用药物状况也不容忽视。

（六）自杀

青春期自杀发生率有增高的趋势，原因较为复杂。

○ 自测题

一、填空题

1.影响小儿生长发育有 _____、_____、_____、_____、_____、_____、_____ 7个方面因素。

2.小儿身长增长较快，1岁时约为 _____ cm，2岁时约为 _____ cm，2岁后平均每年增长 _____ cm。

3.小儿前囟出生时约为 _____ cm，测量方法为 _____，约在 _____ 闭合。

4. 小儿前囟早闭或过小见于 _____，迟闭或过大见于 _____、_____，过度饱满提示 _____，前囟凹陷见于极度消瘦或 _____ 的患儿。

5. 小儿乳牙于出生后 _____ 开始萌出，于 _____ 时出齐，共有 _____ 颗。

二、选择题

A1型题

1. 正常小儿前囟闭合的年龄是（　　）。

    A. 6~8周　　　　　　　　　　B. 3~4个月　　　　　　　　　C. 7~10个月

    D. 1~1.5岁　　　　　　　　　E. 2~2.5岁

2. 1岁小儿，标准体重、身长是体重 _____（kg）/身长 _____（cm）。（　　　）

    A. 7　　65　　　　　　　　　B. 8　　70　　　　　　　　　C. 9　　75

    D. 10　　80　　　　　　　　　E. 11　　85

3. 生理性体重下降的范围一般为原出生体重的（　　）。

    A. 9%~12%　　　　　　　　　B. 5%~10%　　　　　　　　　C. 3%~9%

    D. 3%~5%　　　　　　　　　　E. 4%~6%

4. 小儿机体发育所遵循的规律，正确的是（　　）。

    A. 是一个连续平均的过程　　　　　B. 年龄越大，发育越快

    C. 婴儿期发育最快　　　　　　　　D. 各系统发育快慢一致

    E. 体格上的个体差异随年龄增长而逐渐减小

5. 11岁小儿腕部骨化中心应有（　　）。

    A. 8个　　　　　　　　　　　B. 9个　　　　　　　　　　　C. 10个

    D. 11个　　　　　　　　　　　E. 12个

6. 小儿神经发育正确的是（　　）。

    A. 出生后1个月，出现拥抱反射　　　B. 出生后2个月出现握持反射

    C. 3~4个月以下，克匿格征可阳性　　D. 1岁以内腹壁反射容易引出

    E. 2岁以下，巴宾斯基征应为阴性

7. 小儿骨骼发育中，正确的是（　　）。

    A. 前囟最晚闭合的年龄为10个月　　　B. 后囟一般闭合的年龄在出生后2周

    C. 颅缝一般闭合的年龄为2个月　　　　D. 腕部骨化中心出现的年龄为1岁半

    E. 上下部量相等的年龄为12岁

8. 下列关于小儿生长发育的规律，哪项说法是错误的？（　　　）

    A. 生长发育是有规律的　　　　　B. 生长发育是一个连续过程

    C. 各系统器官发育速度不平衡　　D. 有一定的个体差异

    E. 神经系统的发育先快而后回缩

9. 下列关于小儿生长发育顺序的规律，哪项是正确的？（　　　）

    A. 先下后上　　　　　　　　　B. 由远到近　　　　　　　　　C. 由细到粗

    D. 先慢后快　　　　　　　　　E. 由简单到复杂

10. 前囟闭合的时间是（　　　）。

　　A. 6个月　　　　　　　　　　B. 8个月　　　　　　　　　　C. 1岁～1岁半

　　D. 2岁　　　　　　　　　　　E. 3岁

11. 前囟晚闭见于（　　　）。

　　A. 营养不良　　　　　　　　　B. 脱水　　　　　　　　　　　C. 小头畸形

　　D. 脑积水　　　　　　　　　　E. 佝偻病

12. 小儿会爬的年龄是（　　　）。

　　A. 2～3个月　　　　　　　　　B. 4～6个月　　　　　　　　　C. 6～7个月

　　D. 8～9个月　　　　　　　　　E. 10～12个月

13. 小儿头围与胸围相等的年龄是（　　　）。

　　A. 6个月　　　　　　　　　　B. 8个月　　　　　　　　　　C. 10个月

　　D. 1岁　　　　　　　　　　　E. 18个月

14. 2岁以内小儿的乳牙数目，正确的计算方法是（　　　）。

　　A. 月龄减1～2　　　　　　　　B. 月龄减2～3　　　　　　　　C. 月龄减4～6

　　D. 月龄减7～8　　　　　　　　E. 月龄减8～9

15. 属于3个月小儿动作行为发育的是（　　　）。

　　A. 会坐　　　　　　　　　　　B. 会爬　　　　　　　　　　　C. 会站

　　D. 会走　　　　　　　　　　　E. 会翻身

16. 某小儿，体重21 kg，身长108 cm，已经出恒牙，其年龄应是（　　　）。

　　A. 5岁　　　　　　　　　　　B. 6岁　　　　　　　　　　　C. 7岁

　　D. 8岁　　　　　　　　　　　E. 9岁

17. 一小儿会走，会叫"爸爸""妈妈"，并能听懂大人的简单吩咐。该小儿的年龄可能是
　　（　　　）。

　　A. 5个月　　　　　　　　　　B. 6个月　　　　　　　　　　C. 12个月

　　D. 10个月　　　　　　　　　　E. 18个月

18. 体重是出生时2倍的年龄是（　　　）。

　　A. 3～5个月　　　　　　　　　B. 6～7个月　　　　　　　　　C. 1岁

　　D. 2岁　　　　　　　　　　　E. 3岁

19. 体重是出生时3倍的年龄是（　　　）。

　　A. 3～5个月　　　　　　　　　B. 6～7个月　　　　　　　　　C. 1岁

　　D. 2岁　　　　　　　　　　　E. 3岁

A2型题

1. 婴儿体重4 kg，前囟1.5 cm×1.5 cm，后囟0.2 cm，能微笑，头不能竖立。其最可能的月龄
　　是（　　　）。

　　A. 出生后7天　　　　　　　　　B. 出生后15天

　　C. 出生后1～2个月　　　　　　　D. 出生后3～4个月

　　E. 出生后4～5个月

2. 一小儿已出牙16颗，能用勺子吃饭，会说2～3个字构成的句子。该小儿最可能的年龄是（　　　）。

    A. 1岁   B. 2岁   C. 3岁

    D. 4岁   E. 5岁

3. 健康儿，能大笑，开始能发出"爸爸""妈妈"之复音，脊柱出现第二个生理弯曲，对"再见"还不懂。其年龄可能是（　　　）。

    A. 3～4个月   B. 5～6个月   C. 7～8个月

    D. 9～10个月   E. 11～12个月

4. 正常的10个月小儿，下列哪项属不正常？（　　　）

    A. 体重8.5 kg   B. 身长73 cm   C. 乳牙4颗

    D. 头围48 cm   E. 能推车走几步

5. 正常婴儿，体重7.2 kg，能独坐一会儿，能用手摇玩具，能辨认熟人和陌生人。其最可能的年龄是（　　　）。

    A. 4个月   B. 5个月   C. 6个月

    D. 7个月   E. 8个月

6. 人体发育成熟最早的系统是（　　　）。

    A. 神经系统   B. 淋巴系统   C. 消化系统

    D. 呼吸系统   E. 生殖系统

7. 关于4个月婴儿，下列说法哪项不妥？（　　　）

    A. 啼哭应考虑系看见陌生人所致   B. 会笑出声   C. 尚未出牙

    D. 骨缝已闭合   E. 能抬头与挺胸

8. 小儿体检时摄腕部X线照片，示腕部骨化中心显示有钩骨、头状骨、三角骨。该小儿最可能的年龄属（　　　）。

    A. 婴儿期   B. 幼儿期   C. 学龄前期

    D. 学龄期   E. 青春期

9. 某患儿所在幼儿园老师反映其身高体重均远远低于同龄儿，为了解其骨骼发育情况，应做下列哪项检查？（　　　）

    A. 血常规   B. 胸部X线摄片   C. 肝功能

    D. 腰椎穿刺   E. 腕部X线照片

10. 某女婴，前囟0.8 cm×1 cm，头围43 cm，乳牙4颗，她不可能具有哪项动作、语言能力？（　　　）

    A. 能发出"爸爸"等复音   B. 能听懂自己的名字

    C. 会扶着栏杆站起来   D. 能认识和指出身体各部分

    E. 能用拇食指取物

11. 某女婴，前囟0.8 cm×1 cm，头围43 cm，乳牙4颗，下述神经反射哪项已不存在？（　　　）

    A. 腹壁反射   B. 提睾反射   C. 巴氏征阳性

    D. 吸吮反射   E. 结膜反射

12. 某女婴，前囟0.8 cm×1 cm，头围43 cm，乳牙4颗。该小儿的年龄可能是（ 　　）。

    A. 6个月   B. 9个月   C. 12个月

    D. 15个月   E. 18个月

A3/A4型题

（1～3题共用题干）女孩，体重9.2 kg，身长76 cm，头围46 cm，牙齿8颗。

1. 该小儿的年龄可能是（ 　　）。

    A. 10个月   B. 12个月   C. 15个月

    D. 16个月   E. 18个月

2. 关于该小儿的粗细动作、语言的发育，不包括（ 　　）。

    A. 能独走   B. 能弯腰拾东西   C. 能爬台阶

    D. 能叫出物品的名字   E. 指出自己的手、眼

3. 该小儿必须完成的疫苗接种，不包括（ 　　）。

    A. 卡介苗   B. 风疹疫苗   C. 百白破混合制剂

    D. 乙肝疫苗   E. 麻疹疫苗

（4～6题共用题干）男婴，营养状况良好，体重7 kg，能坐，见生人即哭，前囟2 cm×2 cm。

4. 男婴最可能的年龄是（ 　　）。

    A. 4～5个   B. 5～6个月   C. 7～8个月

    D. 8～9个月   E. 10～12个月

5. 该小儿身长约（ 　　）。

    A. 50 cm   B. 65 cm   C. 70 cm

    D. 80 cm   E. 85 cm

6. 其头围大约为（ 　　）。

    A. 34 cm   B. 40 cm   C. 44 cm

    D. 46 cm   E. 48 cm

（7～9题共用题干）患儿，女，营养发育良好，身长75 cm，头围与胸围相等，能听懂自己的名字，能说简单的单词。两足贴地能独站数秒，不能独立行走。

7. 该小儿的年龄可能是（ 　　）。

    A. 4个月   B. 6个月   C. 8个月

    D. 12个月   E. 18个月

8. 按标准体重公式计算，该小儿的体重应该是（ 　　）。

    A. 6 kg   B. 8 kg   C. 9 kg

    D. 12 kg   E. 15 kg

9. 该小儿的头围可能是（ 　　）。

    A. 34 cm   B. 36 cm   C. 40 cm

    D. 44 cm   E. 46 cm

三、简答题

1. 说出小儿生长发育的一般规律。

2. 影响小儿生长发育的因素有哪些?

3. 小儿前囟的改变如何? 有何重要意义?

四、案例分析

一家长带小孩来医院进行体格检查，该患儿体格检查结果如下：体重10.5 kg，身长80 cm，前囟已闭，出牙12颗，胸围大于头围。患儿父母体健，双亲无遗传病史，患儿出生后正常，母乳喂养至6个月后改人工喂养，按时添加辅食。既往体健，无创伤及惊厥史。经一系列检查，患儿无遗传代谢、内分泌疾病，智力正常。

问题：

1. 衡量该小儿营养状况的最佳指标是什么?

2. 该小儿最可能的年龄是多大?

3. 举例说出该小儿可进行的四个大动作。

4. 举例说出该小儿对周围人与社会的四个反应。

第三章 健康小儿的一般护理

1. 掌握新生儿期保健、婴儿期保健，免疫程序、预防接种的注意事项，预防接种的反应及处理。
2. 熟悉幼儿期保健、儿童的日常护理管理、心理行为问题预防。
3. 了解学龄前期保健、学龄期保健、青春期保健，常见的锻炼方法及智能训练方法，接种的主要生物制品的特点。
4. 学会对健康小儿进行整理护理。

重点、难点

第一节　不同年龄阶段小儿的护理

一、新生儿期

新生儿期是婴儿期的特殊阶段，新生儿脱离母体需要经历一系列解剖、生理上的调整和变化，且新生儿各组织和器官功能发育尚不成熟，机体抵抗力弱，对外界环境的适应性和调节功能差，易患各种疾病。新生儿保健重点应在出生后1周内。

（一）新生儿访视护理

访视的时间是新生儿出生后的第3、7、14、28天，共4次。

（二）保暖护理

室内温度保持在22～24 ℃，相对湿度为55%～65%。

（三）喂养护理

出生后2 h可按需喂养，食后将新生儿竖抱拍背，取右侧卧位，床头略高。

（四）日常护理

观察新生儿，穿着合适。

（五）预防感染，防止意外

接种疫苗，补充维生素D，防止窒息。

（六）早期教育

培养新生儿对周围环境的定向力及反应能力。

二、婴儿期

婴儿期是小儿生长发育最迅速的时期。

（一）合理喂养

4～6个月添加辅食。

（二）日常护理

1.清洁护理　清洁卫生，衣着适当，睡眠充足，每日进行户外活动，以增强体质和预防佝偻病的发生。

2.衣着护理　衣服应简单、宽松。

3.睡眠护理　培养良好的睡眠习惯，建立昼夜生活节律。

4.牙齿护理　4～10个月乳牙萌出时，清洁齿龈和萌出的乳牙。

（三）定期进行健康检查

每3～6个月为幼儿做一次健康检查。

（四）促进情感、感知觉、语言、运动发育

进行户外运动，夏季上午9点前和下午4点后为宜。

三、幼儿期

（一）合理营养

18个月左右可能出现生理性厌食。

（二）日常护理

（1）衣着护理：穿脱简便。

（2）睡眠护理：幼儿的睡眠时间随年龄的增长而减少。

（3）卫生保健：3岁后幼儿自己刷牙，幼儿定期进行口腔检查。

（4）大小便训练。

（三）定期健康检查

每3～6个月为幼儿做一次健康检查。

第二节　儿童的护理管理

一、散居儿童的护理管理

（1）新生儿家庭访视。

（2）儿童保健门诊的健康监测。

二、群居儿童的护理管理

（1）幼儿园、托儿所儿童管理及护理。

（2）学校卫生指导。

第三节　小儿体格锻炼与游戏

一、体格锻炼

（一）体格锻炼内容

"三浴"锻炼的顺序：先进行空气浴、日光浴，最后是水浴。

（二）体育运动

可根据年龄分段进行婴儿被动操、婴儿主动操、幼儿体操、儿童体操及田径与球类等体育运动。

二、游戏

游戏是儿童必不可少的活动。游戏有利于小儿感知和运动能力的提高，有利于创造力的开发和智力的提高，有利于心理、社会、适应能力的发展。

第四节　预防接种

一、计划免疫程序

（1）计划免疫。

（2）主动性免疫及其制剂：主动免疫常用制剂有菌苗、疫苗、类毒素等。

（3）被动免疫。

（4）计划免疫程序（表3-1）。

表3-1　小儿计划免疫程序

疫苗	结核菌苗 （皮内注射）	乙肝疫苗 （肌内注射）	脊髓灰质炎疫苗 （口服）	百白破三联疫苗 （肌内注射）	麻疹疫苗 （皮下注射）
初种	出生后即可	出生后即可	满2个月	满3个月	满8个月
		1个月	满3个月	满4个月	
		6个月	满4个月	满5个月	
复种			4岁	2岁、7岁	6岁或7岁

二、预防接种的护理

（一）预防接种的准备及注意事项

（1）接种前准备。

（2）严格查对。

（3）严格无菌操作：做到每人"一针一管"。

（4）局部消毒。

（5）严格掌握禁忌证。

（6）健康记录。

（二）预防接种的反应及护理措施

1. 一般反应

（1）局部反应：接种后数小时至24 h左右，注射部位会出现红、肿、热、痛，偶伴局部淋巴结肿大。

处理：热敷。

（2）全身反应：一般接种后24 h内，会出现发热，多为中低度发热，并伴有恶心、呕吐、腹痛、腹泻等反应。

处理：轻微者休息、多饮水，严重者医院就诊。

2. 异常反应

（1）过敏性休克接种后数分钟内，出现烦躁不安、面色苍白、口周青紫、四肢湿冷、呼吸困难、脉细速、恶心呕吐、惊厥、大小便失禁以至昏迷。

处理：平卧、头稍低，保暖、吸氧、皮下或静脉注射1∶1000肾上腺素0.5~1 mL。

（2）晕针：接种时或几分钟内突发晕厥、头晕、面色苍白、出冷汗、心跳加速等。

处理：平卧、头稍低，饮少量热开水或糖水，数分钟不能恢复正常者，皮下注射1∶1000肾上腺素0.5~1 mL。

预防：避免疲劳、空腹时注射，消除紧张、恐惧。

（3）过敏性皮疹：接种后几小时到几天出现，服用抗组胺药。

（4）全身感染严重：原发性免疫缺陷病，如接种活菌（疫）苗可扩散为全身感染，应避免并及时治疗。

◯ 自测题

一、填空题

1. "三浴"锻炼的顺序：先进行 _____，而后 _____，最后 _____。

2. 我国计划免疫程序规定预防接种的五种疫苗是 _____、_____、_____、_____、_____。

3. 预防接种前局部消毒用 _____ 及 _____ 或 _____ 消毒皮肤，待干后接种。接种活（菌）疫苗时只用 _____ 消毒。

二、选择题

A1型题

1. 新生儿期的护理保健重点是（　　　）。
   A. 注意保暖　　　　　　　B. 合理喂养　　　　　　　C. 预防感染
   D. 呼吸管理　　　　　　　E. 皮肤黏膜、脐带护理

2. 一小儿已经会跑，会讲2~3个字组成的句子，而且有了"自我"意识。该小儿所处的时期可能是（　　　）。
   A. 胎儿期　　　　　　　　B. 新生儿期　　　　　　　C. 婴儿期
   D. 幼儿期　　　　　　　　E. 学龄期

3. 一小儿已会唱歌而且好奇、好动、好问、好模仿，具有丰富的想象力和冒险精神。该小儿所处的时期可能是（　　　）。
   A. 胎儿期　　　　　　　　B. 新生儿期　　　　　　　C. 婴儿期
   D. 学龄前期　　　　　　　E. 青春期

4. 护理3个月婴儿最适宜的锻炼方式是（　　　）。
   A. 广播操　　　　　　　　B. 竹竿操　　　　　　　　C. 模仿操
   D. 主动操　　　　　　　　E. 被动体操

5. 应该实行早期教育，开发智力，培养良好的生活习惯的时期是（　　　）。
   A. 新生儿期　　　　　　　B. 幼儿期　　　　　　　　C. 胎儿期
   D. 学龄期　　　　　　　　E. 青春期

6. 小儿小便训练开始的时间是（　　　）。
   A. 出生后3个月　　　　　B. 出生后6个月　　　　　C. 出生后9个月
   D. 出生后12个月　　　　　E. 出生后3周岁

A2型题

1. 一女婴，3个月。某日上午接种百白破三联混合制剂，当晚体温升至38.5 ℃，并伴有呕吐、腹泻等全身不适反应。此时应采取的措施是（　　　）。
   A. 局部热敷　　　　　　　B. 休息、饮水　　　　　　C. 氧气吸入
   D. 注射肾上腺素　　　　　E. 服用抗组胺类药物

A3/A4型题

（1~3题共用题干）患儿，女，早产，母乳喂养，经过10天观察，身体状况良好，医生通知家长接其出院。

1. 其建立家庭访视制度的时期是（　　　）。
   A. 胎儿期　　　　　　　　B. 新生儿期　　　　　　　C. 婴儿期
   D. 学龄期　　　　　　　　E. 青春期

2. 建立生长发育监测制度的时期是（　　　）。

　　A. 胎儿期　　　　　　　　　B. 新生儿期　　　　　　　　C. 婴儿期

　　D. 学龄期　　　　　　　　　E. 青春期

3. 护士应给予的正确指导是（　　　）。

　　A. 培养良好的生活习惯　　　B. 训练按时排便　　　　　　C. 及早添加辅食

　　D. 预防感染　　　　　　　　E. 预防外伤

（4、5题共用题干）婴儿，女，出生后3天，已按时完成疫苗接种，体格检查正常，准备出院。

4. 家长询问第二次乙肝疫苗接种的时间，护士回答正确的是（　　　）。

　　A. 1个月　　　　　　　　　 B. 2个月　　　　　　　　　　C. 3个月

　　D. 4个月　　　　　　　　　 E. 5个月

5. 辅食添加的时间是（　　　）。

　　A. 1个月　　　　　　　　　 B. 2个月　　　　　　　　　　C. 3个月

　　D. 4个月　　　　　　　　　 E. 5个月

（6～8题共用题干）婴儿，男，3个月，体重6 kg。已接种卡介苗和乙肝疫苗。母乳喂养，现看到人脸时会笑，听到声音会转头寻找，俯卧位时能抬头。

6. 该婴儿水浴锻炼的方式应选择（　　　）。

　　A. 擦浴　　　　　　　　　　B. 淋浴　　　　　　　　　　 C. 游泳

　　D. 温水浴　　　　　　　　　E. 冷水浴

7. 该婴儿现应接种的疫苗是（　　　）。

　　A. 卡介苗复种　　　　　　　B. 乙肝疫苗第二针苗　　　　 C. 百白破三联疫苗

　　D. 乙型脑炎疫苗　　　　　　E. 麻疹减毒活疫苗

8. 乙肝疫苗第三次接种的年龄是（　　　）。

　　A. 出生后第2个月　　　　　 B. 出生后第4个月　　　　　　C. 出生后第5个月

　　D. 出生后第6个月　　　　　 E. 出生后第7个月

三、简答题

预防小儿中毒的措施是什么？

第四章 患病儿童的护理

1. 掌握儿童门诊、急诊病房的护理管理，掌握儿童常用药物、应用注意事项、给药方法及技巧。
2. 熟悉儿童对住院的反应及尿布皮炎的护理。
3. 了解住院患儿的基础护理和股静脉穿刺的注意事项。

重点、难点

第一节 儿童医疗机构及护理管理

一、儿科门诊

（一）预诊室的作用

（1）早期区别传染病。

（2）减少交叉感染，赢得抢救患儿的时机。

（3）协助家长选择就诊科室。

（二）门诊护理管理

（1）保证就诊秩序有条不紊。

（2）密切观察病情。

（3）预防院内感染。

（4）杜绝差错事故。

（5）提供健康教育。

二、儿科急诊

急诊抢救的五要素：人（重要因素）、医疗技术、药品、仪器设备、时间。

第二节　儿科健康评估特点

一、儿童体格检查的原则

（1）环境舒适。

（2）态度和蔼。

（3）顺序灵活。

（4）技术熟练。

（5）保护和尊重儿童。

二、儿童血压检查的标准

不同年龄的儿童血压正常值可用公式：收缩压（mmHg）=80+（年龄×2）计算出来，舒张压一般为收缩压的2/3。

三、儿童沟通的特点

（1）语言表达能力差。

（2）缺乏知识和分析问题的能力。

（3）模仿能力强，具有很强的可塑性。

第三节　儿科基础护理

一、住院患儿的心理反应与护理

（一）新生儿期

情绪用哭声来反映。护理要点：给予抚摸或婴儿抚触。

（二）婴儿期

6个月以后开始认生，表现出分离性焦虑。护理要点：与患儿建立起信任感，多抚摸、拥抱、亲近患儿。

（三）幼儿期

出现强烈的分离性焦虑，表现为反抗、失望、否认。护理要点：对患儿入院出现反抗、哭闹给予理解，可掌握患儿的特殊爱好，并学会倾听患儿诉说。

（四）学龄前期

有恐惧心理。护理要点：给患儿介绍病房环境，并根据患儿病情组织适当游戏。

（五）学龄期

出现恐惧不安、胆怯、悲伤、孤独等心理。护理要点：注重患儿的心理护理。

（六）临终患儿

害怕死亡。护理要点：随时观察患儿心理情绪的改变，提供必要的支持与鼓励。

第四节 住院儿童护理常规

一、入院护理

（1）护士在儿童入院时的职责。

（2）迎接新患儿。

（3）入院护理常规。

（4）清洁护理。

二、住院期间

（1）基础护理。

（2）饮食。

（3）清洁卫生。

（4）休息与睡眠。

（5）促进生长发育，满足教育需求。

（6）治疗性的游戏。

（7）健康教育。

（8）预防交叉感染和意外事故。

三、出院护理

（1）出院准备。

（2）办理出院手续。

（3）及时记录有关护理文书，病历资料按顺序整理好。

（4）整理病房。

第五节 儿科常见症状的护理

一、发热

（一）发热的病因

可分感染性与非感染性。

（二）评估发热的热型及发热程度

低热（肛温在37.8～38.5 ℃）、高热（肛温超过39.0 ℃）、超高热（肛温超过41.5 ℃），以及长期发热（发热持续2周以上）。

（三）护理措施

（1）病情观察：监测生命体征，精确记录体温，注意患儿热型变化。

（2）一般护理：患儿卧床休息，衣被不宜过厚，以利散热。给予清淡、易消化、高热量、高蛋白质流食或半流食。多饮水，补充因发热而蒸发的水分。注意保持皮肤清洁，避免汗腺阻塞，勤洗浴、勤换衣。

（3）降温措施：当体温在38.5 ℃或以上时须对症治疗，若既往有高热惊厥史时更要及早给予处理。可采用物理降温或药物降温。

二、哭闹

啼哭是小儿时期的一种本能反应，其常以哭闹表达要求或痛苦。因此，哭闹就成为婴幼儿前往医院就诊的主要原因之一。

（一）评估哭闹的原因

1.生理性哭闹　最常见原因为饥饿、口渴。

2.病理性哭闹　凡能引起小儿不适或疼痛的疾病（腹痛、头痛、口痛最多见），其次是颅内疾病如颅内感染、颅内出血等。

（二）详细检查

询问小儿病史；对患儿做全面的检查，尤其要注意检查男孩生殖器、女孩尿道口处，积极寻找病因，对因处理。同时要注意观察：①哭闹的声调；②哭闹持续时间；③哭闹伴随症状及体征。

（三）护理措施

（1）保持环境舒适如空气新鲜，室内温度、湿度适当，室内安静。

（2）仔细观察患儿哭闹的声调、持续时间、伴随症状及体征，认真分析原因。

（3）根据引起哭闹的原因，给予患儿合适的护理如满足其生理要求、治疗疾病等。

（4）当未找到原因时，护理人员要有耐心给予患儿关心和爱抚，可以语言安慰和身体抚摸，分散患儿的注意力以减轻其痛苦。也要注意向家长做好解释工作，安慰家长的不安，使家长配合寻找原因。

三、腹痛

（一）护理评估

评估腹痛原因、部位、性质、程度。

（二）护理措施

（1）患儿最好卧床休息，并保持舒适体位。要保护患儿安全，最好床边要有专人陪护，防止因疼痛发生意外。

（2）护理人员要仔细、全面、反复观察病情变化，及时发现病情变化，及时报告医师。按时测量生命体征，做好护理记录。

（3）保证营养，要给予营养丰富、易消化的食物。呕吐剧烈者和急腹症者应禁食，予以静脉营养。

（4）针对病因进行治疗，对诊断不明者不宜予以强力镇痛药如吗啡、杜冷丁等，防止掩盖病情，延误治疗。可给予阿托品、强痛定适当缓解，但不宜过频使用。

（5）要注意心理护理，耐心照顾并陪伴患儿，设法转移患儿对疼痛的注意力，可用讲故事、腹部触摸等方法消除患儿的紧张情绪。

第六节 小儿用药护理

一、小儿药物治疗特点

（1）肝功能及某些酶系发育不完善，对药物的代谢及解毒功能较差。

（2）小儿血脑屏障不完善，药物容易通过血脑屏障到达神经中枢。

（3）年龄不同，对药物反应不同，药物的毒副作用有所差别。

（4）胎儿、乳儿可受母亲用药的影响。

（5）小儿易发生电解质紊乱。

二、小儿药物选用及护理

（一）抗生素

要根据不同病菌和不同部位正确选择抗生素，不可长时间过量使用。

（二）镇静止惊药

在患儿高热、烦躁不安、惊厥等情况下可考虑给予镇静止惊药。常用药物有苯巴比妥、水合氯醛、地西泮等，一般新生儿惊厥首选苯巴比妥。

（三）止咳化痰平喘药

婴幼儿呼吸道感染时多有咳嗽，并有痰且不易咳出，故咳嗽时不首选镇咳药，多用祛痰药口服或雾化吸入，使分泌物稀释、易于咳出。新生儿、小婴儿慎用β_2受体激动剂类药物。

（四）泻药和止泻药

腹泻患儿不主张使用止泻药，以免减慢肠蠕动增加肠道内毒素的吸收。小儿便秘一般不用泻药，多采用多食蔬菜等调整饮食来松软大便的方法，必要时可用开塞露等润滑剂协助通便。

（五）退热药

一般使用对乙酰氨基酚和布洛芬，剂量不宜过大，可反复使用，但要注意不宜过早、过多使用。对婴幼儿应多采用物理降温及多饮水的方法。婴儿不宜使用阿司匹林。

（六）肾上腺皮质激素

具有抗炎、抗休克、抗过敏等作用。长期使用可抑制骨骼生长。水痘患儿禁用激素，以防病情加重。

（七）乳母用药

阿托品、苯巴比妥、水杨酸盐等药物可经母乳影响哺乳婴儿，应慎用。

（八）新生儿、早产儿用药

幼小婴儿的肝、肾等代谢功能均不成熟，一些药物易引起毒副反应，如磺胺类药、维生素K$_3$可引起高胆红素血症，氯霉素引起"灰婴综合征"等，故应慎重。

三、药物剂量计算

（1）按体重计算是最常见、最基本的方法。

计算公式：每日（次）剂量=患儿体重（kg）×每日（次）每千克体重所需药量

（2）按体表面积计算。>30 kg小儿的体表面积（m^2）=[体重（kg）-30]×0.02+1.05；<30 kg小儿的体表面积（m^2）=体重（kg）×0.035+0.01。

（3）按年龄计算：某些剂量幅度大、不需精确计算的药物，如营养类药物等，可按年龄计算，比较简单易行。

（4）按成人剂量折算：小儿剂量=成人剂量×小儿体重（kg）/50，此法仅用于未提供小儿剂量的药物，所得剂量一般都偏小，故不常用。

四、给药方法

（1）综合患儿的年龄、疾病、病情决定给药方法，包括口服法、注射法（肌肉注射、静脉推注、静脉滴注）、外用法。

（2）口服法注意事项：婴幼儿喂药时可抱起在膝上，抬高头部，左手拇指按压下颌使之张口，右手用小勺或滴管沿着一侧口角颊部将药液喂入，松开左手使其闭合下咽。对于不合作的小儿可用左手拇指、食指分别按住其颊部和下颌部，使其张口，右手持药杯、药勺沿着一侧口角倒入少许药液，使其咽下。服药后可喂少许温开水，清洁口腔，以清除口腔内药味。

第七节　常用儿科护理技术操作

一、臀红护理法

（1）臀部皮肤溃破或糜烂时禁用肥皂水，清洗时用手蘸水冲洗，避免用小毛巾直接擦洗。涂抹油类或药膏时，应使棉签贴在小儿皮肤上轻轻滚动，不可上下涂刷，以免加剧疼痛和导致脱皮。

（2）暴露小儿身体时应注意保暖，避免受凉，一般每日2~3次；照射时应有护士守护患儿，避免烫伤。

（3）根据臀部皮肤受损程度选择油类或药膏：轻度臀红，涂紫草油或鞣酸软膏；重Ⅰ、Ⅱ度臀红，涂鱼肝油软膏及1%龙胆紫；重Ⅲ度臀红，涂鱼肝油软膏或康复新溶液（中药），每日3~4次。继发细菌或真菌感染时，可用0.02%高锰酸钾溶液冲洗吸干，然后涂硝酸咪康唑乳膏（达克宁霜），每日2次，用至局部感染控制。

（4）保持臀部清洁干燥，重度臀红者所用尿布应煮沸、用消毒液浸泡或在阳光下曝晒以消灭细菌。

二、股静脉穿刺法

（一）穿刺抽血

1.垂直穿刺抽血　护士右手持注射器沿股动脉搏动点内侧0.3～0.5 cm处垂直刺入，感觉无阻力见回血后固定，抽足所需血量后快速拔针，以无菌干棉签压迫局部3～5 min。

2.斜刺抽血　护士在腹股沟下1～3 cm处，针头与皮肤呈45°角向股动脉搏动点内侧0.3～0.5 cm处呈向心方向刺入，感觉无阻力见回血后固定，抽足所需血量后快速拔针，以无菌干棉球加压压迫局部3～5 min，直至无出血为止。

（二）注意事项

（1）严格执行无菌技术操作，以防感染；注意观察患儿反应。

（2）若回血呈鲜红色，表明误入股动脉，应立即拔针用无菌纱布紧压5～10 min，直到无出血为止，并注意观察局部有无血肿。

（3）穿刺失败，不宜在同侧多次穿刺，以免形成血肿。

（4）有出血倾向或凝血功能障碍者禁用此法，以免引起出血不止。

（5）保护穿刺针孔不被尿液污染。

○ 自测题

一、填空题

1.急诊抢救的五要素是 _____、_____、_____、_____、_____。

2.新生儿病室适宜温度为 _____，适宜湿度是 _____。

3.婴幼儿呼吸道狭窄又不会咳痰，故咳嗽时禁选 _____，应选用 _____。

4.给婴幼儿肌肉注射时出现不合作，应用 _____，即 _____、_____、_____。

5.为防止新生儿产生"灰婴综合征"，应禁止使用的药物是 _____。

二、选择题

A1型题

1.儿科门诊设置预诊室最主要的目的是（　　　）。

　　A.测量体温　　　　　　　　B.检出传染病患儿　　　　　C.咨询服务

　　D.检出重病患儿　　　　　　E.健康教育

2.预诊的检查方法是简单扼要地进行（　　　）。

　　A.问诊、视诊及简单体检　　　　B.视诊、触诊及尿液化验

　　C.触诊、听诊及血化验　　　　　D.叩诊、问诊及胸部透视

　　E.听诊、叩诊及心电图检查

3.对危重患儿就诊的程序应是（　　　）。

　　A.先抢救　　　　　　　　　B.先挂号　　　　　　　　　C.先预诊

　　D.先量体温　　　　　　　　E.先化验血常规

4. 急诊抢救质量的最主要的因素是（　　　）。

　　A. 人　　　　　　　　　　　　B. 医疗技术　　　　　　　　C. 药品

　　D. 物质　　　　　　　　　　　E. 时间

5. 儿科病房中特有的设置是（　　　）。

　　A. 设有洗澡间、卫生间　　　　B. 病室之间有玻璃隔墙

　　C. 设有护士办公室　　　　　　D. 设有床头柜、床旁椅

　　E. 设有医生办公室

6. 下列儿科病房的设置中，错误的一项是（　　　）。

　　A. 大病室容纳4～6张病床，小病室为1～2张病床

　　B. 病室之间采用玻璃隔墙以便医护人员观察患儿

　　C. 病室窗户应设有护栏以防发生意外

　　D. 每间病室均应设有洗手设备及夜间照明设备

　　E. 墙壁、窗帘、卧具及患儿衣着均应采用灰暗色调

7. 儿科病房中应实施保护性隔离措施的对象是（　　　）。

　　A. 急性肾小球肾炎患儿　　　　B. 支气管肺炎患儿

　　C. 新生儿、早产儿　　　　　　D. 化脓性脑膜炎患儿

　　E. 结核病患儿

8. 儿科病房中应实施保护性隔离措施的对象是（　　　）。

　　A. 急性肾小球肾炎患儿　　　　B. 支气管肺炎患儿

　　C. 肾病综合征患儿　　　　　　D. 化脓性脑膜炎患儿

　　E. 结核病患儿

9. 下列儿科病房传染病管理中，错误的一项是（　　　）。

　　A. 发现传染病患儿及时隔离和转院

　　B. 对患儿的污物及病室及时进行消毒

　　C. 对接触过传染病的易感儿及时进行被动免疫

　　D. 对病房中的新生儿、白血病患儿进行保护性隔离

　　E. 儿科病房停止接收病儿

10. 不属于儿科病房管理特点的一项是（　　　）。

　　A. 环境管理　　　　　　　　　B. 预防交叉感染

　　C. 传染病管理　　　　　　　　D. 预防意外

　　E. 预防疾病

11. 按儿科病房管理要求，儿童病室适宜的温湿度是（　　　）。

　　A. 16～18 ℃，40%～50%　　　　B. 18～20 ℃，50%～60%

　　C. 20～22 ℃，50%～60%　　　　D. 22～24 ℃，50%～60%

　　E. 24～26 ℃，60%～70%

12. 入院护理不包括（　　　）。

    A. 介绍病房情况

    B. 清洁卫生

    C. 测量体重、体温、脉搏、呼吸、血压

    D. 睡眠与游戏

    E. 了解患儿生活情况

13. 一新患儿入院，按要求对患儿的卫生处置工作应该完成的时间是（　　　）。

    A. 入院2 h内　　　　　　B. 入院4 h内　　　　　　C. 入院8 h内

    D. 入院16 h内　　　　　E. 入院24 h内

14. 正在断奶期的婴儿在住院期间应该（　　　）。

    A. 暂停断奶　　　　　　B. 立即断奶　　　　　　C. 以牛乳代替人乳

    D. 以配方奶粉代替人乳　E. 以其他食物代替人乳

15. 住院护理常规规定新入院的患儿每日测生命体征（　　　）。

    A. 1次　　　　　　　　　B. 2次　　　　　　　　　C. 3次

    D. 4次　　　　　　　　　E. 5次

16. 小儿皮肤娇嫩易损，在皮肤护理时尤应注意护理的部位是（　　　）。

    A. 头部皮肤　　　　　　B. 胸部皮肤　　　　　　C. 背部皮肤

    D. 四肢皮肤　　　　　　E. 皱褶处皮肤

17. 在观察患儿病情时除生命体征外，特别要注意的是（　　　）。

    A. 眼神、面色、反应　　B. 身体各部位　　　　　C. 药物的反应

    D. 心理的状态　　　　　E. 特殊检查后的反应

18. 在无家长陪护的婴幼儿住院患儿中，最常见的心理反应是（　　　）。

    A. 分离性焦虑　　　　　B. 身体上攻击行为　　　C. 语言上攻击行为

    D. 退行性行为　　　　　E. 恐惧心理

19. 适用于婴儿的心理护理方法是（　　　）。

    A. 因势利导　　　　　　B. 多做游戏　　　　　　C. 搂抱与抚摸

    D. 适时鼓励　　　　　　E. 社会交流

20. 最常用的小儿药量计算方法是（　　　）。

    A. 按年龄计算　　　　　B. 按体表面积计算　　　C. 按身高计算

    D. 按体重计算　　　　　E. 按成人量折算

21. 某药物的服用方法是每次25 mg/kg，3次/日。体重8 kg的小儿每天应用药总量为（　　　）。

    A. 150 mg　　　　　　　B. 200 mg　　　　　　　C. 300 mg

    D. 600 mg　　　　　　　E. 800 mg

22. 新生儿体温过高时首选的护理措施是（　　　）。

    A. 酒精擦浴　　　　　　B. 松开包被　　　　　　C. 冷盐水灌肠

    D. 冰块敷大血管处　　　E. 按医嘱给予退热药

23. 蓝光灯管与患儿的距离应是（　　　）。

　　A. 5～10 cm　　　　　　　　B. 10～30 cm　　　　　　　C. 30～50 cm

　　D. 50～70 cm　　　　　　　　E. 70～90 cm

24. 新生儿需要使用暖箱的指征是（　　　）。

　　A. 出生体重2000 g以下　　　B. 出生体重2000 g　　　　　C. 出生体重2100 g

　　D. 出生体重2200 g　　　　　　E. 出生体重2500 g

25. 不是引起臀红的原因是（　　　）。

　　A. 长期潮湿尿布刺激　　　　　B. 腹泻粪便刺激　　　　　　C. 尿布留有残皂

　　D. 长期营养缺乏　　　　　　　E. 经常使用塑料布包扎

26. 不是小儿头皮动脉特点的一项是（　　　）。

　　A. 外观浅红色，有搏动　　　　B. 管壁较厚，不易压瘪

　　C. 注入液体时周围组织发白　　D. 推注药物时阻力小

　　E. 血液多呈离心方向流动

A2型题

1. 患儿，3岁，急性上呼吸道感染，体温38.0 ℃，食欲不振，此时应为患儿提供的饮食是
（　　　）。

　　A. 低脂饮食　　　　　　　　　B. 软食　　　　　　　　　　C. 无渣饮食

　　D. 低热能饮食　　　　　　　　E. 低蛋白饮食

2. 一高热患儿，在使用阿司匹林后，出现大汗淋漓，体温骤降，肢体厥冷。此时应考虑
（　　　）。

　　A. 低血糖　　　　　　　　　　B. 低血钙　　　　　　　　　C. 低血钾

　　D. 高热惊厥　　　　　　　　　E. 虚脱

A3/A4型题

（1～4题共用题干）患儿，男，5岁。因患急性支气管炎，按医嘱须用阿米卡星（丁胺卡
那霉素）治疗。已知阿米卡星针剂（粉剂）每瓶0.2 g，小儿用量为每日4 mg/kg，每日2次，肌
内注射。

1. 该患儿的体重大约是（　　　）。

　　A. 10 kg　　　　　　　　　　　B. 12 kg　　　　　　　　　　C. 14 kg

　　D. 16 kg　　　　　　　　　　　E. 18 kg

2. 如用5 mL注射用水稀释，则每ml内含阿米卡星为（　　　）。

　　A. 40 mg　　　　　　　　　　　B. 60 mg　　　　　　　　　　C. 80 mg

　　D. 100 mg　　　　　　　　　　　E. 120 mg

3. 该患儿1日应用阿米卡星的剂量是（　　　）。

　　A. 72 mg　　　　　　　　　　　B. 82 mg　　　　　　　　　　C. 92 mg

　　D. 102 mg　　　　　　　　　　　E. 112 mg

4. 护士每次应抽取的注射量是（　　　）。

　　A. 1 mL　　　　　　　　　　　B. 2 mL　　　　　　　　　　　C. 3 mL

　　D. 4 mL　　　　　　　　　　　E. 5 mL

（5～7题共用题干）2岁患儿发热伴轻咳、流涕，体温39.0 ℃，无气促，无烦躁、抽搐，诊断为上呼吸道感染。

5. 该患儿目前最主要的护理问题是（　　　）。

　　A. 体温过高　　　　　　　　　B. 舒适改变　　　　　　　　C. 呼吸功能受损

　　D. 知识缺乏　　　　　　　　　E. 体温过低

6. 对该患儿首先采取的护理措施是（　　　）。

　　A. 吸痰　　　　　　　　　　　B. 物理降温　　　　　　　　C. 吸氧

　　D. 药物降温　　　　　　　　　E. 止惊

7. 对该患儿家长进行健康指导的重点是（　　　）。

　　A. 介绍上呼吸道感染的病因及预防　　　B. 指导饮食护理

　　C. 说明保持安静的重要　　　　　　　　D. 示范协助拍背排痰的操作

　　E. 示范协助物理降温的操作

三、简答题

1. 简述预诊的目的。

2. 简述给小儿服药过程中的注意事项。

第五章　营养与营养失常患儿的护理

学习目标与任务

1. 掌握母乳喂养、人工喂养的概念及母乳喂养的优点，营养不良与肥胖症的病因、临床表现及护理措施，维生素D缺乏性佝偻病、维生素D缺乏性手足搐搦症的概念、病因及预防、临床表现、护理措施。
2. 熟悉小儿能量的分配及小儿特殊能量需要，辅助食品添加的原则和顺序，营养不良、肥胖症、维生素D缺乏性佝偻病、维生素D缺乏性手足搐搦症的治疗原则。
3. 了解维生素D缺乏性佝偻病、维生素D缺乏性手足搐搦症发病机制，锌缺乏病患儿的护理。
4. 学会指导母亲进行正确的喂养。

● 重点、难点

第一节　能量及营养素的需要

一、能量的需要

小儿总能量消耗量包括基础代谢率、食物的热力作用、生长、活动和排泄5个方面，婴儿每日约需能量460 kJ（110 kal/kg）。其中生长所需为小儿特有，生长所需能量与小儿生长的速度成正比，即随年龄增长逐渐减少。

二、营养素的需要

（一）产能营养素

1. 糖类　糖类所产的能量应占总能量的50%～60%。
2. 脂类　脂肪供能占总能量的35%。
3. 蛋白质　占总能量的15%。

（二）非产能营养素

水：婴儿新陈代谢旺盛，水的需要量相对较多，为150 mL/（kg·d），以后每3岁减少约25 mL/（kg·d）。

第二节　小儿喂养与膳食

一、婴儿喂养

（一）母乳喂养

1.母乳成分及量　初乳一般指产后4～5天内的乳汁，过渡乳是产后5～14天的乳汁，成熟乳为产后14天～9个月的乳汁，晚乳指10个月以后的乳汁。

2.母乳喂养的优点

（1）营养丰富，适合婴儿需要：①母乳中蛋白质、脂肪、糖的比例适宜为1∶3∶6，蛋白为乳白蛋白；②母乳中所含的脂肪多为不饱和脂肪酸；③母乳中含糖丰富且为乙型乳糖，可抑制肠道腐败菌的生长；④母乳含铁量虽与牛乳相同，但其吸收率比牛乳高5倍，故母乳喂养者较少发生营养性缺铁性贫血；⑤母乳中含有多种免疫因子和生长调节因子。

（2）喂哺简便。

（3）有助于母婴情感交流。

（4）有利于乳母产后康复。

3.母乳喂养的护理

（1）尽早开奶、按需哺乳：应尽早开奶（产后20 min～2 h内）。

（2）促进乳房分泌乳汁：两侧乳房应先后交替进行哺乳。

（3）不宜哺乳的情况：母亲若感染HIV、患有严重疾病，应停止哺乳；乳母患急性传染病时，可将乳汁挤出，经消毒后哺喂。

（4）断奶：12个月左右可完全断奶。

（二）人工喂养

1.鲜牛奶

（1）乳糖含量低，主要为甲型乳糖，有利于大肠杆菌的生长，使婴儿易患腹泻。

（2）牛乳蛋白质以酪蛋白为主，易在胃中形成较大的凝块，婴儿不易消化。

（3）牛乳脂肪颗滴大，而且缺乏脂肪酶，婴儿较难消化。

（4）牛乳含磷高，对婴儿肾脏有潜在的损害。

（5）缺乏免疫因子，使婴儿患感染性疾病的机会较多。

2.鲜牛奶的配制

（1）加热。

（2）加糖：一般每100 mL牛奶中可加蔗糖5～8 g。

（3）加水：出生后不满2周者可采用2∶1奶（即2份牛奶加1份水），以后逐渐过渡到3∶1或4∶1奶，满月后即可用全奶。

3.牛乳量计算法　婴儿每日需加糖8%的牛奶110 mL/kg。

4.婴儿配方乳　配方奶粉是以牛乳为基础改造的奶制品，重量比均为1∶7。

5.全脂乳粉　按重量1∶8、容积1∶4调配成鲜牛奶。

6.酸奶　对消化不良的小儿尤其适用。

7.羊奶　叶酸含量极低，维生素B$_{12}$也少，可引起巨幼红细胞性贫血。

（三）辅助食品的添加

从少到多、由稀到稠、从细到粗、习惯一种食物后再加另一种，应在婴儿健康、消化功能正常时添加。

二、儿童、少年的膳食

儿童、少年的膳食安排应满足其对营养素的需要，合理烹调制作，使膳食适合消化功能，让其保持良好的食欲。

第三节　营养不良患儿的护理

一、病因

（1）摄入不足：喂养不当是导致营养不良的重要原因。

（2）消化吸收不良。

（3）需要量增加。

二、临床表现

体重不增是营养不良的早期表现。患儿主要表现为消瘦，皮下脂肪逐渐减少以至消失，皮下脂肪层消耗的顺序首先是腹部，其次为躯干、臀部、四肢，最后为面颊。轻度营养不良的患儿精神状态正常，但重度者可有精神萎靡，反应差，体温偏低，脉细无力，无食欲，腹泻、便秘交替等症状，也可有凹陷性浮肿、重要脏器功能损害发生。

常见的并发症有营养性贫血，以小细胞低色素性贫血最为常见，营养不良可有多种维生素缺乏，尤以脂溶性维生素A缺乏常见。易患各种感染。可并发自发性低血糖，患儿会突然表现为面色灰白、神志不清、脉搏减慢、呼吸暂停、体温不升但无抽搐，若不及时诊治，易致死亡。

三、护理

轻度营养不良者可从每日250~330 kJ/kg（60~80 kcal/kg）开始，中、重度者可参考原来的饮食情况，从每日165~230 kJ/kg（40~55 kcal/kg）开始，逐步少量增加饮食；若消化吸收能力较好，可逐渐加到每日500~727 kJ/kg（120~170 kcal/kg），并按实际体重计算热能需要。

第四节　肥胖症患儿的护理

一、病因

（1）能量摄入过多。

（2）活动量过少。

（3）遗传因素。

（4）其他：肥胖症的治疗原则是减少产热能性食物的摄入和增加机体对热能的消耗，使体内脂肪不断减少，体重逐步下降。饮食疗法和运动疗法是两项最主要的治疗措施。

二、临床表现

肥胖可发生于任何年龄，但最常见于婴儿期、5～6岁和青春期。患儿食欲旺盛且喜吃甜食和高脂肪食物。体格检查可见患儿皮下脂肪丰满但分布均匀，腹部膨隆下垂，膝外翻和扁平足。

三、护理

（一）饮食疗法

多推荐低脂肪、低碳水化合物和高蛋白食谱，鼓励其多吃体积大而热能低的蔬菜类食品，良好的饮食习惯对减肥具有重要作用。

（二）运动疗法

可鼓励和选择患儿喜欢和有效、易于坚持的运动，活动量以运动后轻松愉快、不感到疲劳为原则。

第五节　维生素D缺乏病患儿的护理

一、维生素D缺乏性佝偻病患儿的护理

（一）病因

（1）围生期维生素D不足。

（2）日照不足，这是主要原因。

（3）生长速度快。

（4）食物中补充维生素D不足。

（5）疾病影响和用药史。

（二）临床表现

本病在临床上可分期如下：

1.初期（早期）　多见6个月以内，特别是3个月以内小婴儿。多为神经兴奋性增高的表现，如易激惹、烦闹、汗多、刺激头皮而摇头、擦枕等出现枕秃。此期常无骨骼病变，骨骼X线可正常，或钙化带稍模糊；血清25-(OH)D$_3$下降，血钙正常或稍低，血磷降低，碱性磷酸酶正常或稍高。

2.活动期（激期）　早期维生素D缺乏的婴儿未经治疗，继续加重，出现典型骨骼改变。

（1）头部：6个月龄以内婴儿的佝偻病以颅骨改变为主，可有颅骨软化。8～9个月后，可有方颅。

（2）胸部：肋骨串珠，以第7～10肋骨最明显。1岁左右的小儿可见鸡胸、肋膈沟或郝氏沟。

（3）四肢：手、足镯，O型腿和X型腿。患儿会坐与站立后，全身肌肉松弛，肌张力降低和肌力减弱。此期血生化除血清钙降低外，其余指标改变更加显著。X线显示长骨钙化带消失，干骺端呈毛刷样、杯口状改变；骨骺软骨盘增宽，骨质稀疏，骨皮质变薄。

3.恢复期　以上任何期经日光照射或治疗后，临床症状和体征会逐渐减轻或消失。

4.后遗症期　多见于2岁以后的儿童。

（三）护理

1.补充维生素D

（1）增加日照时间。

（2）补充富含维生素D、钙的食物。

（3）按医嘱补充维生素D制剂和钙剂。初期给予维生素D每日1000～2000 IU，激期给予每日3000～6000 IU，口服给药，连用1个月后改为预防量（每日400～800 IU）至2岁，北方地区儿童可延长至3岁。

2.注意事项

（1）应使用单纯维生素D制剂。

（2）注射时应选择较粗的针头做深部肌内注射，每次应更换注射部位，以免发生硬结；若已发生硬结应及时热敷。

（3）对3个月以下有手足抽搐症病史的患儿，在使用大剂量维生素D前2～3日至用药后2周须按医嘱加服钙剂。

3.佝偻病的预防方法

（1）从孕期开始应多晒太阳。

（2）新生儿应提倡母乳喂养，于出生后1～2周开始，每日口服维生素D 400～800 IU，连续服用。

（3）婴幼儿应及时添加辅食，多晒太阳，平均每日户外活动应在1 h以上；每日口服维生素D 400～800 IU或于冬季1次口服或肌内注射维生素D。

4.骨骼畸形的矫正方法

若患儿已有骨骼畸形，可向患儿家长示范矫正的方法。例如，胸部畸形可让小儿作俯卧位抬头展胸运动；下肢畸形可作肌肉按摩（O型腿按摩外侧肌群，X型腿按摩内侧肌群），增强肌张力，促使畸形的矫正。畸形严重者可指导手术矫正事宜。

二、维生素D缺乏性手足搐搦症患儿的护理

（一）病因

多见于6个月以内的小婴儿。维生素D缺乏时，当总血钙低于1.75～1.88 mmol/L（<7～7.5 mg/dL），或离子钙低于1.0 mmol/L（4 mg/dL）时可引起神经肌肉兴奋性增高，出现抽搐。常见诱因有晒太阳时间延长、摄入的食物中含磷过高、感染等因素。

（二）临床表现

1.典型发作

（1）惊厥：突然发生，发作停止后，意识恢复，精神萎靡而入睡，醒后活泼如常，发作次数可数日1次或1日数次，一般不发热。

（2）手足搐搦：本病典型表现。

（3）喉痉挛：本病死亡主要原因。

三种症状以无热惊厥为最常见。

2.隐性体征

没有典型发作的症状，但可通过刺激神经肌肉而引出体征。

（1）面神经征。

（2）腓反射。

（3）陶瑟征。

（三）护理

（1）惊厥发作时，立即就地抢救，松开患儿衣领将患儿平卧，头转向侧位，以免误造成窒息。喉痉挛发作时，立即将患儿舌体轻轻拉出口外并立即通知医生。迅速在其上下牙齿间置牙垫，以防止舌咬伤。备好气管插管用具，必要时行气管插管，使患儿保持呼吸道通畅，避免家长大声呼叫。

（2）按医嘱立即应用镇静剂控制惊厥和喉痉挛，同时遵医嘱及时补充钙剂，常用10%葡萄糖酸钙5～10 mL加10%～25%葡萄糖液10～20 mL缓慢静脉注射或静脉滴注，时间不少于10 min。若注射过快，可引起血钙突然升高，发生心跳骤停。

第六节　锌缺乏病患儿的护理

一、病因

（1）锌的摄入不足。

（2）吸收障碍。

二、临床表现

（1）锌缺乏可导致机体多种生理功能失常。患儿常有味觉迟钝、食欲不振、厌食并异食癖现象，头发易脱落，指甲上出现白斑，同时还有怠倦、精神抑郁、暗适应能力减低。生长发育迟缓，骨骼发育障碍，第二性征发育不全，患儿身材矮小。胸腺、脾脏萎缩，免疫功能减低，易发生各种感染，尤其是呼呼吸道感染；患儿伤口愈合延迟，常出现口腔溃疡。

（2）锌缺乏空腹血清锌浓度<11.47 μmol/L（75 μg/dL）。餐后血清锌浓度反应试验（PICR）>15%。

三、护理

（一）改善营养，促进生长发育

供给含锌量较多的食物如肝、鱼、瘦肉等，合理添加辅食，培养小儿不偏食、不挑食的饮食习惯。补充锌制剂。

（二）避免感染

保持室内空气清新，注意口腔护理，防止交叉感染。

（三）健康教育

（1）向家长介绍导致患儿缺锌的原因和预防措施，以配合治疗和护理。

（2）锌制剂最好于饭前1~2 h服用，以利于吸收，但应注意防止过量而出现中毒症状。

（3）提倡母乳喂养，平时注意平衡膳食，避免挑食、偏食习惯。

○ 自测题

一、填空题

1.婴儿喂养的方法分为 _____、_____、_____三种，其中以 _____ 最为理想。

2.轻度营养不良时体重低于正常均值的 _____，中度营养不良时体重低于正常均值的 _____，重度营养不良时体重低于正常均值的 _____。

3.营养不良患儿皮下脂肪减少的顺序是 _____、_____、_____、_____、_____。

4.维生素D缺乏性佝偻病患儿临床表现分为 _____、_____、_____ 和 _____ 4期。

5.维生素D缺乏性手足搐搦症的临床表现是：_____，_____，_____。

6.小儿能量消耗包括 _____、_____、_____、_____、_____ 五个方面。

二、选择题

A1型题

1.全脂奶粉稀释成全乳时标准配制方法重量、体积是（ 　　 ）。

    A. 1：8　　1：4　　　　　　B. 1：6　　1：4　　　　　　C. 1：8　　1：6

    D. 1：4　　1：8　　　　　　E. 1：4　　1：6

2.供给婴儿能量的主要营养素的比例按蛋白质、脂肪、碳水化合物分别为（ 　　 ）。

    A. 10%、20%、70%　　　　　　　　　　　　B. 20%、20%、60%

    C. 10%~15%、35%~50%、50%~60%　　　　D. 30%、20%、50%

    E. 20%、10%、70%

3.小儿特有的能量需要是（ 　　 ）。

    A. 基础代谢　　　　　　B. 生长发育　　　　　　C. 食物特殊动力作用

    D. 活动所需　　　　　　E. 排泄损失能量

4. 母乳喂养的断奶时间一般选择何时为宜？（　　　）

    A. 出生后4～5个月　　　　　B. 出生后6～9个月　　　　　C. 出生后12个月左右

    D. 出生后13～15个月　　　　E. 出生后18个月

5. 符合母乳特点的是（　　　）。

    A. 蛋白质总量高　　　　　　B. 白蛋白少

    C. 含饱和脂肪酸的脂肪高　　D. 乳糖量少

    E. 钙、磷比例适当

6. 人乳和牛乳相比较，下列哪项是错误的？（　　　）

    A. 人乳含免疫因子较多　　　B. 人乳含钙较多　　　　　　C. 人乳含乳糖较多

    D. 人乳含不饱和脂肪酸较高　E. 人乳含蛋白质较少

7. 下列哪项不符合辅食添加原则？（　　　）

    A. 从细到粗，从稀到稠　　　B. 在健康时添加

    C. 可同时添加两种以上辅食　D. 如小儿拒绝吃以后应再试　E. 从少到多

8. 营养不良的最初表现为（　　　）。

    A. 身长低于正常　　　　　　B. 体重不增或减轻　　　　　C. 上行性凹陷性水肿

    D. 肌张力低下　　　　　　　E. 智力发育落后

9. 乳母患何种疾病时不能进行母乳喂养？（　　　）

    A. 上呼吸道感染　　　　　　B. 腹泻病　　　　　　　　　C. 支气管炎

    D. 活动性肺结核　　　　　　E. 轻度缺铁性贫血

10. 营养不良最常见的病因是（　　　）。

    A. 喂养不当　　　　　　　　B. 先天不足　　　　　　　　C. 活动增加

    D. 免疫缺陷　　　　　　　　E. 缺少锻炼

11. 佝偻病初期的表现是（　　　）。

    A. 易激惹、多汗等神经精神症状　　　　　　　　　　　　B. 各种骨骼畸形

    C. 手镯征　　　　　　　　　D. 肌张力低下　　　　　　　E. 出牙延迟

12. 营养不良的并发症，不包括（　　　）。

    A. 营养性缺铁性贫血　　　　B. 感染性疾病　　　　　　　C. 维生素缺乏症

    D. 脑发育不全　　　　　　　E. 自发性低血糖

13. 6个月以内佝偻病患儿多见的骨骼系统改变是（　　　）。

    A. 方颅　　　　　　　　　　B. 胸廓畸形　　　　　　　　C. 手镯、脚镯征

    D. 颅骨软化　　　　　　　　E. 下肢畸形

14. 下列引起单纯性肥胖的病因，哪项是错误的？（　　　）

    A. 营养摄入过多　　　　　　B. 活动过少　　　　　　　　C. 父母肥胖

    D. 由疾病引起　　　　　　　E. 精神创伤

15. 轻度肥胖的标准为小儿体重超过同性别同身高正常小儿均值的（　　　　）。

    A. 10% ~ 19%　　　　　　　　　　B. 20% ~ 29%　　　　　　　　C. 30% ~ 39%

    D. 40% ~ 49%　　　　　　　　　　E. 50% ~ 59%

16. 引起小儿佝偻病的主要原因是（　　　　）。

    A. 缺钙　　　　　　　　　　　　　B. 缺乏维生素D

    C. 甲状旁腺功能不全　　　　　　　D. 食物中热能和蛋白质不足

    E. 食物中钙、磷比例不当

17. 维生素D治疗佝偻病的剂量应为（　　　　）。

    A. 依病情不同而剂量不同　　　　　B. 不同病期，剂量相同

    C. 先用小剂量再逐渐加大剂量　　　D. 剂量越大越好

    E. 剂量越小越安全

18. 营养不良合并贫血，最多见的是（　　　　）。

    A. 缺乏维生素B_{12}所致的巨幼红细胞性贫血

    B. 缺乏叶酸所致的巨幼红细胞性贫血

    C. 溶血性贫血

    D. 营养性缺铁性贫血

    E. 以上都不是

19. 关于维生素D缺乏性手足搐搦症，哪项不正确？（　　　　）

    A. 缺乏维生素D　　　　　　　　　B. 血中钙离子降低

    C. 神经肌肉兴奋性降低　　　　　　D. 多见于4个月至3岁的婴幼儿

    E. 出现全身惊厥、手足搐搦

20. 体重6 kg的婴儿，每天需要牛奶和水量是（　　　　）。

    A. 8%糖牛奶550 mL，水240 mL　　　B. 8%糖牛奶660 mL，水240 mL

    C. 8%糖牛奶900 mL，不必再加水　　D. 8%糖牛奶750 mL，水150 mL

    E. 8%糖牛奶860 mL，水240 mL

21. 下列哪项符合佝偻病激期改变？（　　　　）

    A. 血清钙正常　　　　　　　　　　B. 血清磷增高

    C. 钙磷乘积大多高于30　　　　　　D. 碱性磷酸酶增高

    E. 长骨X线检查骨质密度增高

22. 佝偻病性手足搐搦症发病的主要原因是（　　　　）。

    A. 血浆蛋白浓度降低

    B. 感染、发热、饥饿时由于组织分解，血清磷升高

    C. 采用突击疗法治疗佝偻病后诱发

    D. 甲状旁腺反应迟钝

    E. 维生素D缺乏，骨样组织钙化不良

23. 正常小儿每日每千克体重所需热卡的简单计算方法是（　　　　）。

　　A. 1岁以内110 kcal，以后每增加3岁减去10 kcal

　　B. 1岁以内100 kcal，以后每增加2岁减去15 kcal

　　C. 1岁以内100 kcal，以后每增加3岁减去10 kcal

　　D. 1岁以内120 kcal，以后每增加2岁减去15 kcal

　　E. 1岁以内115 kcal，以后每增加4岁减去25 kcal

24. 佝偻病初期长骨X线表现为（　　　　）。

　　A. 骨骺软骨明显增宽　　　　　　　B. 干骺端临时钙化带模糊

　　C. 骨质普遍稀疏　　　　　　　　　D. 无明显变化

　　E. 骨干弯曲

25. 下列哪项不符合重度营养不良的临床表现？（　　　）

　　A. 腹部皮下脂肪完全消失　　　　　B. 肌肉萎缩

　　C. 体重低于正常均值的30%　　　　D. 表情呆滞，反应低下

　　E. 皮肤干皱，弹性消失

26. 在营养不良的治疗中，下列哪项是错误的？（　　　）

　　A. 注意去除病因

　　B. 改善喂养，调整饮食

　　C. 重度营养不良应早期及时供应足够的热能

　　D. 促进消化和代谢功能

　　E. 不应过快地改掉原有饮食

27. 6个月小儿对热量及水的需要量是（　　　　）。

　　A. 377 kJ（90 kcal）、100 mL/kg　　　　B. 418 kJ（90 kcal）、110 mL/kg

　　C. 439 kJ（90 kcal）、120 mL/kg　　　　D. 460 kJ（110 kcal）、150 mL/kg

　　E. 502 kJ（90 kcal）、160 mL/kg

28. 小儿出生后开始吸吮母乳的时间是（　　　　）。

　　A. 20 min内　　　　　　　B. 30 min内　　　　　　　C. 40 min内

　　D. 50 min内.　　　　　　E. 60 min内

29. 小儿生长发育所需能量占总能量的（　　　　）。

　　A. 7%～8%　　　　　　　B. 10%～25%　　　　　　　C. 15%～20%

　　D. 25%～30%　　　　　　E. 50%～60%

30. 下列哪项不属于牛奶的成分和特点？（　　　　）

　　A. 蛋白质含量高，为酪蛋白　　　　B. 含有酶、免疫球蛋白、乳铁蛋白

　　C. 含饱和脂肪酸多　　　　　　　　D. 含乳糖低、矿物质高

　　E. 甲型乳糖

31. 出生后1～2周内的新生儿采用牛乳喂养应选用（　　　　）。

　　A. 1∶1牛乳　　　　　　　B. 2∶1牛乳　　　　　　　C. 3∶1牛乳

　　D. 4∶1牛乳　　　　　　　E. 5∶1牛乳

32. 母乳中可增加小儿免疫功能的成分是（　　　　）。

    A. 乳酪蛋白　　　　　　　　　B. 不饱和脂肪酸　　　　　　C. 甲型蛋白

    D. 乳脂肪　　　　　　　　　　E. 乳铁蛋白

33. 婴儿添加辅食的原则，不正确的是（　　　　）。

    A. 健康时添加　　　　　　　　B. 从细到粗　　　　　　　　C. 由一种到多种

    D. 由稠到稀　　　　　　　　　E. 患病期间不添加新的辅食

34. 婴儿开始添加淀粉类食物的时间为（　　　　）。

    A. 1个月　　　　　　　　　　B. 2个月　　　　　　　　　C. 4个月

    D. 7个月　　　　　　　　　　E. 8个月

35. 下列哪种辅食可用于7个月小儿？（　　　　）

    A. 碎肉和菜汤　　　　　　　　B. 烂面和鸡蛋　　　　　　　C. 面条和青菜汤

    D. 带馅的食品　　　　　　　　E. 碎肉和饼干

36. 一足月新生儿，出生体重2900 g，身长47 cm，面色红润，哭声响亮，吸吮有力。该小儿
喂母乳后应竖抱，轻轻拍其背部，目的是（　　　　）。

    A. 增强食欲　　　　　　　　　B. 预防感染　　　　　　　　C. 安慰婴儿

    D. 智力开发　　　　　　　　　E. 防止溢乳

37. 授乳后小儿应取的体位是（　　　　）。

    A. 平卧位　　　　　　　　　　B. 坐位　　　　　　　　　　C. 左侧卧位

    D. 右侧卧位　　　　　　　　　E. 头侧位

38. 小儿开始断母乳的时间为（　　　　）。

    A. 出生后30 min内　　　　　　B. 出生后1 h内　　　　　　C. 出生后24 h内

    D. 出生后10 ~ 12个月　　　　　E. 出生后24个月

39. 一刚分娩足月新生儿，其出生体重为3080 g，身长50 cm，哭声响亮，一般情况良好。护
士为其父母做健康指导，内容是母乳喂养的优点，婴儿最适宜的营养品是（　　　　）。

    A. 羊乳　　　　　　　　　　　B. 炼乳　　　　　　　　　　C. 牛乳

    D. 母乳　　　　　　　　　　　E. 豆浆

40. 母乳中蛋白质、脂肪、糖的比例是（　　　　）。

    A. 3 : 1 : 6　　　　　　　　　B. 1 : 6 : 3　　　　　　　　C. 6 : 3 : 1

    D. 1 : 3 : 6　　　　　　　　　E. 6 : 1 : 3

41. 母乳有增强婴儿免疫力的作用，所含的免疫球蛋白是（　　　　）。

    A. IgG　　　　　　　　　　　B. SIgA　　　　　　　　　　C. IgM

    D. IgE　　　　　　　　　　　E. IgD

42. 下列哪项与母乳喂养的好处不符？（　　　　）

    A. 促进婴儿心理和发育　　　　　　B. 促进母亲子宫复原

    C. 母乳喂养经济方便　　　　　　　D. 诱发乳腺癌

    E. 有避孕作用

43. 引起营养不良最常见的原因是（　　　）。

　　A. 先天不足　　　　　　　　　　B. 消化吸收障碍　　　　　C. 喂养不当

　　D. 需要量增加　　　　　　　　　E. 疾病的影响

44. 营养不良患儿最早出现的症状是（　　　）。

　　A. 消瘦　　　　　　　　　　　　B. 皮下脂肪减少　　　　　C. 体重不增

　　D. 肌肉松弛　　　　　　　　　　E. 体格生长速度减慢

45. 营养不良全身皮下脂肪消减的顺序为（　　　）。

　　A. 腹部—躯干—四肢—臀部—面部　　B. 面部—腹部—躯干—四肢—臀部

　　C. 腹部—躯干—臀部—四肢—面部　　D. 面部—臀部—腹部—躯干—四肢

　　E. 腹部—面部—躯干—四肢—臀部

46. 营养不良患儿常伴多种维生素缺乏，其中最常见的是（　　　）。

　　A. 维生素A　　　　　　　　　　B. 维生素B_1　　　　　　C. 维生素C

　　D. 维生素D　　　　　　　　　　E. 维生素B_{12}

A2型题

1. 患儿，10个月。易激惹，夜间哭闹、多汗、睡眠不安。体格检查：方颅、肋骨串珠，手镯征（＋），诊断佝偻病。以下护理措施应不包括（　　　）。

　　A. 指导母乳喂养　　　　　　　　B. 操作轻柔以防骨折

　　C. 多抱患儿到户外晒太阳　　　　D. 添加含维生素D食物

　　E. 积极进行站立、行走锻炼

2. 小儿，男，5个月。因惊厥持续4 min来院就诊。患儿人工喂养，未加辅食，1周来易哭闹，睡眠不稳，无发热、咳嗽，大小便正常。体格检查：体温37.5 ℃，面肌颤动，面色发绀，四肢抖动，神志清楚，前囟平软为2 cm×2 cm，枕部有乒乓球感。患儿惊厥的原因可能是（　　　）。

　　A. 化脓性脑膜炎　　　　　　　　B. 维生素D缺乏性手足搐搦症

　　C. 高热惊厥　　　　　　　　　　D. 小儿癫痫　　　　　　　E. 婴儿痉挛症

3. 10个月患儿，诊断为重度佝偻病，用维生素D突击疗法已满3个月。其预防量每日应给维生素D（　　　）。

　　A. 200 IU　　　　　　　　　　　B. 300 IU　　　　　　　　C. 400 IU

　　D. 500 IU　　　　　　　　　　　E. 600 IU

4. 3个月婴儿，体重5 kg，人工喂养儿，最佳配奶为（　　　）。

　　A. 鲜牛奶550 mL，糖44 g，水200 mL　B. 鲜牛奶550 mL，糖55 g，水200 mL

　　C. 鲜牛奶600 mL，糖44 g，水100 mL　D. 鲜牛奶450 mL，糖50 g，水100 mL

　　E. 鲜牛奶550 mL，糖30 g，水200 mL

5. 小儿，女，5个月，人工喂养。如果将4勺全脂乳粉配成全乳应加水（　　　）。

　　A. 4勺　　　　　　　　　　　　B. 8勺　　　　　　　　　　C. 12勺

　　D. 16勺　　　　　　　　　　　E. 20勺

6. 4个月男婴，因母乳不足须辅以动物乳类，其家自产羊乳，为保证婴儿健康成长还应给该儿添加（　　）。

　　A. 维生素C及维生素B_1　　　　　　B. 维生素B_1及铁剂

　　C. 维生素B_{12}及叶酸　　　　　　　D. 维生素B_{12}及铁剂

　　E. 钙和锌

7. 3个月的健康小儿，体重6.5 kg，每日需要____ml 8%的糖牛奶和水分8%糖奶，另给水分____ml。（　　）

　　A. 500　　　　200　　　　　　B. 600　　　　250　　　　　　C. 700　　　　250

　　D. 800　　　　100　　　　　　E. 800　　　　200

8. 4个月人工喂养儿，平时多汗，易惊夜啼，突然双眼直视，反复四肢抽动数次，抽后神志清醒，体检颅骨有乒乓球感。最可能的诊断是（　　）。

　　A. 佝偻病活动早期　　　　　　B. 婴儿低血糖症　　　　　　C. 颅内感染

　　D. 婴儿痉挛症　　　　　　　　E. 婴儿手足搐搦症

9. 1岁营养不良小儿，皮肤干燥脱屑，毛发干脆，指甲少光泽，近几日出现眨眼、畏光。应给予的治疗首先是（　　）。

　　A. 供给高热量饮食　　　　　　B. 用蛋白同化类固醇制剂　　　　C. 普通胰岛素肌注

　　D. 维生素A制剂治疗　　　　　E. 静脉注射高价营养液

10. 1岁患儿，重症营养不良，突然发生面色灰白、神志不清、脉搏减慢、呼吸暂停等。应首先考虑（　　）。

　　A. 心力衰竭　　　　　　　　　B. 低血钠症　　　　　　　　C. 低血糖症

　　D. 低血钙症　　　　　　　　　E. 继发感染

11. 9个月女婴，冬季出生，足月顺产，混合喂养，未加辅食，今晨突然面肌、眼角、口角抽动约半分钟，抽后一般好，不发热，不呕吐。体格检查：体重7 kg，体温37.0 ℃，会笑，前囟平坦，颈无抵抗，面神经征可疑阳性，余未见异常。首先想到的诊断及进一步检查（　　）。

　　A. 中枢神经系统感染，做腰穿

　　B. 败血症，做血培养

　　C. 癫痫，做脑电图

　　D. 低钙惊厥，查血钙

　　E. 低血糖，查血糖

12. 2岁小儿，仍以母乳为主，渐消瘦，多哭烦躁，身长80 cm，体重7.2 kg，腹壁皮下脂肪厚度为0.1 cm，血Hb 10 g/dL。用饮食疗法，开始的热卡量应是（　　）。

　　A. 20～30 kcal/（kg·d）　　　　B. 40～60 kcal/（kg·d）　　　　C. 70～90 kcal/（kg·d）

　　D. 100～120 kcal/（kg·d）　　　E. 120～140 kcal/（kg·d）

13. 女婴7个月，体重5.5 kg，生后母乳喂养，量少，未加辅食，尚未出牙，不会爬。体检：神志清，精神可，稍苍白，腹部皮下脂肪厚度为0.3 cm，肌肉松弛。可能的诊断是（   ）。

    A. 正常儿童   B. 轻度营养不良   C. 中度营养不良

    D. 重度营养不良   E. 佝偻病

14. 1岁男婴，因食欲差来门诊，母乳少，长期以米糊稀饭喂养，未添加其他辅食，诊为轻度营养不良。在下列临床表现中最先出现（   ）。

    A. 皮下脂肪减少   B. 身长低于正常   C. 肌张力低下

    D. 体重不增或减轻   E. 皮肤干燥

15. 1岁，经常腹泻，母乳喂养未加辅食，体重7 kg，身长70 cm，腹部皮下脂肪厚度为0.3 cm，情绪不稳定。其诊断最可能是（   ）。

    A. 轻度营养不良   B. 中度营养不良   C. 营养发育正常

    D. 佝偻病活动期   E. 中度脱水

16. 5个月小儿，人工喂养，体重4 kg，腹部皮下脂肪厚度为0.3 cm，皮肤弹性差，肌肉明显松弛，两眼近角膜外侧缘有结膜干燥斑。其最可能的诊断是（   ）。

    A. 中度营养不良伴维生素C缺乏   B. 中度营养不良伴维生素A缺乏

    C. 轻度营养不良伴维生素C缺乏   D. 重度营养不良伴维生素D缺乏

    E. 重度营养不良伴维生素A缺乏

A3/A4型题

（1～3题共用题干）5个月小儿，人工喂养，体重4 kg，腹部皮下脂肪厚度0.2 cm，皮肤弹性差，肌肉松弛，肌张力低下，两眼近角膜外有结膜干燥斑。

1. 该患儿最有可能的诊断是（   ）。

    A. 佝偻病   B. 营养不良   C. 结膜炎

    D. 先天性肌营养不良   E. 以上都不是

2. 该患儿入院后，于凌晨突然出现面色苍白、神志不清、脉搏减慢、呼吸暂停、四肢厥冷。患儿可能发生了下列哪种情况？（   ）

    A. 自发性低血糖   B. 心力衰竭   C. 颅内感染

    D. 低血钙症   E. 败血症

3. 针对该患儿出现的情况，应采取的急救处理是（   ）。

    A. 静脉推注10%葡萄糖酸钙   B. 静脉推注50%葡萄糖

    C. 静脉推注生理盐水   D. 静脉推注20%甘露醇

    E. 补充维生素D

（4、5题共用题干）患儿，4个月，睡眠时常烦躁哭闹，难以入睡，诊断为佝偻病，给予维生素D 330万 IU肌注后突然发生全身抽搐3次，每次20～60 s，发作停止时精神如常，体重6 kg，体温37.9 ℃，有枕秃及颅骨软化，血清钙1.69 mmol/L。

4. 该患儿现在抽搐的主要原因是（　　　）。

  A. 缺乏维生素D   B. 血清钙减少   C. 热性惊厥

  D. 癫痫发作   E. 碱中毒

5. 对该患儿的护理应首先采取（　　　）。

  A. 继续补充维生素D   B. 降低患儿体温

  C. 在病床两侧加床挡   D. 尽快给予葡萄糖酸钙

  E. 及时纠正碱中毒

（6、7题共用题干）女孩4个月，冬季出生，足月顺产，单纯牛奶喂养，近半月来烦躁、多汗，夜间睡眠不好。

6. 门诊体检时特别应注意的体征是（　　　）。

  A. 前囟张力   B. 颅骨软化   C. 方颅

  D. 头围   E. 鸡胸

7. 为明确诊断应做的实验室检查为（　　　）。

  A. 拍颅骨X片   B. 血钙、血磷   C. 腕骨X片

  D. 骨扫描   E. 脑电图

（8、9题共用题干）患儿，女，4个月，因惊厥5 min来院就诊，患儿牛乳喂养，未添加辅食。1日来好哭闹，流涕，无发热、咳嗽、吐泻。体格检查：体温37.8 ℃，双眼凝视，面肌颤动，面色发绀，四肢抖动，双肺有痰鸣，心腹（-），前囟平软为2 cm×2 cm，脑膜刺激征（-），枕部有乒乓球感。

8. 患儿的初步诊断是（　　　）。

  A. 高热惊厥   B. 癫痫

  C. 维生素D缺乏性手足搐搦症 D. 化脓性脑膜炎   E. 颅内出血

9. 首选的急救措施为（　　　）。

  A. 肌注维生素D_3 300 000 IU B. 用10%葡萄糖酸钙10 mL静脉推注

  C. 肌注苯巴比妥   D. 青霉素静脉点滴

  E. 20%甘露醇静注

（10～12题共用题干）患儿，男，10天，为足月顺产儿，母乳喂养。家长为预防小儿佝偻病的发生，来医院咨询。

10. 医生的下列指导哪项不恰当（　　　）。

  A. 坚持母乳喂养   B. 1个月开始添加蛋黄、鱼泥等

  C. 坚持日光浴   D. 2周开始添加鱼肝油   E. 适时补充钙剂

11. 小儿有以下哪些表现应考虑有佝偻病的早期表现？（　　　　）

　　A. 有郝氏沟及肋骨外翻　　　　　B. 有方颅或乒乓头　　　　　C. 精神萎靡

　　D. 睡眠不实，多汗，易惊　　　　E. 抽搐或手足搐搦

12. 为预防佝偻病的发生，医生应指导家长（　　　　）。

　　A. 出生后4周起口服维生素D 800 IU/d

　　B. 出生后2周起口服维生素D 400 IU/d

　　C. 出生后3个月起口服维生素D 5000～10 000 IU/d

　　D. 出生后4个月起口服维生素D 10 000～20 000 IU/d

　　E. 出生后1个月起肌注维生素D_3 300 000 IU/次，每2～4周1次，共3次

（13、14题共用题干）1岁6个月男婴，因间断咳嗽1周就诊，每日呕吐1～2次胃内容物。患儿是第一胎足月顺产儿，生后母乳喂养至今，未添加辅食。平时易患肺炎、肠炎。体格检查：精神萎靡，营养差，体重5.9 kg，身长75 cm，前囟已闭，心肺（－），皮肤弹性差，腹部皮下脂肪消失，四肢肌张力低下，活动尚可，神志尚清。

13. 此患儿可诊断为（　　　　）。

　　A. 轻度营养不良　　　　　　　　　B. 中度营养不良

　　C. 重度营养不良　　　　　　　　　D. 中度营养不良伴重度脱水

　　E. 轻度营养不良伴重度脱水

14. 此患儿不会出现的现象是（　　　　）。

　　A. 糖代谢失常，发生低血糖　　　　B. 脂肪代谢失常，出现高胆固醇血症

　　C. 伴发维生素A缺乏症　　　　　　D. 免疫功能低下

　　E. 肾浓缩功能降低

（15～18题共用题干）10个月小儿，双胎之一，因间断腹泻、食欲不佳，体重不增就诊。体格检查：欠活泼，体重7 kg，身长74 cm，腹部皮下脂肪厚度为0.4 cm，两眼近角膜外侧缘有结膜干燥斑。

15. 该患儿应诊断为（　　　　）。

　　A. 正常儿　　　　　　　　　　　　B. 轻度营养不良　　　　　C. 中度营养不良

　　D. 重度营养不良　　　　　　　　　E. 克汀病

16. 关于该患儿的药物治疗，下列哪项不必要？（　　　　）

　　A. 胃蛋白酶、胰酶　　　　　　　　B. 各种维生素　　　　　　C. 抗生素

　　D. 苯丙酸诺龙　　　　　　　　　　E. 胰岛素、葡萄糖疗法

17. 次日晨患儿突然神志不清，面色苍白，脉搏减慢，呼吸暂停。该患儿最可能为（　　　　）。

　　A. 低钠血症　　　　　　　　　　　B. 低钙血症　　　　　　　　C. 感染性休克

　　D. 自发性低血糖　　　　　　　　　E. 低镁血症

18. 该患儿合并有（　　）。

A. 维生素A缺乏　　　　　　　B. 维生素B缺乏　　　　　　C. 维生素C缺乏

D. 维生素D缺乏　　　　　　　E. 维生素E缺乏

（19～22题共用题干）小儿，5个月。在家突发惊厥2～3次，每次发作约1 min，无发热，抽搐后神志清，一般情况好，智力发育正常，体检两侧头颅有乒乓球感。

19. 引起惊厥最可能的原因是（　　）。

A. 低血糖　　　　　　　　　　B. 婴儿痉挛症　　　　　　　C. 低镁血症

D. 低钙血症　　　　　　　　　E. 克汀病

20. 治疗应首选（　　）。

A. 静注葡萄糖钙　　　　　　　B. 口服钙粉　　　　　　　　C. 抗癫痫药物

D. 维生素D肌注　　　　　　　E. 静滴葡萄糖

21. 惊厥控制后应如何继续治疗？（　　）

A. 增加营养　　　　　　　　　B. 维生素D治疗　　　　　　C. 补充甲状腺素

D. 补充维生素B_1　　　　　　E. 继续抗癫痫药

22. 如在门诊突发惊厥，首先采用的治疗方法为（　　）。

A. 用钙剂　　　　　　　　　　B. 注射地西泮（安定）　　　C. 用维生素D

D. 抗癫痫药　　　　　　　　　E. 补充维生素B

（23、24题共用题干）患儿，6个月。早产儿，出生体重2200 g，母乳喂养，现体重8 kg，家长发现孩子多汗、夜惊，体检患儿前囟大、方头、肋串珠。

23. 最可能的诊断是（　　）。

A. 先天性甲状腺功能低下　　　B. 软骨发育不良　　　　　　C. 维生素A缺乏

D. 维生素D缺乏性佝偻病　　　E. 营养不良

24. 最可能的病因是（　　）。

A. 日照不足　　　　　　　　　B. 生长过速　　　　　　　　C. 慢性腹泻

D. 药物影响　　　　　　　　　E. 母乳喂养

（25～28题共用题干）一母亲来儿科保健门诊咨询，诉其子年龄5个月，体重6 kg。

25. 该婴儿最合理的喂养方法是（　　）。

A. 单纯母乳喂养

B. 牛奶+面糊

C. 母乳+米糊、稀粥、蛋黄、菜泥、鱼泥

D. 母乳+豆浆、烂面条

E. 牛奶+鸡蛋、碎菜和粥

26. 该儿每天食入的奶量应按（　　　　）。

　　A. 年龄计算　　　　　　　　　　　　B. 实际体重及所需能量计算

　　C. 胃容量计算　　　　　　　　　　　D. 所需能量计算

　　E. 标准体重及所需的水分计算

27. 该儿若系人工喂养，每天营养需要正确的是（　　　　）。

　　A. 每天总能量2761.44 kJ　　　　　　B. 每天给5%糖牛奶660 mL

　　C. 每天给总液量660 mL　　　　　　D. 每天加一个鸡蛋

　　E. 每天加肉末少许、甜饼干3块、豆浆100 mL

28. 该小儿每天每千克体重供给能量和水分的标准为（　　　　）。

　　A. 460.24 kJ，150 mL　　　　　　　B. 502.08 kJ，150 mL

　　C. 334.72 kJ，100 mL　　　　　　　D. 376.56 kJ，125 mL

　　E. 418.4 kJ，90 mL

三、简答题

1. 简述添加辅食的原则。

2. 简述婴幼儿维生素D缺乏性佝偻病的原因。

3. 简述营养不良的护理诊断。

四、案例分析

患儿，男，11个月，于2016年11月出生于沈阳。近两个月夜间时有哭闹，出汗较多，且至今未出乳牙。

体格检查：一般情况尚好，生长发育基本正常。轻度方颅，颅骨乒乓球感，毛发黄而稀疏，枕秃阳性，前囟为2 cm×2 cm。无乳牙。双侧肋缘外翻，哈氏沟阳性，可触及肋串珠，站立时双腿呈X形。

问题：

1. 考虑该患儿是什么病？

2. 为确定诊断，应做的血化验是什么？

3. 最主要的护理诊断是什么？

4. 本病应该如何预防？

第六章　新生儿与患病新生儿的护理

学习目标与任务

1.掌握新生儿分类，足月儿及早产儿的生理、外观特点、护理诊断、护理措施，新生儿常见疾病的身体状况、护理诊断、护理措施。
2.熟悉新生儿常见疾病的病因、辅助检查及治疗要点。
3.了解常见疾病的发病机制、病理生理。
4.学会对新生儿和患病新生儿实施整体护理。

● 重点、难点

第一节　概述

新生儿指从脐带结扎至出生后28天内的婴儿。

正常新生儿是指37周≤胎龄<42周、2500 g≤出生体重≥≤4000 g、无畸形或疾病的活产婴儿。

（一）根据胎龄分类

1.足月儿　37周≤胎龄<42周（259～293天）的新生儿。

2.早产儿　28周≤胎龄<37周（<259天）的新生儿。

3.过期产儿　胎龄≥42周（≥294天）的新生儿。

（二）根据出生体重分类（出生体重指出生1 h内的体重）

1.正常体重儿　2500 g≤出生体重≤4000 g的新生儿。

2.低出生体重儿　出生体重<2500 g的新生儿，其中出生体重<1500 g称极低出生体重儿，出生体重<1000 g称超低出生体重儿。

3.巨大儿　出生体重>4000 g的新生儿。

（三）根据出生体重和胎龄关系分类

1.适于胎龄儿　指出生体重在同胎龄儿平均体重的第10～90百分位的新生儿。

2.小于胎龄儿　指出生体重在同胎龄儿平均体重的第10百分位以下的新生儿。胎龄已足月而体重在2.5 kg以下的新生儿称足月小样儿。

3.大于胎龄儿　指出生体重在同胎龄儿平均体重第90百分位以上的新生儿。

（四）高危儿

高危儿指已发生或有可能发生危重情况而需要密切观察的新生儿。包括以下几种情况：

1.母亲异常妊娠史的新生儿　母亲有糖尿病、妊高征、先兆子痫、阴道流血、感染、吸烟、酗酒史及母亲为Rh阴性血型等，母亲过去有死胎、死产史等。

2.异常分娩的新生儿　各种难产如高位产钳、臀位娩出，分娩过程中使用镇静和止痛药物等。

3.出生时有异常的新生儿　如出生时Apgar评分低于7分、脐带绕颈、各种先天性畸形等，以及早产儿、小于胎龄儿、巨大儿、双胎或多胎儿等。

第二节　正常足月儿和早产儿的特点

一、正常足月儿与早产儿外观特点（表6-1）

表6-1　正常足月儿与早产儿外观特点

外　观	足月儿	早产儿
哭声、四肢肌张力	洪亮，肌张力正常	低微，肌张力低下
皮肤	红润，皮下脂肪丰满，胎毛少，胎脂多	红嫩、水肿、发亮，胎毛多，胎脂少
头发、头围	分条清楚，头围34 cm	细乱而软，头相对大
耳廓	耳软骨发育良好，耳舟成形，直挺	耳软骨发育不良，耳舟不清楚
乳晕结节	有，结节>4 mm，一般为7 mm	无，结节<4 mm
指甲	达到或超过指、趾端	未达指、趾端，指甲软
足纹	遍布整个足底	足纹稀少
外生殖器	男：阴囊皱襞多，睾丸已下降至阴囊 女：大阴唇覆盖小阴唇	男：阴囊皱襞少，睾丸未下降至阴囊 女：大阴唇不能覆盖小阴唇

二、正常足月儿与早产儿的生理特点

（一）呼吸系统

足月儿胸廓呈圆桶状，肋间肌薄弱，呼吸主要靠膈肌的升降，呈腹式呼吸。早产儿呼吸浅快不规则，易出现周期性呼吸及呼吸暂停或口唇青紫。

（二）循环系统

新生儿心率波动范围较大，通常为90～160次/分。足月儿血压平均为70/50 mmHg（9.3/6.7 kPa）。早产儿心率偏快、血压较低，部分可伴有动脉导管开放。

（三）消化系统

足月儿易溢乳甚至呕吐。足月儿在出生后12 h内排胎便，2~3天排完。若生后24 h仍不排胎便，应排除肛门闭锁或其他消化道畸形。早产儿常出现哺乳困难，或吸入性肺炎、坏死性小肠结肠炎，胎粪排出常延迟。易发生核黄疸、低蛋白血症、水肿和低血糖。

（四）泌尿系统

足月儿易发生水肿或脱水。新生儿一般在出生后24 h内开始排尿，少数在48 h内排尿。早产儿易出现低钠血症，易发生糖尿。

（五）血液系统

早产儿出生时血容量为85~100 mL/kg，由于早产儿红细胞生成素水平低下、先天性铁储备少、血容量迅速增加，生理性贫血出现早，而且胎龄越小，贫血持续时间越长，程度越严重。

（六）神经系统

出生时已具备如下原始反射：①觅食反射；②吸吮反射；③握持反射；④拥抱反射。正常情况下，上述反射出生后数月自然消失。如婴儿在新生儿期这些反射减弱或消失，或数月后仍不消失，常提示有神经系统疾病。早产儿神经系统成熟度与胎龄有关，胎龄愈小，原始反射愈难引出或反射不完全。

（七）体温调节

新生儿体温调节中枢功能尚不完善，适宜的环境湿度为50%~60%。早产儿易发生低体温。

（八）能量及体液代谢

新生儿在出生后由于体内水分丢失较多，导致体重下降，约1周末降至最低点（小于出生体重的10%），10天左右恢复到出生体重，称生理性体重下降。早产儿体重恢复的速度较足月儿慢。

（九）免疫系统

新生儿非特异性和特异性免疫功能均不成熟。IgG可通过胎盘，IgA和IgM不能通过胎盘。

（十）新生儿常见的几种特殊的生理状态

1. 生理性体重下降　新生儿在出生后由于体内水分丢失较多、胎粪排出等，会出现体重下降，但一般不超过10%，出生后10日左右能恢复到出生时体重。

2. 生理性黄疸　大部分新生儿在出生后2~3日即出现黄疸，4~5日达到高峰，10~14日消退，但患儿一般情况良好，食欲正常。

3. 乳腺肿大　男女足月新生儿出生后3~5日，乳腺可触到蚕豆到鸽蛋大小的肿块。这是因胎内母体的孕酮和催乳素经胎盘至胎儿体内、出生后这些激素影响突然中断所致，多于2~3周消退。

4. 假月经　部分女婴在出生后5~7日，可见阴道流出少量的血液，持续1周后停止。这是因母体雌激素在孕期进入胎儿体内、出生后突然消失引起，一般不必处理。

5."马牙"　新生儿上腭中线和齿龈切缘上常有黄白色小斑点，民间称"马牙"，又称"上皮珠"。这是上皮细胞堆积或黏液腺分泌物积留所致，生后数周逐渐消失，不须处理。

第三节　正常足月儿和早产儿的护理

一、护理评估

（一）健康史

新生儿生后各器官功能不完善，适应能力差，保暖、喂养、护理不当和消毒隔离制度不严，常成为新生儿致病的危险因素。

（二）身体状况

正常新生儿的特点。

（三）心理—社会状况

新生儿已能对母亲给予的各种形式的爱作出回应。初为父母，家长不知如何护理孩子，常感到紧张，甚至胆怯。早产儿常需要特殊监护及治疗，会使家长感到照料困难或恐惧。

二、护理诊断

1.有体温失调的危险　与体温调节功能差有关。

2.有窒息的危险　与呛奶、呕吐有关。

3.自主呼吸受损　与早产儿呼吸中枢不成熟、肺发育不良、呼吸肌无力有关。

4.有感染的危险　与免疫功能低下和皮肤黏膜屏障功能差有关。

5.营养失调　（低于机体需要量）与吸吮、吞咽、消化功能差有关。

6.潜在的并发症　出血。

三、护理措施

（一）维持体温稳定

环境：室温22～24 ℃，湿度55%～65%。早产儿室内温度应保持在24～26 ℃，晨间护理时提高到27～28 ℃，相对湿度55%～65%。

（二）保持呼吸道通畅，维持有效呼吸

有缺氧症状者给予氧气吸入，经皮血氧饱和度维持在88%～93%，一旦症状改善立即停用，防止发生早产儿视网膜病变。

（三）皮肤护理

1.新生儿沐浴　每天沐浴，室温在26～28 ℃以上，水温39～41 ℃；先放凉水，后放热水。

2.臀部护理　选用柔软、吸水性良好、大小适中的尿布，每次喂奶前、排便后及时更换，保持臀部皮肤清洁、干燥。大便后用温水洗净臀部，并涂护臀膏。保持臀部干燥，尿布必须包裹整个臀部和外阴，及时发现，及时更换。尿布不可过紧、过松，不宜垫橡胶单或塑料布。

（四）脐带护理

1.沐浴后的脐部护理 每天沐浴后，用消毒干棉签蘸干脐窝里的水及分泌物，再以棉签蘸酒精溶液消毒脐带残端、脐轮和脐窝。保持脐带干燥。不要用脐纱包扎脐带。尿布的上端勿遮挡脐部，避免尿粪污染脐部。可用干净的衣物轻轻盖住脐部。

2.脐带脱落后的护理 脐带脱落后应继续用酒精消毒脐部，直到分泌物消失。

（五）早产儿的护理

1.保暖（根据早产儿的体重及病情，给予不同的保暖措施） 体重小于2000 g者，应尽早使用婴儿暖箱或远红外辐射床保暖，体重越轻，箱温应越高；没有条件者，采取简易保暖方法。维持体温在36.0~37.0 ℃；头部应戴绒布帽，以降低耗氧和散热量；各种操作应集中，尽量缩短操作时间。定时监测体温，注意体温的变化，如发现异常，及时通知医生。

2.合理喂养

（1）开奶时间：出生体重在1500 g以上而无口唇青紫的患儿，可于出生后2~4 h喂10%葡萄糖水2 mL/kg；无呕吐者，可在6~8 h喂乳。出生体重在1500 g以下或伴有口唇青紫者，可适当延迟喂养时间。

（2）喂奶量：以不发生胃内潴留及呕吐为原则。

（3）喂养方式：最好用母乳喂养，无法母乳喂养者以早产婴配方奶为宜。

（4）喂养方法：有吸吮无力及吞咽功能不良者，可用滴管或鼻饲喂养，必要时，静脉补充高营养液。喂养后，患儿宜取右侧卧位，并注意观察有无口唇青紫、溢乳和呕吐的现象发生。

（5）准确记录24 h出入量，每日晨起空腹测体重一次，并记录，以便分析、调整营养的补充。

3.维持有效呼吸 有缺氧症状者给予氧气吸入，主张间断低流量给氧。常用氧气浓度30%~40%，吸入氧浓度以维持氧分压50~70 mmHg（6.7~9.3 kPa）或经皮血氧饱和度维持在88%~93%，一旦症状改善立即停用，防止发生早产儿视网膜病变。

4.预防出血 早产儿缺乏维生素K依赖凝血因子，出生后应补充维生素K，肌内注射维生素K_1，连用3日，预防出血症。

5.预防感染 早产儿免疫功能不健全，应加强口腔、皮肤及脐部的护理。脐部未脱落者，可采用分段沐浴，用安尔碘或2.5%碘酊和75%乙醇消毒局部皮肤。每日口腔护理1~2次。制定严密的消毒隔离制度，防止交叉感染的发生。

6.密切观察病情 及早发现病情变化并及时报告医生，做好抢救准备工作。

第四节 新生儿常见疾病的护理

一、新生儿窒息与缺氧缺血性脑病（HIE）

1.病因 窒息的本质是缺氧。

2.临床表现

（1）根据窒息程度分轻度窒息和重度窒息，以Apgar评分为其指标，8~10分为正常新生儿。

（2）新生儿Apgar评分标准。（表6-2）

表6-2　新生儿Apgar评分标准

体　征	评分标准			评　分		
	0	1	2	1 min	5 min	10 min
皮肤颜色	青紫或苍白	躯干红，四肢青紫	全身红			
心率（次/分）	无	<100	>100			
弹足底或插鼻管反应	无反应	有些动作，如皱眉	哭，喷嚏			
肌张力	松弛	四肢略屈曲	四肢活动			
呼吸	无	慢，不规则	正常，哭声响			

（3）HIE症状多出现在出生后3天内，主要表现有意识障碍、肌张力及原始反射的改变、惊厥、脑水肿、颅内压增高等。根据病情不同可分为轻、中、重三种程度。（表6-3）

表6-3　HIE临床分度

临床表现	轻度	中度	重度
意识	兴奋	嗜睡	昏迷
肌张力	正常	减低	松软
拥抱反射	活跃	不完全	消失
吸吮反射	正常	减弱	消失
惊厥	可有肌阵挛	常有	多见，频繁发作
中枢性呼吸衰竭	无	有	严重
瞳孔改变	正常扩大	常缩小、对光反射迟钝	不对称成扩大
前囟张力	正常	正常或稍饱满	饱满、紧张
病程及预后	症状在72 h消失，预后好	症状在14天内消失，可能有后遗症	症状可持续数周，病死率高，存活者多有后遗症

（4）护理

1）ABCDE复苏方案：按A、B、C、D、E步骤进行。

A. 通畅气道（必须在15～20 s内完成）：①保暖：婴儿娩出后置于预热的保暖台上；②减少散热：用温热毛巾擦干全身；③摆好体位：肩部垫高2～3 cm，颈部轻微伸仰；④清除分泌物：立即清除口鼻咽黏液，吸引时间不超过10 s。

B. 建立呼吸：①触觉刺激：拍打足底或摩擦背部；②正压通气：通气频率为40～60次/分，吸气与呼气之比为1∶2。

C. 恢复循环：胸外按压心脏，按压于胸骨体下1/3处，胸廓前后径的1/3，频率为90次/分。

D. 药物治疗：若心率仍<60次/分，给予1∶10 000肾上腺素0.1～0.3 mL/kg，静脉或气管滴入。同时，根据病情用药以扩充血容量和纠正酸中毒。

E. 评价。

2）保暖：将患儿置于远红外线辐射床上，病情稳定后置暖箱中保暖或热水袋保暖，维持患儿肛温36.5～37.0 ℃。

3）控制惊厥、降低颅内压力：①止惊：立即按医嘱给予止惊剂或穴位刺激止惊；②保持呼吸道通畅：平卧或抬高头肩15～30°，头侧位，清除口鼻腔分泌物；③保持安静，少搬运；④吸氧；⑤按医嘱给脱水剂；⑥备好各种急救药品；⑦观察记录：生命体征、瞳孔、意识、呼吸等。

二、新生儿颅内出血

（一）病因

（1）缺氧：多见于早产儿。

（2）产伤：多见于足月儿。

（3）其他：快速输入高渗液体、机械通气不当、先天性血管畸形或全身出血性疾病等可引起颅内出血。

（二）临床表现

1.症状体征　症状多在出生后数小时至1周左右出现。常见表现有：①神志改变。易激惹、过度兴奋或表情淡漠、嗜睡、昏迷等。②呼吸改变。增快或减慢、不规则或暂停等。③颅内压增高。前囟隆起、脑性尖叫、惊厥等。④眼征。凝视、斜视、眼球上转困难、眼震颤等。⑤瞳孔。不对称，对光反应消失。⑥肌张力。增高、减低或消失。⑦其他。出现不明原因的黄疸和贫血。

2.各类型颅内出血和特点

（1）硬脑膜下出血：多有产伤史，出血量少者可无症状；明显出血者出现惊厥、偏瘫、斜视等神经系统症状。

（2）蛛网膜下腔出血：少量出血者无症状或仅有激惹、肌张力低下，常在1周内恢复。出血量多者可出现惊厥、呼吸暂停或短期内死亡。

（3）脑室周围及脑室内出血：早产儿多见，常在出生后72 h内发病。表现为呼吸暂停、嗜睡、四肢肌张力低下、拥抱反射消失等。

（三）护理

（1）保持病室安静，减少噪音。使患儿侧卧位或头偏向一侧。减少对患儿移动和刺激，以防止加重颅内出血。

（2）不能进食者，应给予鼻饲。出血早期禁止直接哺乳。保证患儿热量及营养物质的供给，准确记录24 h出入量。

（3）及时清除呼吸道分泌物，保持呼吸通畅。

（4）15～30 min巡视病房1次。密切观察并记录患儿生命体征、神志、瞳孔的变化，出现脉搏减慢、呼吸节律不规则、瞳孔不等大等圆、对光反射减弱或消失等症状，立即报告医生，并做好抢救准备工作。

（5）遵医嘱给予镇静药、脱水药、止血药。

三、新生儿黄疸

（一）胆红素代谢特点

新生儿黄疸分为生理性黄疸和病理性黄疸两类。病理性黄疸的病因可分为三类：

1.胆红素生成较多　如红细胞增多症、感染、血型不合等。

2.肝脏胆红素代谢障碍　由于肝细胞摄取及形成结合胆红素的功能低下，使血清未结合胆红素升高。

3.胆汁排泄障碍　如肝炎、胆管阻塞等。

（二）新生儿黄疸的分类

1.生理性黄疸　一般情况良好；足月儿出生后2～3天出现黄疸，4～5天达到高峰，5～7天消退，最迟不超过2周；早产儿多于出生后3～5天出现黄疸，5～7天达到高峰，7～9天消退，最长可延迟到3～4周，血清胆红素足月儿<221 μmo/L（12.9 mg/dL），早产儿<257 μmo/L（15 mg/dL），每日血清胆红素升高<85 μmol/L（5 mg/dL）。

2.病理性黄疸　出生后24 h内出现黄疸；血清胆红素足月儿>221 μmol/L（12.9 mg/dL），早产儿>257 μmol/L（15 mg/dL）或每日上升>85 μmol/L（5 mg/dL）；黄疸持续时间足月儿>2周，早产儿>4周；黄疸退而复现；血清结合胆红素>34 μmol/L（2 mg/dL）。

有以上任何一项者均可视为病理性黄疸。不同日龄的新生儿确定为病理性黄疸的血清胆红素水平不同。

3.并发症　胆红素脑病。

（三）护理

（1）密切观察病情。

（2）尽早开始喂养，促使胎便排出。

（3）采用光照疗法时按光照疗法护理。

（4）遵医嘱用药给予补液和白蛋白治疗。

四、新生儿溶血病

（一）病因

1.ABO血型不合　母亲血型为O型而胎儿血型为A型或B型，两者之间发生的溶血。50%的ABO溶血病发生在第一胎。

2.Rh血型不合　母亲为Rh血型阴性、胎儿为Rh血型阳性发生溶血多见，且第一胎很少发生，多在第二胎或第二胎以后发生。

（二）临床表现

（1）绝大多数Rh溶血病患者在出生后24 h内出现黄疸，而ABO溶血病多在出生后2～3天出现。血清胆红素以未结合型为主。

（2）贫血程度不一，ABO溶血病较轻，Rh溶血病患者一般贫血出现早且重，重症者血红蛋白可<80 g/L，甚至低于30～40 g/L。重度贫血常伴有水肿、皮肤苍白，易发生贫血性心力衰

竭。如不及时抢救，大多数患者会死亡。

（3）肝脾肿大多见于Rh溶血病患儿。

（4）胆红素脑病（核黄疸）：当血中胆红素＞342 μmol/L时，游离高胆红素通过血脑屏障引起脑组织的病理性损害，出现神经系统症状。一般发生在出生后2～7天，早产儿尤易发生。患儿出现嗜睡、吸吮无力、肌张力低下及各种反射减弱；12～24 h后很快出现双眼凝视、哭叫、眼球震颤、肌张力增高、角弓反张，常有发热，多数患儿因呼吸衰竭或弥散性血管内凝血（DIC）而死于此期。幸存者多于2个月左右出现后遗症。

五、新生儿脐炎

（一）病因

多因断脐时或出生后处理不当而引起的细菌感染。

（二）临床表现

1.轻者 脐轮与脐部周围皮肤轻度发红，可有少量浆液。

2.重者 脐部及脐周皮肤明显红肿发硬，脓性分泌物多并带有臭味；可向周围皮肤或组织扩散引起腹壁蜂窝织炎、腹膜炎、败血症等疾病。有发热、吃奶少等非特异性表现。

（三）护理措施

（1）彻底清除感染伤口，从脐的根部由内向外环形彻底清洗消毒。轻者可用安尔碘皮肤消毒剂或0.5%碘伏及75%酒精，每日2～3次；重度感染者，遵医嘱应用抗生素。

（2）洗澡时，注意不要洗湿脐部，洗澡完毕，用消毒干棉签吸干脐窝水，并用75%酒精消毒，保持局部干燥。

（3）观察脐带有无潮湿、渗液或脓性分泌物，炎症明显者可外敷抗生素软膏或按医嘱选用抗生素治疗。

六、新生儿败血症

（一）病因

1.内在因素 新生儿免疫系统功能不完善，补体及免疫球蛋白含量少，对感染的局限能力差。

2.病原体 葡萄球菌最常见，其次是大肠杆菌、链球菌。近年来，条件致病菌、厌氧菌和耐药菌株的感染有增加趋势。

3.感染途径

（1）产前感染。

（2）产时感染。

（3）产后感染：主要感染途径。

（二）临床表现

无特异性表现。产前、产时感染一般发生在出生后3天内，产后感染发生在出生3天以后。

1.症状、体征　早期表现精神欠佳、反应低下、哭声减弱、体温异常等，进而发展为精神萎靡、嗜睡、拒乳、不哭、不动等。

2.出现以下表现时应高度怀疑败血症　①黄疸：有时是唯一的表现，可为黄疸迅速加重、消退延迟或退而复现；②肝脾大：出现较晚；③出血倾向：皮肤瘀点、瘀斑、DIC症状；④休克征象；⑤其他：呕吐、腹胀、中毒性肠麻痹；⑥可合并化脓性脑膜炎、肺炎、骨髓炎等。

（三）护理

（1）维持体温稳定。

（2）消除局部感染。

（3）保证营养供给。

（4）严密观察病情，加强巡视。

七、新生儿低血糖

（一）病因

新生儿全血血糖<2.2 mmol/L（40 mg/dL），应诊断为新生儿低血糖，而不考虑出生体重、胎龄和日龄。

新生儿低血糖分为暂时性或持久性两类。

1.暂时性低血糖　低血糖持续时间较短，不超过新生儿期。

（1）葡萄糖储存不足：主要见于早产儿、窒息缺氧、败血症、小于胎龄儿、先天性心脏病等。

（2）葡萄糖利用增加：多见于患有糖尿病母亲的婴儿、Rh溶血病等。

2.持续性低血糖　指低血糖持续到婴儿或儿童期。常见于胰岛细胞瘤、先天性垂体功能不全、遗传代谢病等。

（二）临床表现

（1）大多数低血糖者无临床症状。

（2）少数可出现如喂养困难、淡漠、嗜睡、皮肤青紫、哭声异常、震颤、易激惹、肌张力减低，甚至惊厥、呼吸暂停等非特异性表现。

（3）在静脉注射葡萄糖液后，上述症状消失、血糖恢复正常者，称症状性低血糖。

（三）护理

（1）定期监测患儿血糖，防止低血糖发生。

（2）无症状能进食者，可先进食，并密切观察血糖变化。如口服不能纠正者，可静脉滴注葡萄糖，根据血糖测定结果调整静脉滴注葡萄糖的速度。

（3）静脉输入葡萄糖时，须定期监测血糖变化，及时调整输液速度，保证血糖浓度稳定。

（4）密切观察病情变化，若发现问题及时处理。

八、新生儿低钙血症

（一）病因

血清总钙浓度低于1.8～2.0 mmol/L（7～8 mg/dL）或血清游离钙浓度低于0.9 mmol/L（3.5 mg/dL）。新生儿低钙血症是新生儿惊厥常见原因之一，主要与暂时的生理性甲状旁腺功能低下有关。新生儿早期低血钙指出生后72 h内发生，晚期低血钙指出生后72 h以后发生。

（二）临床表现

（1）症状多出现在出生后5～10天，主要是神经、肌肉兴奋性增高。

（2）表现为烦躁不安、肌肉抽动及震颤，可见惊厥、手足搐搦，常伴有不同程度呼吸改变、心率增快和口唇青紫等，严重时呼吸暂停、喉痉挛等。

（三）护理

（1）迅速提高血清总钙水平，降低神经肌肉的兴奋性。惊厥，稀释后静脉缓慢注射或滴注10%葡萄糖酸钙，每次2 mL/kg，速度1 mL/min。如心率<80次/分，应暂停注射。避免钙浓度过高抑制窦房结引起心动过缓，甚至心脏停搏。

（2）尽量选择粗直、避开关节、易于固定的静脉。一旦发生药液外渗，给予25%～50%硫酸镁溶液局部湿敷。

（3）口服氯化钙溶液时，可稀释后服用。

（4）提倡母乳喂养或母乳化奶粉喂养，保持适宜的钙、磷比例，防止低钙血症发生。

（5）严密观察病情变化，备好抢救物品及器械，防止惊厥和喉痉挛的发生。

九、新生儿寒冷损伤综合征

（一）病因

病因尚未完全清楚，但寒冷、早产、低体重、感染和窒息可能是其致病因素。

（二）临床表现

（1）一般以出生后1周内新生儿和早产儿多见。

（2）夏季发病者，大多是严重感染、重度窒息引起。表现为食欲不振或拒乳、反应差、哭声低、心音低钝、心率减慢、尿少，体温常低于35 ℃，重者患儿低于30 ℃。皮肤发凉、硬肿，颜色暗红，不易捏起，按之如硬橡皮。

（3）硬肿发生顺序为小腿、大腿外侧、整个下肢、臀部、面颊、上肢、全身，严重者可导致肺出血、循环和呼吸衰竭及急性肾衰竭等多脏器损害，合并弥散性血管内凝血而危及生命。

（4）硬肿可分轻、中、重三度，常与硬肿发生的范围有关。轻度<20%，中度20%～50%，重度>50%。

（三）护理

1.复温　此为关键措施，原则是循序渐进，逐步复温。

（1）肛温>30 ℃，腋—肛温差为正值的轻、中度硬肿的患儿可放入30 ℃暖箱中，根据体温恢复的情况逐渐调整到30～34 ℃的范围内，6～12 h恢复正常体温。

（2）肛温＜30 ℃，腋—肛温差为负值的重度患儿，先将患儿置于比肛温高1～2 ℃的暖箱中，并逐步提高暖箱的温度，每小时升高1 ℃，每小时监测肛温、腋温1次，箱温不超过34℃。于12～24 h恢复正常体温。体温恢复正常后，将患儿放置调至中性温度的暖箱中。

（3）无条件者用温暖的襁褓包裹置于25～26 ℃室温环境中，并用热水袋保暖（水温从40 ℃逐渐升至60 ℃）；也可用热炕、母亲怀抱保暖。

2.合理喂养　提供能量与水分，保证足够热量供给。

3.预防感染　加强消毒管理，严格遵守操作规范，保持患儿皮肤完整性。

十、新生儿呼吸窘迫综合征

（一）病因

早产呼吸窘迫综合征的病因是肺表面活性物质（PS）的缺乏。

（二）临床表现

出生后2～6 h内出现呼吸困难，呈进行性加重，表现为口唇青紫，呼气性呻吟，呼吸浅表、节律不整；吸气时胸廓凹陷，出现鼻翼煽动，肌张力低下，呼吸暂停甚至呼吸衰竭。听诊两肺呼吸音降低，早期无啰音，以后可听到细小水泡音，心音减弱，胸骨左缘可闻及收缩期杂音。出生后2～3天病情严重，72 h后明显好转。

（三）护理

1.保持呼吸道通畅，维持有效呼吸

（1）及时清除患儿口、鼻、咽部分泌物，保持呼吸道通畅，体位正确，头稍后仰使气道伸直。

（2）供氧及辅助呼吸。

（3）协助医生气管内滴入药液。

（4）保暖：相对湿度在55%～65%，使患儿皮肤温度保持在36～36.5 ℃，减少氧的消耗。

（5）严密观察病情。

2.补充营养

喂养保证营养供给，不能吸乳、吞咽困难者可用鼻饲法或静脉补充营养。

◯ 自测题

一、填空题

1.新生儿窒息抢救的ABCDE复苏方案中，最为重要的是 ＿＿＿＿、＿＿＿＿、＿＿＿＿。

2.新生儿颅内出血的患儿，维持血氧饱和度在 ＿＿＿＿ 即可。

3.新生儿黄疸中，可能出现的潜在并发症是 ＿＿＿＿。

4.新生儿脐炎轻症的患儿，局部先用＿＿＿＿清洗后，再用＿＿＿＿消毒，一天＿＿＿＿次。

5.新生儿败血症最常见的病原体是 ＿＿＿＿，最常见的感染途径是 ＿＿＿＿。

6. 胎儿肝糖原的贮备主要发生在 _____。

7. 新生儿低钙血症是血液中总钙低于 _____，或游离钙低于 _____。

8. 新生儿呼吸窘迫综合征中，PS在 _____ 出现，_____ 迅速增加。

二、选择题

A1型题

1. 属于正常足月儿的一项是（　　　）。

  A. 胎龄＜37周　　　　　　B. 体重在2500～4000 g　　　C. 身高＜47 cm

  D. 器官功能未成熟　　　　E. 有高危因素的活产婴儿

2. 属于未成熟儿的一项是（　　　）。

  A. 胎龄在37～42周　　　　B. 体重在2500～4000 g　　　C. 身高≥47 cm

  D. 器官功能未成熟　　　　E. 有高危因素的活产婴儿

3. 低出生体重儿指（　　　）。

  A. 出生体重不足1000 g　　B. 出生体重不足1500 g　　　C. 出生体重不足2000 g

  D. 出生体重不足2500 g　　E. 出生体重不足4000 g

4. 极低出生体重儿指（　　　）。

  A. 出生体重不足1000 g　　B. 出生体重不足1500 g　　　C. 出生体重不足2000 g

  D. 出生体重不足2500 g　　E. 出生体重不足4000 g

5. 适于胎龄儿指出生体重在同胎龄儿平均体重的百分位是（　　　）。

  A. 第10百分位以下　　　　B. 第10～90百分位　　　　C. 第90百分位以上

  D. 第50百分位以下　　　　E. 第50百分位以上

6. 小于胎龄儿指出生体重在同胎龄儿平均体重的百分位是（　　　）。

  A. 第10百分位以下　　　　B. 第10～90百分位　　　　C. 第90百分位以上

  D. 第50百分位以下　　　　E. 第50百分位以上

7. 巨大儿指出生体重超过（　　　）。

  A. 5000 g　　　　　　　　B. 4000 g　　　　　　　　　C. 3000 g

  D. 2000 g　　　　　　　　E. 1000 g

8. 不属于高危儿的一项是（　　　）。

  A. 高危妊娠孕妇分娩的新生儿

  B. 异常分娩出生的新生儿

  C. 有疾病或畸形的新生儿

  D. Apgar评分低于10分的新生儿

  E. 其兄姐在新生儿期有异常死亡者

9. 足月儿的外观特点有（　　　）。

  A. 胎毛多　　　　　　　　B. 四肢屈曲

  C. 乳晕不清　　　　　　　D. 女婴大阴唇不能遮住小阴唇

  E. 男婴睾丸未下降

10. 早产儿的外观特点有（　　　）。

    A. 肤色红润，毳毛少　　　　　　B. 头发分条清楚　　　　　　C. 乳晕明显

    D. 足底纹少　　　　　　　　　　E. 耳舟直挺

11. 下列关于新生儿体温调节的特点，不包括（　　　）。

    A. 体温调节中枢发育不成熟　　　B. 皮肤体表面积小不易散热

    C. 皮下脂肪薄易于散热　　　　　D. 棕色脂肪能量贮备少

    E. 能通过皮肤出汗散热

12. 早产儿时有呼吸暂停现象的出现是由于（　　　）。

    A. 肺泡数量相对较少　　　　　　B. 呼吸中枢发育不成熟

    C. 缺乏肺泡表面活性物质　　　　D. 肋间肌薄弱　　　　　　E. 膈肌位置高

13. 新生儿开始排出胎便的正常时间是（　　　）。

    A. 12 h内　　　　　　　　　　　B. 18 h内　　　　　　　　C. 24 h内

    D. 36 h内　　　　　　　　　　　E. 48 h内

14. 对于人工喂养的早产儿，选择配方奶粉喂养是因为（　　　）。

    A. 易发生呼吸暂停现象　　　　　B. 为减轻生理性黄疸

    C. 肾小管排酸能力差　　　　　　D. 容易发生严重感染

    E. 早产致视网膜发育不良

15. 早产儿容易发生出血的原因之一是缺乏（　　　）。

    A. 维生素A　　　　　　　　　　B. 维生素D　　　　　　　　C. 维生素K

    D. 维生素E　　　　　　　　　　E. 维生素C

16. 新生儿易患革兰阴性杆菌感染是由于缺乏（　　　）。

    A. IgA　　　　　　　　　　　　B. IgM　　　　　　　　　　C. IgG

    D. IgE　　　　　　　　　　　　E. IgD

17. 早产儿主要的护理诊断不包括（　　　）。

    A. 体温调节无效　　　　　　　　B. 婴儿喂养无效　　　　　　C. 有感染的危险

    D. 不能维持自主呼吸　　　　　　E. 体液不足

18. 未成熟儿的护理应特别重视的是（　　　）。

    A. 加强喂养　　　　　　　　　　B. 注意保暖　　　　　　　　C. 预防感染

    D. 皮肤黏膜护理　　　　　　　　E. 预防接种

19. 关于适中温度，错误的描述是（　　　）。

    A. 指一种适宜的环境温度　　　　B. 指一种适宜的人体温度

    C. 在保证新生儿正常体温的前提下　D. 同时使机体氧气消耗最低

    E. 同时使机体能量消耗最低

20. 下列早产儿的护理措施中，不正确的是（　　　）。

    A. 按出生体重保暖　　　　　　　B. 合理喂养

    C. 出现口唇青紫即持续高流量吸氧　D. 预防感染

    E. 加强皮肤黏膜和脐带的护理

21. 为预防早产儿出血，出生后应给予（　　　）。

    A. 维生素A　　　　　　　　　B. 维生素B　　　　　　　　　C. 维生素C

    D. 维生素D　　　　　　　　　E. 维生素K

22. 不属于新生儿生理性体重下降的原因是（　　　）。

    A. 摄入不足　　　　　　　　　B. 皮肤蒸发　　　　　　　　　C. 胎粪排出

    D. 小便排出　　　　　　　　　E. 出生体重低

23. 新生儿生理性体重下降的幅度为（　　　）。

    A. 大于出生体重的5%　　　　　　B. 小于出生体重的10%

    C. 大于出生体重的10%　　　　　　D. 小于出生体重的15%

    E. 小于出生体重的20%

24. 与新生儿Apgar评分标准无关的是（　　　）。

    A. 体温　　　　　　　　　　　B. 心率　　　　　　　　　　　C. 呼吸

    D. 肌张力　　　　　　　　　　E. 皮肤颜色

25. 新生儿窒息时首选的护理措施是（　　　）。

    A. 给氧　　　　　　　　　　　B. 刺激呼吸　　　　　　　　　C. 清理呼吸道

    D. 纠正酸中毒　　　　　　　　E. 注射强心剂

26. 新生儿缺氧缺血性脑病最主要的病因是（　　　）。

    A. 围生期窒息　　　　　　　　B. 肺炎　　　　　　　　　　　C. 病理性黄疸

    D. 败血症　　　　　　　　　　E. 硬肿症

27. 缺氧缺血性颅内出血多见于（　　　）。

    A. 早产儿　　　　　　　　　　B. 足月儿　　　　　　　　　　C. 适于胎龄儿

    D. 正常体重儿　　　　　　　　E. 巨大儿

28. 产伤性颅内出血多见于（　　　）。

    A. 早产儿　　　　　　　　　　B. 低出生体重儿　　　　　　　C. 小于胎龄儿

    D. 极低出生体重儿　　　　　　E. 足月儿

29. 属于新生儿颅内出血的神经系统的兴奋症状是（　　　）。

    A. 嗜睡　　　　　　　　　　　B. 昏迷　　　　　　　　　　　C. 肌张力低下

    D. 脑性尖叫　　　　　　　　　E. 拥抱反射消失

30. 不属于新生儿颅内出血病情观察的主要内容是（　　　）。

    A. 神志状态　　　　　　　　　B. 瞳孔大小　　　　　　　　　C. 囟门状态

    D. 各种反射　　　　　　　　　E. 饮食情况

31. 新生儿颅内出血的护理措施中错误的一项是（　　　）。

    A. 保持安静，避免各种惊扰　　　B. 头肩部抬高25～30°

    C. 注意保暖，必要时给氧　　　　D. 经常翻身，防止肺部淤血

    E. 喂乳时应卧在床上，不要抱起患儿

32. 新生儿颅内出血，在早期为降低颅内压宜选用（   ）。

   A. 20%甘露醇   B. 呋塞米（速尿）   C. 地塞米松

   D. 50%葡萄糖   E. 氢化可的松

33. 避免新生儿颅内出血加重的关键措施是（   ）。

   A. 及时吸氧   B. 及时注射维生素K   C. 积极建立呼吸

   D. 加强孕产期保健   E. 保持患儿安静，少搬动

34. 新生儿生理性黄疸最主要的原因是（   ）。

   A. 大量红细胞破坏，胆红素产生过多

   B. 肝Y、Z蛋白阙如，摄取胆红素不足

   C. 肝酶水平低，结合胆红素能力不足

   D. 易致胆汁淤积，排泄胆红素能力不足

   E. 新生儿肠肝循环的胆红素增加

35. 属于新生儿生理性黄疸的表现是（   ）。

   A. 黄疸出现过早   B. 黄疸程度过重   C. 黄疸退而复现

   D. 黄疸消退延迟   E. 一般预后良好

36. 不属于新生儿生理性黄疸的原因是（   ）。

   A. 大量红细胞破坏，胆红素产生过多

   B. 肝Y、Z蛋白阙如，摄取胆红素不足

   C. 肝酶水平低，结合胆红素能力不足

   D. 易致胆汁淤积，排泄胆红素能力不足

   E. 新生儿感染导致胆红素产生增加

37. 新生儿病理性黄疸最常见的原因是（   ）。

   A. 母婴血型不合   B. 母乳性黄疸   C. 新生儿败血症

   D. 肝炎综合征   E. 先天性胆道闭锁

38. 不属于新生儿病理性黄疸的表现是（   ）。

   A. 黄疸出现过早   B. 黄疸程度过重   C. 黄疸退而复现

   D. 黄疸消退延迟   E. 一般预后良好

39. 与母乳性黄疸无关的表现是（   ）。

   A. 一般在母乳喂养后4~5天出现   B. 2~3周达到高峰

   C. 4~12周后降至正常   D. 有发生胆红素脑病的可能

   E. 停止母乳喂养24~72 h后黄疸下降

40. 先天性胆道闭锁患儿的大便颜色为（   ）。

   A. 红色   B. 金黄色   C. 墨绿色

   D. 灰白色   E. 黑色

41. 胆红素脑病早期的征象是（　　　）。

    A. 嗜睡，肌张力减退　　　　　　　　B. 抽搐，肌张力增高

    C. 肌张力正常，体温正常　　　　　　D. 痉挛减轻，呼吸好转　　　　E. 脑瘫，智力低下

42. 未成熟儿易出现低体温的主要原因是（　　　）。

    A. 代谢率高，产热少　　　　　　　　B. 体表面积相对较大，散热快

    C. 棕色脂肪多，产热少　　　　　　　D. 肌肉发育差，产热少

    E. 体温调节功能强，散热快

43. 与新生儿寒冷损伤综合征无关的外界因素是（　　　）。

    A. 寒冷　　　　　　　　　　　　　　B. 早产　　　　　　　　　　　C. 黄疸

    D. 窒息　　　　　　　　　　　　　　E. 感染

44. 新生儿寒冷损伤综合征皮肤硬肿症发生的顺序是（　　　）。

    A. 四肢、臀部、躯干、面颊、腹部　　B. 下肢、臀部、面颊、上肢、全身

    C. 下肢、上肢、臀部、躯干、面颊　　D. 腹部、躯干、臀部、四肢、面颊

    E. 下肢、臀部、躯干、上肢、面颊

45. 判断新生儿寒冷损伤综合征预后最重要的指标是（　　　）。

    A. 体温　　　　　　　　　　　　　　B. 脉搏　　　　　　　　　　　C. 呼吸

    D. 尿量　　　　　　　　　　　　　　E. 出血

46. 新生儿寒冷损伤综合征中度硬肿的范围是（　　　）。

    A. 20%　　　　　　　　　　　　　　B. 25%　　　　　　　　　　　C. 20% ~ 50%

    D. 50%　　　　　　　　　　　　　　E. 75%

47. 重症新生儿寒冷损伤综合征的常见死亡病因是（　　　）。

    A. 肾出血　　　　　　　　　　　　　B. 肺出血　　　　　　　　　　C. 硬肿部位出血

    D. 颅内出血　　　　　　　　　　　　E. 消化道出血

48. 新生儿寒冷损伤综合征最关键的护理措施是（　　　）。

    A. 合理喂养　　　　　　　　　　　　B. 预防感染　　　　　　　　　C. 观察病情

    D. 减轻水肿　　　　　　　　　　　　E. 逐渐复温

49. 新生儿重度硬肿症复温的要求是（　　　）。

    A. 迅速复温　　　　　　　　　　　　B. 4 ~ 8 h内体温恢复正常

    C. 8 ~ 12 h内体温恢复正常　　　　　D. 12 ~ 24 h内体温恢复正常

    E. 24 ~ 48 h内体温恢复正常

50. 新生儿败血症最常见的致病菌是（　　　）。

    A. 厌氧菌　　　　　　　　　　　　　B. 葡萄球菌　　　　　　　　　C. 大肠杆菌

    D. 溶血性链球菌　　　　　　　　　　E. 肺炎球菌

51. 新生儿败血症最常见的感染途径是（　　　）。

    A. 脐部感染　　　　　　　　　　　　B. 宫内感染　　　　　　　　　C. 胎膜早破

    D. 羊水穿刺　　　　　　　　　　　　E. 消化道感染

52. 新生儿败血症的临床特征是（　　　）。
　　A. 发热、拒奶　　　　　　　　　　B. 病理性黄疸　　　　　　C. 肝、脾肿大
　　D. 白细胞计数增高　　　　　　　　E. 无特征性表现

53. 新生儿败血症最易并发（　　　）。
　　A. 化脓性脑膜炎　　　　　　　　　B. 肺炎　　　　　　　　　C. 皮肤脓肿
　　D. 骨髓炎　　　　　　　　　　　　E. 深部组织脓肿

54. 由产前、产时感染途径导致的新生儿败血症，其临床表现多发生在（　　　）。
　　A. 出生3天内　　　　　　　　　　B. 出生3天后　　　　　　C. 出生4天后
　　D. 出生5天后　　　　　　　　　　E. 出生1周后

55. 由产后感染途径导致的新生儿败血症，其临床表现多发生在（　　　）。
　　A. 出生1 h内　　　　　　　　　　B. 出生1天内　　　　　　C. 出生2天内
　　D. 出生3天内　　　　　　　　　　E. 出生3天后

56. 出生7天内起病的新生儿败血症常见的致病菌是（　　　）。
　　A. 革兰阳性球菌　　　　　　　　　B. 革兰阴性球菌
　　C. 革兰阴性杆菌　　　　　　　　　D. 革兰阳性杆菌
　　E. 抗酸分枝杆菌

57. 出生7天后起病的新生儿败血症常见的致病菌是（　　　）。
　　A. 革兰阳性球菌　　　　　　　　　B. 革兰阴性球菌
　　C. 革兰阴性杆菌　　　　　　　　　D. 革兰阳性杆菌
　　E. 抗酸分枝杆菌

58. 诊断新生儿败血症最有意义的依据是（　　　）。
　　A. 高热　　　　　　　　　　　　　B. 血白细胞和中性粒细胞升高
　　C. 皮肤有感染灶　　　　　　　　　D. C反应蛋白≥15 μg/mL
　　E. 血培养细菌阳性

59. 新生儿呼吸窘迫综合征多见于（　　　）。
　　A. 足月儿　　　　　　　　　　　　B. 过期产儿　　　　　　　C. 早产儿
　　D. 晚期新生儿　　　　　　　　　　E. 正常体重儿

60. 新生儿呼吸窘迫综合征是由于缺乏（　　　）。
　　A. 肺表面活性物质　　　　　　　　B. 氧气　　　　　　　　　C. 能量
　　D. 蛋白质　　　　　　　　　　　　E. 维生素D

61. 新生儿破伤风的常见病因是（　　　）。
　　A. 寒冷　　　　　　　　　　　　　B. 早产　　　　　　　　　C. 缺氧
　　D. 产伤　　　　　　　　　　　　　E. 不洁接生

62. 破伤风属于（　　　）。
　　A. 菌血症　　　　　　　　　　　　B. 败血症　　　　　　　　C. 毒血症
　　D. 脓血症　　　　　　　　　　　　E. 脓毒症

63. 新生儿破伤风早期出现的临床表现是（　　　　）。

    A. 发热 　　　　　　　　　　B. 惊厥 　　　　　　　　　C. 角弓反长

    D. "苦笑"面容 　　　　　　　E. 张口困难

64. 破伤风强直性肌肉收缩最先发生在（　　　　）。

    A. 面肌 　　　　　　　　　　B. 颈项肌 　　　　　　　　C. 咀嚼肌

    D. 肋间肌 　　　　　　　　　E. 四肢肌

65. 不属于新生儿破伤风的护理问题是（　　　　）。

    A. 行为紊乱　 与痉挛有关

    B. 组织完整性受损　 与脐部感染有关

    C. 营养失调　 与痉挛致喂养困难有关

    D. 有感染的危险

    E. 体温过低

66. 治疗破伤风，首选的抗菌素是（　　　　）。

    A. 红霉素 　　　　　　　　　B. 氯霉素 　　　　　　　　C. 青霉素

    D. 链霉素 　　　　　　　　　E. 新霉素

67. 新生儿破伤风患儿的脐部处理措施中不妥的一项是（　　　　）。

    A. 3%过氧化氢溶液清洗 　　　B. 1∶4000高锰酸钾清洗

    C. 洗后涂2.5%碘酊 　　　　　D. 洗后涂龙胆紫 　　　　　E. 敷消毒纱布

68. 新生儿破伤风健康教育的重点是（　　　　）。

    A. 避免不洁接生 　　　　　　B. 保证营养 　　　　　　　C. 控制痉挛

    D. 对症治疗 　　　　　　　　E. 预防感染

69. 足月儿生理性黄疸一般多长时间消退？（　　　　）

    A. 1周 　　　　　　　　　　B. 2周 　　　　　　　　　C. 3～5周

    D. 5～7周 　　　　　　　　　E. 7～9周

70. 正常新生儿是指（　　　　）。

    A. 胎龄28～37周，体重<2.5 kg，身长<46 cm

    B. 胎龄37～42周，体重>2.5 kg，身长>47 cm

    C. 胎龄37～42周，体重<2.5 kg，身长>47 cm

    D. 胎龄>42周，体重>2.5 kg，身长>50 cm

    E. 胎龄40～42周，体重>2.5 kg，身长<50 cm

71. 婴儿对麻疹、白喉等传染病有一定抵抗力，主要是通过胎盘从母体获得（　　　　）。

    A. IgA 　　　　　　　　　　B. SIgA 　　　　　　　　C. IgE

    D. IgG 　　　　　　　　　　E. IgM

72. 新生儿出生后开始排出胎便的时间是（　　　　）。

    A. 12 h内 　　　　　　　　　B. 18 h内 　　　　　　　　C. 24 h内

    D. 36 h内 　　　　　　　　　E. 48 h内

A2型题

1. 一新生儿，女，日龄3天。洗澡时母亲发现其两侧乳腺均有蚕豆大小肿块，轻挤有乳白色液体流出。正确的处理方法是（　　　）。

A. 用手挤压　　　　　　　　B. 挑割肿块　　　　　　　　C. 手术切除

D. 使用抗菌素　　　　　　　E. 无须处理

2. 新生儿，女，日龄1周。母亲在换尿布时，发现其尿布上有少量血丝。此外，无其他异常表现。该新生儿出血的原因最可能是（　　　）。

A. 血尿　　　　　　　　　　B. 下消化道出血　　　　　　C. 假月经

D. 肛裂　　　　　　　　　　E. 痔疮

3. 一新生儿胎龄满37周，体重2300 g，皮肤极薄，干燥胎毛少，耳舟已形成。该新生儿属于（　　　）。

A. 大于胎龄儿　　　　　　　B. 极低出生体重儿　　　　　C. 适于胎龄儿

D. 早产儿　　　　　　　　　E. 小于胎龄儿

4. 一胎龄35周的新生儿，出生体重2500 g，身长47 cm，皮肤红嫩，胎毛多，头发细软，足底纹少。该新生儿属于（　　　）。

A. 足月儿　　　　　　　　　B. 足月小样儿　　　　　　　C. 早产儿

D. 低出生体重儿　　　　　　E. 小于胎龄儿

5. 一足月新生儿，出生后1 min，心率70次/分，呼吸弱而不规则，全身皮肤青紫，四肢肌张力松弛，刺激咽喉无反应。该患儿属于（　　　）。

A. 正常儿　　　　　　　　　B. 轻度窒息　　　　　　　　C. 中度窒息

D. 重度窒息　　　　　　　　E. 极重度窒息

6. 一新生儿，出生2天，产钳分娩。今晨抽搐2次，哭声尖，拒乳，前囟饱满。脑脊液化验正常，血钙2.2 mmol/L，血糖2.4 mmol/L，血白细胞10.3×10^9/L，中性粒细胞60%。最可能的诊断是（　　　）。

A. 新生儿低钙血症　　　　　B. 新生儿低血糖症　　　　　C. 新生儿颅内出血

D. 新生儿败血症　　　　　　E. 新生儿化脓性脑膜炎

7. 一新生儿日龄5天，生后第3天起出现皮肤轻度黄染，一般情况良好，血清胆红素171 μmol/L（10 mg/dL），该新生儿属于（　　　）。

A. 新生儿败血症　　　　　　B. 新生儿溶血症　　　　　　C. 先天性胆道闭锁

D. 新生儿肝炎　　　　　　　E. 生理性黄疸

8. 一新生儿，日龄5天，生后24 h内出现黄疸，且进行性加重。在蓝光治疗中，错误的护理措施是（　　　）。

A. 及时调节暖箱内温、湿度

B. 蓝光灯管与患儿的距离为30～50 cm

C. 注意保护视网膜、男婴睾丸

D. 适当限制液体的供应

E. 严密观察病情，注意副作用

9. 一新生儿，日龄4天，诊断为新生儿寒冷损伤综合征。下列处理措施中不妥的是（　　　）。

 A. 供给足够液体和热量   B. 尽量减少肌肉注射   C. 快速复温

 D. 积极治疗原发病及并发症   E. 注意有无出血倾向

10. 一新生儿，出生体重2500 g。出生3天后因双下肢及臀部硬肿入院，体温30 ℃，腋—肛温差为1 ℃。拟采用暖箱进行复温，其起始温度应为（　　　）。

 A. 26 ℃   B. 28 ℃   C. 30 ℃

 D. 32 ℃   E. 34 ℃

11. 一新生儿，日龄8天，足月顺产。两天来皮肤黄染、反应差、不吃奶。检查：体温不升，面色发灰，脐部少量脓性分泌物。血白细胞20×10^9/L，中性粒细胞65%。最可能的诊断是（　　　）。

 A. 新生儿溶血症   B. 新生儿败血症   C. 新生儿肝炎

 D. 新生儿硬肿症   E. 先天性胆道闭锁

12. 新生儿，女，日龄6天，食欲及精神较好，母亲在给其换尿布时发现其会阴部有血性分泌物，你认为是（　　　）。

 A. 肉眼血尿   B. 生理现象   C. 尿道出血

 D. 回肠出血   E. 直肠出血

13. 一个日龄3天的男婴洗澡时发现左乳腺有一鸽子蛋大小的肿块，下述哪项措施处理妥当？（　　　）

 A. 无须处理，继续观察   B. 积极使用抗生素   C. 用力挤压

 D. 手术切除   E. 挑割肿块

14. 一小儿，胎龄37周，出生体重2400 g，身长45 cm，皮肤红润，胎毛少，足纹明显，此小儿属于下列哪类新生儿（　　　）。

 A. 小于胎龄儿   B. 过期产儿   C. 早产儿

 D. 足月儿   E. 足月小样儿

15. 女婴，6天，足月顺产。母乳喂养，吃奶好，皮肤黄染，血清胆红素170 μmol/L。应采取的措施是（　　　）。

 A. 输白蛋白   B. 输血浆   C. 换血治疗

 D. 不需处理   E. 蓝光照射

16. 足月新生儿，臀位，吸引器助产。出生后1天，出现嗜睡、尖叫、呼吸不规则，四肢肌张力低下。最可能的诊断是（　　　）。

 A. 新生儿化脓性脑膜炎   B. 新生儿败血症

 C. 新生儿颅内出血   D. 新生儿破伤风

 E. 新生儿吸入性肺炎

17. 一新生儿生后6 h出现皮肤巩膜黄染，拒乳，嗜睡。首先考虑是（　　　）。

    A. 新生儿生理性黄疸　　　　　B. 新生儿败血症　　　　　C. 新生儿肝炎

    D. 新生儿溶血症　　　　　　　E. 先天性胆道闭锁

18. 患儿，男，出生2天因双下肢及臀部硬肿入院，体温31 ℃，腋温肛温差为1 ℃。暖箱的起始温度应是（　　　）。

    A. 27 ℃　　　　　　　　　　　B. 29 ℃　　　　　　　　　C. 30 ℃

    D. 31 ℃　　　　　　　　　　　E. 32 ℃

A3/A4型题

（1～3题共用题干）患儿，女，32周早产，生后出现哭声异常，阵发性口唇青紫，肢体抖动，实验室检查：血糖1.7 mmol/L，诊断为新生儿低血糖。

1. 常见病因是（　　　）。

    A. 足月儿　　　　　　　　　　B. 巨大儿　　　　　　　　　C. 早产儿

    D. 过渡期新生儿　　　　　　　E. 过期产新生儿

2. 如果患儿不能经口进食，需要静脉补充葡萄糖，其速度是（　　　）。

    A. 1～2 mg/（kg·min）　　　　B. 3～4 mg/（kg·min）　　　C. 4～5 mg/（kg·min）

    D. 5～8 mg/（kg·min）　　　　E. 9～10 mg/（kg·min）

3. 输入葡萄糖时，主要的措施是（　　　）。

    A. 给予高糖饮食　　　　　　　B. 给予高蛋白饮食　　　　　C. 监测血糖变化

    D. 防止外伤　　　　　　　　　E. 注意保暖

（4～6题共用题干）早产儿，男，日龄1天。有窒息史，主要表现嗜睡、反应差、肌力低；体格检查：前囟张力稍高，拥抱、吸吮反射减弱。初步诊断：新生儿缺血缺氧性脑病。

4. 可能出现脑损伤的部位是（　　　）。

    A. 大脑皮质　　　　　　　　　B. 大脑前脚　　　　　　　　C. 大脑基底节

    D. 大脑矢状窦　　　　　　　　E. 脑室周围白质

5. 欲行CT检查，最适合的检查时间为（　　　）。

    A. 出生后1～6天　　　　　　　B. 出生后2～5天　　　　　　C. 出生后1周左右

    D. 出生后10天左右　　　　　　E. 出生后2周左右

6. 该患儿病情平稳后，促进脑功能恢复的护理是（　　　）。

    A. 固定肢体在功能位　　　　　B. 维持氧饱和度的稳定

    C. 保证足够的热量供给　　　　D. 减少探视次数

    E. 动作训练和感知刺激的干预措施

（7～11题共用题干）新生儿，女，胎龄36周，在家自行分娩出生，一般状态尚好，出生后及时送入医院。体检：体温36.0 ℃，呼吸46次/分，心率145次/分。

7. 该新生儿入院后首要的处置为（　　　）。

    A. 置暖箱中保暖　　　　　　　B. 常规吸氧　　　　　　　　C. 重新结扎脐带

    D. 合理喂养　　　　　　　　　E. 沐浴

8. 入院后第4天，喂乳时发现患儿口张不大，吸吮困难，随后出现牙关紧闭，呈"苦笑"面容，伴呼吸困难及口唇青紫。按医嘱为患儿吸氧，宜采用的方法是（　　）。

  A. 单侧鼻导管   B. 双侧鼻导管   C. 氧气枕

  D. 鼻塞   E. 头罩

9. 该患儿首优的护理诊断是（　　）。

  A. 营养失调：低于机体需要量 B. 知识缺乏（家长）   C. 组织完整性受损

  D. 有窒息的危险   E. 有受伤的危险

10. 对此患儿首选的镇静止惊药物为（　　）。

  A. 10%水合氯醛   B. 苯巴比妥钠   C. 地西泮

  D. 阿托品   E. 吗啡

11. 为预防受伤，可进行的护理不包括（　　）。

  A. 抽搐发作期间须用力按压患儿

  B. 在手掌中放一纱布卷   C. 床栏周围放置软垫

  D. 剪短患儿指甲   E. 戴并指手套

（12～14题共用题干）一足月新生儿，第1胎第1产顺产，生后18 h出现黄疸，肝肋下2 cm，胎便已排空。血总胆红素258 μmol/L，子血型A，Rh阳性；母血型O，Rh阳性。

12. 导致该患儿黄疸最可能的原因是（　　）。

  A. 生理性黄疸   B. 新生儿败血症

  C. 新生儿ABO溶血症   D. 新生儿Rh溶血症

  E. 先天性胆道梗阻

13. 对该患儿除换血疗法外宜尽快采取的护理措施是（　　）。

  A. 蓝光疗法   B. 肝酶诱导剂   C. 手术治疗

  D. 抗菌治疗   E. 密切观察

14. 对该患儿病情观察的重点是（　　）。

  A. 黄疸程度   B. 肝脾大小   C. 反射、肌张力

  D. 大便颜色   E. 体温高低

（15～17题共用题干）一患儿日龄7天，在家接生，出现吸乳困难，查脐部红肿，体温39.0 ℃，牙关紧闭，面肌痉挛，角弓反张。

15. 此患儿诊断为（　　）。

  A. 破伤风   B. 败血症   C. 肺炎

  D. 破伤风并败血症   E. 破伤风并肺炎

16. 该患儿首要的护理诊断为（　　）。

  A. 有受伤的危险   B. 营养失调   C. 有窒息的危险

  D. 有感染的危险   E. 喂养困难

17. 下列护理措施中，哪项不妥？（　　　）

    A. 喂5%糖牛奶45 mL，3 h一次　　　　B. 置于单间，减少搬动

    C. 做破伤风抗毒素皮试　　　　D. 操作应在镇静剂发挥最大效用时进行

    E. 选用静脉留置针

（18～20题共用题干）患儿，出生后10天，精神萎靡，拒乳，测体温38.6 ℃，心率154次/分，皮肤有脓疱，诊断为新生儿败血症。

18. 此患儿的感染因素最可能是（　　　）。

    A. 母孕期有菌血症　　　　B. 胎膜早破　　　　C. 细菌经脐部侵入

    D. 细菌经皮肤侵入　　　　E. 助产过程中消毒不严格

19. 此患儿首要的护理诊断是（　　　）。

    A. 体温异常　　　　B. 营养失调　　　　C. 喂养困难

    D. 皮肤完整性受损　　　　E. 有窒息的危险

20. 以下护理措施不正确的是（　　　）。

    A. 做好皮肤护理　　　　B. 遵医嘱使用抗生素

    C. 注意有无化脓性脑膜炎的表现　　　　D. 给予鼻饲喂养　　　　E. 使用退热剂

（21～24题共用题干）一小儿，出生后1 h，出生体重2000 g，身长45 cm，皮肤青紫，胎毛多，足纹不明显，体温35.2 ℃，生活能力低下。

21. 此婴儿最可能是（　　　）。

    A. 小于胎龄儿　　　　B. 过期产儿　　　　C. 早产儿

    D. 足月儿　　　　E. 足月小样儿

22. 为预防出血用什么药物？（　　　）

    A. 维生素K_1　　　　B. 维生素D　　　　C. 维生素C

    D. 止血敏　　　　E. 青霉素

23. 对该患儿首要的护理措施是（　　　）。

    A. 保暖，维持体温　　　　B. 吸氧　　　　C. 人工呼吸

    D. 供营养　　　　E. 防止感染

24. 若给该小儿吸氧，以下哪项是正确的？（　　　）

    A. 持续低流量吸氧，氧浓度为20%～30%

    B. 持续高流量吸氧，氧浓度为30%～40%

    C. 间断低流量吸氧，氧浓度为30%～40%

    D. 间断高流量吸氧，氧浓度为40%～50%

    E. 间断高流量吸氧，氧浓度为50%～60%

（25～27题共用题干）患儿，女，生后16 h，因黄疸加重而入院。入院查血清胆红素323 μmol/L，母亲血型O型，小儿血型A型。

25. 该患儿主要的潜在并发症是（　　　）。

    A. 新生儿破伤风　　　　B. 胆红素脑病　　　　C. 新生儿硬肿症

    D. 新生儿呼吸窘迫综合征　　　　E. 新生儿败血症

26. 最主要的潜在并发症早期表现为（　　　）。

　　A. 惊厥　　　　　　　　　　　B. 体温升高　　　　　　　C. 呕吐

　　D. 昏迷　　　　　　　　　　　E. 吸吮力弱，肌张力减退

27. 对该患儿的护理措施，下列哪项是错误的？（　　　）

　　A. 加强保暖　　　　　　　　　B. 推迟喂乳，以防窒息

　　C. 做好蓝光疗法或换血疗法准备　　D. 密切观察病情

　　E. 按医嘱输入血浆

（28～30题共用题干）某早产儿，胎龄34周，生后未入暖箱，出生后3天发现患儿反应差、拒奶、哭声弱，测肛温为33 ℃，两下肢外侧皮肤呈暗红色、冰凉、水肿、捏之不起。

28. 该患儿可能是（　　　）。

　　A. 新生儿硬肿症　　　　　　　B. 新生儿败血症

　　C. 新生儿颅内出血　　　　　　D. 新生儿肺炎

　　E. 新生儿缺血缺氧性脑病

29. 下列哪项措施不妥？（　　　）

　　A. 供给足够的液体和热量　　　B. 尽量减少肌内注射　　　C. 应快速复温

　　D. 积极治疗原发病及并发症　　E. 注意有无出血倾向

30. 下列复温措施不正确的是（　　　）。

　　A. 可采用母怀复温

　　B. 将患儿放入32 ℃暖箱中复温，争取6～12 h内体温恢复

　　C. 吸氧时应将氧气加热至35 ℃左右

　　D. 将患儿置于27 ℃暖箱中，每小时箱温升高1 ℃，12～24 h体温恢复正常

　　E. 循序渐进，逐渐复温

三、简答题

1. 简述新生儿生理性黄疸和病理性黄疸的鉴别要点。

2. 简述新生儿窒息抢救的ABCDE方案。

3.简述新生儿寒冷损伤综合征硬肿发生的顺序。

四、案例分析

女婴，孕35周娩出，体重1800 g。出生后3天因哭声低弱，拒乳2天就诊。元旦出生，出生无窒息。

体格检查：体温不升，全身体冷，皮肤呈紫红色，双下肢、臀部、会阴、下腹部及面颊皮肤发硬，压之微凹陷，呼吸稍弱，心率150次/分，肝肋下2 cm，质软，前囟软。

问题：

1.最可能的诊断是什么？

2.护理诊断是什么？

3.应如何护理？

第七章 呼吸系统疾病患儿的护理

学习目标与任务

1. 掌握急性上呼吸道感染、急性感染性喉炎（喉梗阻分度）、急性支气管炎（喘息性支气管炎）、支气管肺炎的临床表现、护理诊断、护理措施、健康教育。
2. 熟悉呼吸系统的解剖、生理、免疫特点，急性上呼吸道感染、急性感染性喉炎、急性支气管炎、支气管肺炎的病因、辅助检查、治疗要点。
3. 了解急性上呼吸道感染、急性感染性喉炎的发病机制。
4. 学会按照护理程序对急性上呼吸道感染、急性感染性喉炎、急性支气管炎、支气管肺炎患儿实施整体护理。

重点、难点

第一节 小儿呼吸系统解剖生理特点

一、解剖特点

（一）上呼吸道

鼻腔相对狭窄，黏膜柔嫩，血管丰富，易感染后充血、肿胀使小儿鼻塞、呼吸困难。鼻窦腔开口相对大，急性鼻炎时易致鼻窦炎。咽鼓管短、宽、直、平，故鼻咽炎容易导致中耳炎。扁桃体4～10岁发育达高峰期，14岁以后逐渐退化，故扁桃体炎常见于较大年龄的儿童。喉腔及声门相对狭窄，软骨柔软，黏膜柔嫩，血管丰富，小儿有炎症时易导致声嘶、呼吸困难。

（二）下呼吸道

气管、支气管相对狭窄，黏膜柔嫩，血管丰富，缺乏弹力组织，易导致小儿感染和呼吸道阻塞。右支气管粗、短，气管异物容易进入右支气管。肺泡含血量相对多而含气量少，小儿易发生肺部感染。

（三）胸廓

呈桶状胸，呼吸肌发育差，胸廓活动范围小，肺不能充分扩张、通气换气，小儿易因缺氧、二氧化碳潴留而出现皮肤青紫。

二、生理特点

（一）呼吸频率与节律

新生儿40～45次/分，1岁以内30次/分，1～3岁24次/分，3～7岁22次/分，7～14岁20次/分。小儿呼吸中枢调节能力差，易出现呼吸节律不齐。

（二）呼吸类型

婴幼儿为腹膈式呼吸，较大年龄的儿童为胸腹式呼吸。

（三）呼吸功能

肺活量小，潮气量小，气道阻力大，呼吸储备能力低，易发生呼吸衰竭。

三、免疫特点

婴幼儿免疫球蛋白含量均低，尤其是SIgA少，肺泡巨噬细胞功能、乳铁蛋白、溶菌酶、干扰素等不足，故小儿易患呼吸道感染。

第二节　急性上呼吸道感染患儿的护理

一、病因

90%以上由病毒感染引起，继病毒感染后可引起细菌感染，最常见的是溶血性链球菌。

二、临床表现

（一）一般类型

婴幼儿以全身症状为主，局部症状较轻；较大年龄的儿童以局部症状为主，全身症状较轻。

（二）特殊类型

1.疱疹性咽峡炎　由柯萨奇A组病毒引起。好发于夏秋季。起病急骤，引起高热、咽痛等。体检：咽充血，咽腭弓、软腭等可见2～4 mm的疱疹，破溃后形成浅溃疡。

2.咽结合膜热　腺病毒3、7型引起，以发热、咽炎和结膜炎为特征。临床表现为高热、咽痛、流泪、眼部刺痛。体检：咽部充血，可见炎性分泌物。一侧或双侧眼结膜充血，颈部或耳后淋巴结肿大。

（三）并发症

高热惊厥、中耳炎、鼻窦炎、咽后壁脓肿、喉炎、肺炎。较大年龄的儿童上呼吸道感染的病原体是A组溶血性链球菌，可引起急性肾小球肾炎、风湿热等。

三、护理

（一）一般护理

环境保持安静、温湿度适宜。多饮水，给予清淡、易消化的饮食，少量多餐。加强口腔护理，及时更换汗湿的衣服。

（二）对症护理

1.降温 每4 h测一次体温，若大于38.5 ℃时要降温——物理降温或药物降温，药物降温后30 min再次测体温。

2.缓解鼻塞 对因鼻塞而妨碍吸吮的患儿，在其哺乳、睡眠前15 min用0.5%麻黄素滴鼻。

（三）病情观察

观察体温变化，早期重点预防高热惊厥发生，应积极控制体温。

第三节 急性感染性喉炎患儿的护理

一、病因

病毒或细菌感染引起，常见的病毒为副流感病毒、流感病毒、腺病毒等，常见细菌为金黄色葡萄球菌、链球菌、肺炎链球菌等。

二、临床表现

（一）症状及体征

发热、犬吠样咳嗽、声嘶、吸气性喉鸣和三凹征，日轻夜重。体检：间接喉镜检查可见喉部、声带有不同程度的充血、水肿。

（二）喉梗阻分度

Ⅰ度仅活动后出现吸气性喉鸣和呼吸困难，肺部呼吸音及心率无改变；Ⅱ度安静时吸气性喉鸣和呼吸困难，肺部听诊闻及喉传导音或管样呼吸音，心率加快；Ⅲ度吸气性喉鸣和呼吸困难，烦躁不安，口唇指趾端发绀，双眼圆睁、惊恐，头面出汗，肺听诊部呼吸音明显减弱，心音低钝，心率快；Ⅳ度渐显衰竭，昏睡，呼吸无力，三凹征不明显，面色苍白或发灰，最终昏迷，呈濒死状态，肺部听诊呼吸音几乎消失，仅有气管传导音，心音低钝，心律不齐。

三、护理

患儿出现缺氧症状时给予吸氧，抬高床头，持续低流量吸氧；给予肾上腺糖皮质激素缓解喉头水肿。患儿出现烦躁不安，可遵医嘱给予异丙嗪镇静及减轻喉头水肿。注意观察病情，严重缺氧或Ⅲ度以上喉梗阻及时行气管切开，避免窒息发生。

第四节 急性支气管炎患儿的护理

一、病因

常继发于上呼吸道感染，凡能引起上呼吸道感染的病原体都可引起急性支气管炎。病原体可为病毒、细菌或混合感染。

二、临床表现

（一）大多患儿先有上呼吸道感染症状

以咳嗽为主要症状，开始为刺激性干咳，之后出现咯痰。可有发热、纳差、乏力、呕吐、腹泻等。体格检查：双肺呼吸音粗糙，可闻及不固定散在的干、湿啰音。

（二）哮喘性支气管炎

多见于3岁以下、虚胖、有湿疹或过敏史的患儿；有类似哮喘的临床表现，如呼气性呼吸困难，肺部叩诊呈鼓音（或过清音），听诊两肺满布哮鸣音及少量粗湿啰音；大多病例复发与感染有关；可反复发作，近期预后大多良好，3～4岁后发作次数逐渐减少，但少数可发展成支气管哮喘。

三、护理

（一）一般护理

给予营养、易消化的饮食，少食多餐，多饮水。注意休息，减少活动。经常更换体位，翻身拍背，指导患儿有效咳嗽，促进痰液排出。

（二）对症护理

发热护理同上呼吸道感染。咳嗽咳痰者一般不用镇咳剂，痰液黏稠者可给予沐舒坦、复方甘草合剂、超声雾化吸入等。有喘息症状的患儿可口服或静脉滴注应用氨茶碱，严重者可短期用糖皮质激素，注意观察药物反应及病情发展。

第五节　支气管肺炎患儿的护理

一、分类

（一）病理分类
大叶性肺炎、支气管肺炎（小儿常见）、间质性肺炎。

（二）病程分类
急性肺炎（病程<1个月）、迁延性肺炎（病程1～3个月）、慢性肺炎（病程>3个月）。

（三）病因分类
病毒性肺炎、细菌性肺炎、支原体肺炎、衣原体肺炎、原虫性肺炎、真菌性肺炎、非感染病因引起的肺炎。

（四）病情分类
轻症肺炎、重症肺炎。

（五）临床表现分类
典型性肺炎、非典型性肺炎。

（六）发生地区分类
社区获得性肺炎、医院获得性肺炎。

二、病因与发病机制

（一）病因

感染性肺炎以细菌和病毒最常见。病毒以呼吸道合胞病毒（最常见）、腺病毒、流感病毒、副流感病毒等多见。细菌以肺炎链球菌（最常见）、流感嗜血杆菌、葡萄球菌等多见。加之居住环境拥挤、通风不良、空气污浊，小儿肺含血量多、含气量少，免疫能力低，若患有慢性疾病等更易发生。

（二）发病机制

小儿肺炎造成小儿全身各系统病理生理变化的关键因素是缺氧和二氧化碳潴留，导致小儿呼吸功能不全，水、电解质和酸碱失衡（重症肺炎可出现混合性酸中毒）。循环系统引起肺动脉高压和中毒性心肌炎，导致小儿心力衰竭；中枢神经系统可致小儿脑水肿和中毒性脑病；消化系统可致小儿上消化道出血和中毒性肠麻痹。

三、临床表现

（一）轻症肺炎

呼吸系统症状为主：发热、咳嗽、气促。体检：发绀，严重三凹征；两肺呼吸音粗，可闻及固定的湿啰音。

（二）重症肺炎

除呼吸系统外，还累及其他系统（与轻症肺炎的主要区别）。

1.循环系统　①中毒性心肌炎：表现面色苍白、心动过速、心音低钝、心律不齐及心电图ST段下降、T波平坦或倒置；②心力衰竭：呼吸增快＞60次/分；婴儿心率＞180次/分，幼儿心率＞160次/分；极度烦躁，明显紫绀，面色发灰；心音低钝，奔马律；肝肋下＞3.0 cm；尿少，伴颜面及下肢水肿。

2.神经系统　中毒性脑病：烦躁、嗜睡或意识障碍、惊厥、呼吸不规则、前囟饱满或隆起等。

3.消化系统　①中毒性肠麻痹：腹胀、肠鸣音消失；②上消化道出血：呕血、黑便。

（三）不同病原体所致肺炎的特点

1.呼吸道合胞病毒肺炎　多见于婴幼儿，尤其1岁以内多见。临床表现分为两种类型：①喘憋性肺炎：起病急，喘憋明显，呼吸困难，全身中毒症状明显。体征：喘鸣，闻及中、细湿啰音。X线表现常见两肺小点片状阴影，肺纹理增多及肺气肿。②毛细支气管炎：喘憋，全身中毒症状不明显。X线表现以肺间质病变为主。

2.腺病毒肺炎　多见于6个月至2岁婴幼儿，急起稽留高热、咳嗽、喘憋。肺部体征出现晚，X线较肺部体征出现早，为大小不等片状阴影或融合成大病灶。

3.金黄色葡萄糖球菌肺炎　多见于新生儿、婴幼儿、免疫力低下的小儿。全身中毒症状重，高热（多为弛张热），一过性皮疹，肺部体征出现早，中、细湿啰音。易并发脓胸、脓气胸、肺大疱、肺脓肿等。

4.肺炎支原体肺炎　学龄儿童及青少年常见。咳嗽为突出症状，初期干咳，后转为顽固性咳嗽，痰液黏稠，也可伴发热。肺部体征不明显，体征与临床表现不一致为本病特点。X线表现可为间质性肺炎改变，肺门阴影增浓；间质性肺炎，均一的实变影。

四、治疗

控制感染：肺炎链球菌肺炎首选青霉素G，支原体、衣原体肺炎首选大环内酯类（红霉素），金黄色葡萄球菌肺炎首选苯唑西林或氯唑西林。

抗生素使用原则：早期、联合、足量、足疗程。疗程：用至体温正常后5~7天，临床症状消失后3天。

五、护理

（一）一般护理

室内适宜的温度（18~22 ℃）及湿度（50%~60%），给予营养、易消化的饮食，少食多餐，多饮水。注意休息，保持安静。经常更换体位，翻身拍背，指导患儿有效咳嗽，促进痰液排出。

（二）对症护理

氧疗：鼻导管给氧，氧流量0.5~1 L/min，氧浓度不超过40%；面罩给氧，氧流量2~4 L/min，氧浓度为50%~60%。若缺氧改善，立即降低氧流量、浓度或改为间断给氧。

（三）病情观察

密切观察脓胸或脓气胸表现：患儿病情突然加重，体温持续不降或退而复升，出现烦躁不安、剧烈咳嗽、呼吸困难、胸痛、发绀，患侧呼吸运动受限。若有以上表现要及时进行胸穿或闭式引流。

（四）用药护理

合并心衰使用强心苷：

1.给药前　①严格剂量：按量服用，水剂配药须用1 mL注射器准确抽取，再用5%或10%葡萄糖注射液稀释；②先测1 min脉搏，若婴幼儿心率<100次/分，幼儿心率<80次/分，较大年龄儿童心率<60次/分，立即停用并联系医生。

2.给药时　①缓慢静推，不少于5 min；②避免与钙剂同服。

3.给药后　①1~2 h监测心率和心律；②有效指标：心率减慢、肝缩小、呼吸平稳、安静、食欲好转、尿量增加等。

4.给药期间　①饮食上多钾停钙。②密切观察毒性反应：心脏、心律失常最常见，室性早搏二联律、三联律；食欲减退、恶心、呕吐；视物模糊，黄、绿视等。若出现毒性反应，先停用洋地黄，再备好钾盐、阿托品等，遵医嘱使用。

自测题

一、填空题

1. 婴幼儿易患呼吸道感染，主要是缺乏免疫球蛋白 _____。

2. 上呼吸道感染最常见的病原体为 _____。

3. 严重缺氧或Ⅲ度以上喉梗阻患儿应及时进行 _____，避免窒息发生。

4. 肺炎按病理来分，分为 _____、_____、_____，其中小儿最常见的是 _____。

二、选择题

A1型题

1. 婴幼儿上呼吸道感染易并发中耳炎的主要原因是（   ）。

   A. 咽鼓管较短、宽、呈水平位　　　　　B. 咽鼓管较长、窄、呈斜位

   C. 咽鼓管缺少分泌型IgA　　　　　　　D. 咽鼓管淋巴组织丰富

   E. 咽鼓管血管丰富易充血水肿

2. 小儿扁桃体炎的好发年龄为（   ）。

   A. 新生儿　　　　　　　　　B. 1岁　　　　　　　　　C. 1～3岁

   D. 4～10岁　　　　　　　　E. 10～14岁

3. 不属于小儿呼吸系统解剖特点的是（   ）。

   A. 鼻咽部狭窄且垂直，黏膜柔嫩　　　B. 喉部呈漏斗状，喉腔声门狭窄

   C. 右侧支气管较左侧短、粗、直　　　D. 肺含气量丰富而含血量相对少

   E. 胸廓呈桶状，而肋骨呈水平位

4. 不属于小儿下呼吸道解剖特点的是（   ）。

   A. 支气管腔相对狭窄　　　　　　　　B. 黏膜柔嫩，血管丰富

   C. 软骨柔软，支撑力弱　　　　　　　D. 气道清除能力较差

   E. 左侧支气管直短粗

5. 婴儿的呼吸类型是（   ）。

   A. 胸式呼吸　　　　　　　B. 腹式呼吸　　　　　　C. 胸腹式呼吸

   D. 胸式与腹式交替　　　　E. 男婴胸式呼吸，女婴腹式呼吸

6. 婴幼儿易出现呼吸不规则的原因是（   ）。

   A. 呼吸肌发育不完善　　　　　　　　B. 呼吸器官发育不完善

   C. 各项呼吸功能储备低　　　　　　　D. 呼吸中枢发育不完善

   E. 呼吸道免疫不完善

7. 健康幼儿每分钟的呼吸次数是（   ）。

   A. 15～20　　　　　　　　B. 25～30　　　　　　　C. 35～40

   D. 45～50　　　　　　　　E. 55～60

8. 小儿急性上呼吸道感染与成人最大的区别是（　　　）。

　　A. 有发热　　　　　　　　　　　　B. 鼻塞较重　　　　　　　　C. 咽充血明显

　　D. 全身中毒症状重及并发症较多　　E. 颌下淋巴结肿明显

9. 不属于小儿急性上呼吸道感染的临床特点是（　　　）。

　　A. 年长儿病情多较轻，以局部症状为主

　　B. 婴幼儿病情多较重，以全身症状为主

　　C. 部分患儿发病早期可有阵发性脐周痛

　　D. 部分学龄期儿童可因高热而导致惊厥

　　E. 急性上呼吸道感染的病程一般为3～5天

10. 咽结合膜热的临床特征是（　　　）。

　　A. 发热　　　　　　　　　　　　　B. 咽炎　　　　　　　　　　C. 结合膜炎

　　D. 前三种表现同时并存　　　　　　E. 后两种表现同时并存

11. 不属于急性上呼吸道感染的并发症是（　　　）。

　　A. 鼻窦炎　　　　　　　　　　　　B. 中耳炎　　　　　　　　　C. 扁桃体炎

　　D. 风湿热　　　　　　　　　　　　E. 气管炎

12. 链球菌引起的上呼吸道感染可诱发（　　　）。

　　A. 肠炎　　　　　　　　　　　　　B. 咽结合膜热　　　　　　　C. 急性肾炎

　　D. 肺脓肿　　　　　　　　　　　　E. 泌尿系统感染

13. 小儿患急性上呼吸道感染时，错误的护理措施是（　　　）。

　　A. 注意休息，鼓励喝水　　　　　　B. 早期使用抗菌素

　　C. 麻黄素滴鼻处理鼻塞　　　　　　D. 及时正确合理降温

　　E. 密切观察病情变化

14. 小儿患急性上呼吸道感染时，确诊为链球菌感染者应使用（　　　）。

　　A. 利巴韦林　　　　　　　　　　　B. 阿昔洛韦　　　　　　　　C. 青霉素

　　D. 庆大霉素　　　　　　　　　　　E. 麻黄素

15. 急性上呼吸道感染患儿严重鼻塞时应使用（　　　）。

　　A. 0.1%麻黄素溶液滴鼻　　　　　　B. 0.2%麻黄素溶液滴鼻

　　C. 0.3%麻黄素溶液滴鼻　　　　　　D. 0.4%麻黄素溶液滴鼻

　　E. 0.5%麻黄素溶液滴鼻

16. 实施物理降温措施时的体温要求是（　　　）。

　　A. 36.5 ℃　　　　　　　　　　　　B. 37.5 ℃　　　　　　　　　C. 38.5 ℃

　　D. 39.5 ℃　　　　　　　　　　　　E. 40.5 ℃

17. 引起疱疹性咽峡炎常见的病原体是（　　　）。

　　A. 流感病毒　　　　　　　　　　　B. 腺病毒

　　C. 柯萨奇A组病毒　　　　　　　　D. 呼吸道合胞病毒　　　　　E. 溶血性链球菌

18. 有关小儿急性感染性喉炎的症状，错误的是（　　　）。

    A. 声嘶   B. 喉鸣   C. 三凹征

    D. 犬吠样咳嗽   E. 呼气性呼吸困难

19. 以下不是Ⅲ度喉梗阻表现的是（　　　）。

    A. 烦躁不安   B. 口唇、指趾发绀   C. 昏睡

    D. 惊恐状   E. 呼吸音明显降低

20. 急性感染性喉炎患儿雾化吸入的目的是（　　　）。

    A. 祛痰   B. 缓解喉头水肿   C. 止咳

    D. 湿润呼吸道   E. 抗炎

21. 急性支气管炎的临床表现中不包括（　　　）。

    A. 咳嗽为主，一般无气促   B. 初期为刺激性干咳

    C. 婴幼儿常有发热   D. 肺部呼吸音粗

    E. 肺部有固定细湿啰音

22. 不属于哮喘性支气管炎的临床特征是（　　　）。

    A. 多见于3岁以上的虚胖小儿   B. 常有湿疹及过敏史

    C. 伴有喘息性咳嗽、气促   D. 肺部有哮鸣音、湿啰音   E. 常呈反复发作

23. 慢性肺炎的病程是（　　　）。

    A. <2周   B. <1个月   C. 1～3个月

    D. >3个月   E. >2个月

24. 我国小儿支气管肺炎最常见的病原体是（　　　）。

    A. 呼吸道合胞病毒   B. 肺炎链球菌

    C. 金黄色葡萄球菌   D. 肺炎支原体

    E. 白色念珠菌

25. 小儿病毒性肺炎最常见的病原体是（　　　）。

    A. 呼吸道合胞病毒   B. 肺炎链球菌   C. 肺炎支原体

    D. 腺病毒   E. 流感病毒

26. 支气管肺炎与支气管炎的区别在于（　　　）。

    A. 发热、频咳   B. 呼吸困难   C. 呼吸音减弱

    D. 固定细湿啰音   E. 白细胞增高

27. 小儿肺炎合并心衰主要是因为（　　　）。

    A. 心率过快   B. 末梢循环障碍

    C. 弥散性血管内凝血   D. 肺动脉高压和中毒性心肌炎

    E. 循环淤血

28. 易并发脓胸、脓气胸的肺炎病原体是（　　　）。

    A. 肺炎链球菌   B. 金黄色葡萄球菌   C. 白色念珠菌

    D. 肺炎支原体   E. 呼吸道合胞病毒

29. 小儿肺炎造成全身各系统病理生理变化的关键因素是（　　　）。
　　A. 病原体侵入　　　　　　　B. 毒素作用　　　　　　　C. 缺氧和二氧化碳潴留
　　D. 器官发育不成熟　　　　　E. 机体免疫球蛋白缺乏

30. 肺炎患儿出现烦躁、嗜睡、惊厥、呼吸不规则是由于（　　　）。
　　A. 消化功能紊乱　　　　　　B. 中毒性肠麻痹　　　　　C. 中毒性脑病
　　D. 心力衰竭　　　　　　　　E. 低钾血症

31. 重症肺炎与轻症肺炎最主要的区别在于（　　　）。
　　A. 热度的高低　　　　　　　B. 咳嗽的频度　　　　　　C. 气促的程度
　　D. 肺部湿啰音多少　　　　　E. 有无累及其他系统

32. 属于重症肺炎时的临床特征是（　　　）。
　　A. 气胸　　　　　　　　　　B. 脓胸　　　　　　　　　C. 肺脓肿
　　D. 中毒性脑病　　　　　　　E. 败血症

33. 小儿肺炎的护理下列哪项不妥？（　　　）
　　A. 鼓励患儿多饮水，防止痰液黏稠不易咳出
　　B. 雾化吸入稀释痰液　　　　C. 输液时要控制输液量和速度
　　D. 喘憋较重时镇静平卧　　　E. 严密观察病情，及时发现并发症

34. 重症支气管肺炎患儿常见的酸碱平衡紊乱的类型是（　　　）。
　　A. 呼吸性酸中毒　　　　　　B. 代谢性酸中毒　　　　　C. 呼吸性碱中毒
　　D. 代谢性碱中毒　　　　　　E. 混合性酸中毒

35. 不属于肺炎合并心力衰竭时的主要临床表现是（　　　）。
　　A. 呼吸突然加快＞60次/分　　B. 心率突然增快＞180次/分
　　C. 肝脏迅速增大　　　　　　D. 心音突然增强
　　E. 突然极度烦躁，面色青紫

36. 呼吸道合胞病毒肺炎最突出的临床特点是（　　　）。
　　A. 多见于2岁以下小儿
　　B. 病变特点为广泛的毛细支气管炎症
　　C. 发病呈流行性，常发生于上呼吸道感染后
　　D. 严重喘憋，呼气性呼吸困难
　　E. 肺部听诊有哮鸣音、呼气性喘鸣、细湿啰音

37. 不属于肺炎支原体肺炎的临床特点是（　　　）。
　　A. 多见于新生儿　　　　　　B. 热型不定　　　　　　　C. 热程达1~3周
　　D. 刺激性咳嗽　　　　　　　E. 可伴多系统免疫损伤

38. 小儿支气管肺炎最常见的并发症是（　　　）。
　　A. 呼吸衰竭　　　　　　　　B. 心力衰竭　　　　　　　C. 脓气胸
　　D. 中毒性脑病　　　　　　　E. 中毒性肠麻痹

39. 轻型肺炎临床表现不包括（　　　）。

    A. 体温升高　　　　　　　　　B. 咳嗽、气促　　　　　　　　C. 唇周发绀

    D. 两肺中细湿啰音　　　　　　E. 心率180次/分

40. 金黄色葡萄球菌肺炎的临床特点是（　　　）。

    A. 刺激性咳嗽为突出表现　　　B. 易发生心衰

    C. 易发生脓胸、脓气胸、肺大疱　　　D. 多见于较大年龄儿童

    E. 肺部体征出现晚

41. 小儿患支气管肺炎时错误的护理措施是（　　　）。

    A. 保持室内空气流通，并保持适宜的温湿度

    B. 及时清除呼吸道分泌物，保持气道通畅

    C. 供给易消化、富有营养的食物，少食多餐

    D. 不同病原体肺炎患儿宜分室居住

    E. 由于不显失水增加，静脉补液应足量、快速

42. 小儿肺炎使用抗菌素的原则是（　　　）。

    A. 广谱、早期、联合、足量　　　　B. 敏感、早期、联合、足量、足疗程

    C. 选择敏感抗菌素、适量、联合　　　D. 口服、适量、足疗程、早期

    E. 选择敏感抗菌素、早期、适量

43. 肺炎链球菌肺炎患儿首选的抗菌素是（　　　）。

    A. 青霉素–G　　　　　　　　　B. 链霉素　　　　　　　　　C. 氯霉素

    D. 庆大霉素　　　　　　　　　E. 四环素

44. 抗生素治疗小儿肺炎，最适合的停药时间是体温正常后（　　　）。

    A. 3～4天，临床症状基本消失后1天

    B. 4～5天，临床症状基本消失后2天

    C. 5～7天，临床症状基本消失后3天

    D. 7～9天，临床症状基本消失后4天

    E. 9～14天，临床症状基本消失后5天

45. 小儿患支气管炎、肺炎时，室内湿度宜维持在（　　　）。

    A. 20%～30%　　　　　　　　B. 30%～40%　　　　　　　　C. 40%～50%

    D. 50%～60%　　　　　　　　E. 60%～70%

46. 重症肺炎患儿突然口吐粉红色泡沫痰，正确的处理是（　　　）。

    A. 大量间歇氧气吸入　　　　　B. 小量间歇氧气吸入

    C. 吸入20%～30%乙醇湿化的氧气　　　D. 持续高流量氧气吸入

    E. 持续低流量氧气吸入

47. 小儿肺炎发生急性心力衰竭时应立即采取的措施是（　　　）。

    A. 静注10%葡萄糖　　　　　　B. 静注地塞米松

    C. 静滴10%葡酸钙　　　　　　D. 静注西地兰　　　　　　　E. 静滴酚妥拉明

48. 为保持肺炎患儿呼吸道通畅，下列护理措施中错误的是（　　　）。

　　A. 经常变换患儿体位　　　　　B. 采用拍背促其排痰　　　　　C. 运用超声雾化吸入

　　D. 无力排痰者予吸痰　　　　　E. 频咳者应予止咳药

49. 婴幼儿肺炎合并脓气胸时，应首先给予（　　　）。

　　A. 大剂量抗菌素　　　　　　　B. 中药治疗　　　　　　　　　C. 胸腔闭式引流

　　D. 胸腔穿刺排脓　　　　　　　E. 外科手术

50. 肺炎患儿鼻导管给氧，氧浓度不得超过（　　　）。

　　A. 20%　　　　　　　　　　　B. 30%　　　　　　　　　　　C. 40%

　　D. 50%　　　　　　　　　　　E. 60%

A2型题

1. 患儿，男，2岁。因上呼吸道感染出现咳嗽、发热入院。现体温39.3 ℃，半小时前突发抽搐，持续约1 min后停止，呈嗜睡状。为避免再发抽搐，护理的重点是（　　　）。

　　A. 多晒太阳　　　　　　　　　B. 按时预防接种　　　　　　　C. 加强体格锻炼

　　D. 居室定期食醋熏蒸　　　　　E. 体温过高时应及时降温

2. 1岁患儿，高热起病，咽痛明显，咽部及周围充血，可见疱疹，部分破溃形成浅溃疡。考虑该患儿为（　　　）。

　　A. 疱疹性口炎　　　　　　　　B. 溃疡性口炎　　　　　　　　C. 疱疹性咽峡炎

　　D. 咽结合膜热　　　　　　　　E. 扁桃体炎

3. 患儿5个月，发热、咳嗽两天。体温39.5 ℃，心率150次/分，呼吸35次/分。该患儿首选的护理诊断/问题是（　　　）。

　　A. 营养缺乏　　　　　　　　　B. 体温过高　　　　　　　　　C. 体液不足

　　D. 气体交换受损　　　　　　　E. 清理呼吸道低效

4. 患儿，男，2岁。发热、咳嗽4天，气喘3天。体温37.8 ℃，咽充血，两肺散在哮鸣音，少许中湿啰音，心音强，心率100次/分。应询问的第一个问题是（　　　）。

　　A. 血常规结果　　　　　　　　B. 胸部X线结果　　　　　　　C. 以往发作及过敏史

　　D. 血培养结果　　　　　　　　E. 特异抗体检测结果

5. 2岁患儿因咳嗽、咳痰、气促3天入院。体格检查：神清，呼吸促，两肺闻及哮鸣音及粗湿啰音。诊断为哮喘性支气管炎。对该患儿错误的护理措施是（　　　）。

　　A. 多饮水　　　　　　　　　　B. 勤翻身　　　　　　　　　　C. 适度吸痰

　　D. 超声雾化吸入　　　　　　　E. 口服可待因

6. 患儿，7岁。发热、咳嗽、咳痰6天，痰液黏稠，不易咳出。体格检查：体温37.5 ℃，呼吸24次/分，肺部听诊有少许粗湿啰音。此时最恰当的护理措施是（　　　）。

　　A. 立即物理降温　　　　　　　B. 给予镇咳药　　　　　　　　C. 面罩吸氧

　　D. 对患儿及家长进行健康教育　E. 超声雾化吸入保持气道通畅

7. 患儿，2岁，因肺炎入院。经治疗后症状好转，又突发高热，呼吸困难，右肺叩诊浊音。该患儿可能并发了（　　　）。

    A. 急性心力衰竭　　　　　　　　B. 呼吸衰竭　　　　　　　　C. 中毒性脑病

    D. 中毒性心肌炎　　　　　　　　E. 脓胸

8. 9岁男孩，1周来发热、咳嗽，2天来咳嗽加重，呈刺激性咳嗽，曾用青霉素3天无效。体格检查：体温38.0 ℃，两肺部呼吸音减低，胸片发现左上肺小片状淡薄云絮状阴影。该患儿应考虑为（　　　）。

    A. 呼吸道合胞体病毒性肺炎　　　B. 肺炎支原体肺炎　　　　　C. 大叶性肺炎

    D. 金黄色葡萄球菌肺炎　　　　　E. 腺病毒性肺炎

9. 在护理一名1岁的患金黄色葡萄球菌肺炎患儿时，发现患儿突然出现呼吸困难加重、发绀。呼吸65次/分，心率160次/分，叩诊右肺呈鼓音，听诊右肺呼吸音减低，X线纵隔向左移位。此时应考虑（　　　）。

    A. 呼吸性酸中毒　　　　　　　　B. 合并心力衰竭　　　　　　C. 高热所致

    D. 并发气胸　　　　　　　　　　E. 肺部炎症加重

10. 患儿，男，2岁，安静时出现喉鸣和吸气性呼吸困难，肺部听诊可闻及喉传导音，心率加快。该患儿喉梗阻的程度应为（　　　）。

    A. 0度　　　　　　　　　　　　　B. Ⅰ度　　　　　　　　　　C. Ⅱ度

    D. Ⅲ度　　　　　　　　　　　　E. Ⅳ度

11. 8岁女孩，低热、剧咳1周。体检：两肺底有小水泡音。初步诊断为支原体肺炎。对该患儿使用抗生素应首选（　　　）。

    A. 青霉素　　　　　　　　　　　B. 氨苄西林　　　　　　　　C. 阿莫西林

    D. 病毒唑　　　　　　　　　　　E. 红霉素

12. 一肺炎患儿，入院5天，今晨开始出现腹胀，肠鸣音消失。考虑患儿出现（　　　）。

    A. 低钠血症　　　　　　　　　　B. 消化不良　　　　　　　　C. 中毒性肠麻痹

    D. 低钾血症　　　　　　　　　　E. 低钙血症

13. 患儿，女，3岁，因上呼吸道感染入院，目前出现高热、声嘶、犬吠样咳嗽、吸气性喉鸣。为迅速缓解症状，首选的处理方法是（　　　）。

    A. 地塞米松雾化吸入　　　　　　B. 静脉滴注抗生素

    C. 静脉滴注强的松　　　　　　　D. 口服化瘀药

    E. 以呼吸机行机械通气

14. 患儿，女，4个月。因肺炎入院。医嘱给予心电监护。安静状态下患儿生命体征为：心率129次/分，呼吸37次/分。护士对监测结果判断正确的是（　　　）。

    A. 心率呼吸均正常　　　　　　　B. 心率增快，呼吸增快

    C. 心率正常，呼吸增快　　　　　D. 心率减慢，呼吸正常

    E. 心率减慢，呼吸减慢

15. 6个月肺炎患儿，精神不振，食欲差。对该患儿饮食指导错误的是（　　　）。

    A. 继续母乳　　　　　　　　　　B. 少量多餐　　　　　　　　C. 尽量少饮水

    D. 耐心喂养防呛咳　　　　　　　E. 鼓励多饮水

16. 患儿，男，8个月。发热2天，体温高达39.0~39.8 ℃，咳嗽频繁，呼吸困难，双肺无明显的啰音，X线片示左肺大小不等的片状阴影，白细胞偏低。最可能的诊断是（　　）。

A. 金黄色葡萄球菌肺炎　　　　　B. 呼吸道合胞病毒肺炎

C. 肺炎链球菌肺炎　　　　　　　D. 真菌性肺炎

E. 腺病毒肺炎

A3/A4型题

（1~3题共用题干）11个月患儿，发热、咳嗽2天，以肺炎收入院。入院第2天，突然烦躁不安、呼吸急促、发绀。体格检查：体温38.0 ℃，呼吸70次/分，心率186次/分，心音低钝，两肺细湿啰音增多，肝肋下3.5 cm。

1. 该患儿最可能并发了（　　）。

A. 中毒性脑病　　　　　B. 急性呼吸衰竭　　　　　C. 脓气胸

D. 肺大疱　　　　　　　E. 急性心力衰竭

2. 此刻对该患儿治疗措施中最关键的是（　　）。

A. 大剂量使用镇静剂　　　B. 指导合理喂养　　　　　C. 使用利尿剂

D. 使用快速洋地黄制剂　　E. 进行物理降温

3. 患儿的输液速度应控制在每小时（　　）。

A. 1 mL/kg　　　　　　　B. 2.5 mL/kg　　　　　　　C. 5 mL/kg

D. 7.5 mL/kg　　　　　　E. 10 mL/kg

（4~6题共用题干）患儿10个月，以发热、咳嗽、气促就诊，体检：体温39.5 ℃，脉搏150次/分，呼吸50次/分，口周发绀，两肺有细湿啰音，诊断为肺炎。

4. 对该患儿应立即采取的护理措施是（　　）。

A. 调节病室的温、湿度　　B. 取舒适的平卧位　　　　C. 进行雾化吸入

D. 进行物理降温　　　　　E. 翻身、拍背、吸痰

5. 该患儿住院期间护士应重点观察的是（　　）。

A. 睡眠状况　　　　　　　B. 进食多少　　　　　　　C. 大小便次数

D. 咳嗽频率及轻重　　　　E. 脉搏、呼吸的改变

6. 入院时对该患儿家长进行健康指导的重点是（　　）。

A. 介绍肺炎的病因　　　　B. 指导合理喂养

C. 说明保持安静的重要　　D. 讲解肺炎的预防

E. 示范给患儿翻身、拍背的操作

（7~9题共用题干）患儿6岁，发热、咳嗽5天。有痰液且黏稠，不易咳出。体温38.0 ℃，呼吸24次/分，肺部有少许不固定细湿啰音。诊断为支气管炎。

7. 首选的护理诊断是（　　）。

A. 体温过高　　　　　　　B. 营养不足　　　　　　　C. 气体交换受损

D. 清理呼吸道无效　　　　E. 潜在并发症：心力衰竭

8. 该患儿的主要护理措施是（　　　　）。

　　A. 立即物理降温　　　　　　B. 给予适量止咳药　　　　C. 室内湿度应保持40%

　　D. 嘱患儿勿进食过饱　　　　E. 定时雾化吸入、排痰

9. 护士指导肺炎患儿家长拍背以协助排痰的顺序应是（　　　　）。

　　A. 由下向上、由外向内　　　B. 由上向下、由外向内　　　C. 由下向上、由内向外

　　D. 由下向上、由左向右　　　E. 由上向下、由右向左

三、简答题

1. 简述急性喉炎喉梗阻的分度。

2. 简述喘息性支气管炎的特点。

四、案例分析

患儿，女，9个月。因发热、咳嗽、咳痰3天入院。入院第二天患儿出现烦躁不安，面色苍白，气促，口唇青紫，不能平卧。

体征：体温39.0 ℃，脉搏180次/分，呼吸60次/分，吸气三凹征明显，双肺闻及固定湿啰音，心音低钝，肝肋下4 cm，质软。

辅助检查。血常规：白细胞（WBC）12×10^9/L，中性粒细胞（N）65%，淋巴细胞（L）30%。胸部X线提示：双肺可见斑片状阴影。

问题：

1. 该患儿的初步诊断是什么？

2. 请列出护理诊断及合作性问题。

3. 如何护理该患儿？

第八章　消化系统疾病患儿的护理

1. 掌握口炎和腹泻病的临床表现、护理诊断、护理措施、液体疗法常用溶液及配制、小儿液体疗法。
2. 熟悉口炎和腹泻病的健康史、辅助检查、治疗要点，以及小儿常见水、电解质和酸碱平衡紊乱。
3. 了解小儿消化系统解剖生理特点、小儿体液平衡的特点。
4. 学会按照护理程序对腹泻病患儿实施整体护理。

○ 重点、难点

第一节　小儿消化系统解剖生理特点

一、口腔

3~4个月以后婴儿可出现生理性流涎。3个月以下小儿唾液中淀粉酶分泌不足，不宜喂淀粉类食物。

二、食管和胃

婴儿胃呈水平位，贲门括约肌发育不成熟，幽门括约肌发育良好，易导致溢乳和呕吐。胃排空时间：水为1.5~2h，母乳为2~3h，牛乳为3~4h。

三、肠及肠道菌群

母乳喂养者以双歧杆菌占优势，人工喂养者以大肠杆菌（也称大肠埃希菌）为主。

四、肝脏

年龄越小，肝脏相对越大。婴幼儿正常肝脏可在右肋缘下1~2cm触及。

五、胰腺

6个月以内婴儿胰淀粉酶较低，1岁后才接近成人。

六、粪便

胎粪呈墨绿色，黏稠、无臭味；母乳喂养儿粪便为金黄色，糊状，不臭，呈酸性反应；人工喂养儿粪便为淡黄色，较干稠，有臭味。

第二节　口炎患儿的护理

一、病因

鹅口疮为白色念珠菌感染所致；疱疹性口炎为单纯疱疹病毒感染所致；溃疡性口炎由链球菌、金黄色葡萄球菌、肺炎链球菌、绿脓杆菌等引起。

二、临床表现

（一）鹅口疮

口腔黏膜上出现白色乳凝块样物，不易拭去。患处不痛，不流涎，一般无全身症状，不影响进食。

（二）疱疹性口炎

发热，体温可达38～40 ℃，在齿龈、舌、唇内、颊黏膜处出现成簇的小疱疹，疱疹迅速破溃后形成浅溃疡，上面覆盖黄白色渗出物。局部疼痛，拒食，流涎，烦躁，颌下淋巴结肿大。疱疹性口炎传染性强，常在托幼机构引起流行。

（三）溃疡性口炎

口腔黏膜充血水肿，之后发生糜烂或溃疡，上有纤维素性炎性渗出物形成的白色假膜，边界清楚，易拭去。局部疼痛，流涎，拒食，常发热可达39～40 ℃，颌下淋巴结肿大。

三、护理

鹅口疮患儿可用2%碳酸氢钠溶液清洁口腔，制霉菌素涂患处；疱疹性口炎患儿局部可用西瓜霜、锡类散等，也可涂疱疹净，预防继发感染可涂2.5%～5%金霉素鱼肝油；溃疡性口炎患儿先用3%过氧化氢溶液清洗溃疡面，后涂5%金霉素鱼肝油或锡类散。局部疼痛重者可在进食前局部涂2%利多卡因。涂药前先清洁口腔，涂药后勿立即饮水或进食。

第三节　腹泻病患儿的护理

一、病因

肠道内感染：轮状病毒是引起小儿秋冬季腹泻的最常见病原体，细菌性肠炎的主要病原体为致腹泻大肠杆菌属。

二、临床表现

病程在2周以内的为急性腹泻；病程2周至2个月为迁延性腹泻；病程在2个月以上为慢性腹泻。

1.轻型腹泻 多为饮食因素或肠道外感染引起，以消化道症状为主，无明显中毒症状及水、电解质和酸碱平衡紊乱。

2.重型腹泻

（1）消化道症状及全身中毒症状：表现为严重的消化道症状，全身中毒症状明显，高热或体温不升，烦躁不安，精神萎靡，嗜睡，甚至昏迷、惊厥。

（2）水、电解质、酸碱平衡紊乱。

3.不同病原体所致肠炎的临床特点

（1）轮状病毒肠炎：人类轮状病毒为小儿秋冬季腹泻的最常见的病原体，多见于6个月至2岁小儿。起病急，常伴发热和上呼吸道感染症状，大便呈水样或蛋花汤样，无腥臭味。

（2）大肠杆菌肠炎：多发生在5～8月气温较高季节。

4.迁延性腹泻和慢性腹泻

多与营养不良和急性期不彻底治疗有关，以人工喂养儿多见。

三、护理

调整饮食：严重呕吐者可暂禁食4～6 h（不禁水）。母乳喂养者继续喂哺母乳，可增加喂奶次数和时间，暂停或减少辅食；人工喂养儿6个月以内者牛奶应加米汤或水稀释，或用发酵奶（酸奶），6个月以上的婴儿可用平常已经习惯的饮食。病毒性肠炎患儿多有继发性双糖酶（主要是乳糖酶）缺乏，可暂停乳类喂养，改喂豆制代乳品或酸奶。

第四节　小儿液体疗法的护理

一、小儿体液平衡的特点

（一）体液的总量和分布
年龄越小，体液总量相对愈多，间质液量所占的比例也越大。

（二）体液的电解质组成
小儿体液的电解质组成与成人相似。出生后数日的新生儿血钾、氯、磷和乳酸偏高，血钠、钙和碳酸氢盐偏低。

（三）水的交换
小儿时期年龄越小，需水量相对越多。婴儿水的交换率比成人快3～4倍，所以婴儿对缺水的耐受力比成人差，更容易发生脱水。

（四）体液调节
小儿肾功能不成熟，体液调节功能较成人差，所以易出现水、电解质和酸碱平衡紊乱。

二、常用液体种类、成分及配制

（一）非电解质溶液
5%葡萄糖注射液为等渗液，10%葡萄糖注射液为高渗液。

（二）电解质溶液

1.0.9%氯化钠注射液（生理盐水）　为等渗液。

2.碱性溶液

（1）碳酸氢钠溶液：1.4%碳酸氢钠为等渗溶液，5%碳酸氢钠为高渗溶液。

（2）乳酸钠溶液：1.87%乳酸钠为等渗溶液，11.2%的乳酸钠须稀释6倍转为1.87%的等渗溶液。

3.氯化钾溶液　用于纠正低钾血症。常用10%氯化钾注射液，静脉滴注时稀释成0.2%～0.3%浓度。禁忌静脉直接推注含钾溶液。

4.混合溶液　将各种溶液按不同比例配制的溶液，用于不同液体疗法的需要。

5.口服补液盐（ORS）　氯化钠2.6 g、枸橼酸钠2.9 g、氯化钾1.5 g、葡萄糖13.5 g，加水1000 mL配成张力1/2的液体，含钾浓度为0.15%。可用于腹泻时脱水的预防，轻、中度脱水无明显循环障碍时补液及补充生理需要。

三、液体疗法

原则：

①三定原则：定输液总量，定溶液性质，定补液速度；②三先原则：先快后慢，先盐后糖，先浓后淡；③三见原则：见酸补碱，见尿补钾，见惊补钙。其他问题如纠正酸中毒、补钾、补充热能、补镁等。

（一）口服补液

适用于轻、中度脱水，无明显呕吐、腹胀、酸中毒者。预防脱水时可用ORS加等量温开水稀释成溶液，每日50～100 mL/kg少量多次服用；轻度脱水者用ORS溶液50～80 mL/kg，中度脱水者80～100 mL/kg，于8～12 h内服完，以补充累积损失量。

（二）静脉补液

适合中度以上脱水、吐泻严重或腹胀患儿。

1.第一天补液

（1）补液总量：分为累积损失量、继续损失量和生理需要量。

1）累积损失量：按脱水程度估计，轻度脱水者为50 mL/kg，中度脱水者为50～100 mL/kg，重度脱水者为100～120 mL/kg。

2）继续损失量：一般为10～40 mL/kg。

3）生理需要量：为60～80 mL/kg。

以上三部分液体量合计，第一个24 h应供给的液体总量为：轻度脱水者90～120 mL/kg，中度脱水者120～150 mL/kg，重度脱水者150～180 mL/kg。如为重度脱水伴有循环衰竭，首先应用20 mL/kg（总量最多不超过300 mL），用2：1等张含钠液，在0.5～1 h内输入，以扩充血容量。学龄前儿童和学龄儿童酌减1/4～1/3。

（2）液体种类：补充累积损失量时，应根据脱水的性质来确定补液的性质——低渗性脱水时补2/3张含钠液，等渗性脱水时补1/2张含钠液，高渗性脱水时补1/3～1/5张含钠液。

（3）补液速度：累积损失量应于8～12 h补完，继续损失量和生理需要量可在12～16 h内输入，如须扩容应在0.5～1 h内完成。

（4）纠正酸中毒：首选碳酸氢钠。

（5）纠正低钾：及时补钾。补钾时应注意以下问题：见尿补钾；含钾溶液严禁静推；静脉补钾浓度不能超过0.3%；每日静脉补钾时间不短于8 h，一般补钾须持续4～6天。能口服尽量口服补钾。

2.第二天补液　若第二天仍须静脉补充，只需补充继续损失量和生理需要量，以均匀的速度补给。

（三）液体疗法的护理

1.口服补液的护理　如患儿出现眼睑浮肿，应停服ORS溶液，改用母乳或白开水。浮肿消退后再继续服用。

2.静脉补液的护理

（1）严格掌握输液速度。

（2）密切观察病情：如补液合理，一般于补液后3～4 h应该排尿，此时说明血容量恢复，所以应注意观察和记录输液后首次排尿的时间、尿量。补液后24 h皮肤弹性恢复，眼窝凹陷消失，表明脱水已被纠正；补液后眼睑出现浮肿，可能是钠盐过多；补液后尿多而脱水未能纠正，可能是葡萄糖液补入过多，宜调整溶液中电解质的比例。

⊙ 自测题

一、填空题

1.根据体液丢失的量决定脱水程度，轻度脱水为_____，中度脱水为_____，重度脱水为_____。

2.低渗性脱水血钠为_____，等渗性脱水血钠为_____，高渗性脱水血钠为_____。

3.急性腹泻的病程是_____，迁延性腹泻的病程是_____，慢性腹泻的病程是_____。

4.口服补液盐溶液传统配方每升中含氯化钠_____，碳酸氢钠_____，氯化钾_____，葡萄糖_____。

5.秋冬季腹泻的病原体是_____。

二、选择题

A1型题

1.小儿生理性流涎出现的时间是（　　）。

　　A.1～2个月　　　　　　　B.3～4个月　　　　　　　C.5～6个月

　　D.7～12个月　　　　　　 E.12～18个月

2. 婴儿开始添加淀粉类食物的月龄是（　　　）。

　　A. 2个月　　　　　　　　　B. 3个月　　　　　　　　　C. 4个月

　　D. 5个月　　　　　　　　　E. 6个月

3. 疱疹性口腔炎与鹅口疮的共同特点是（　　　）。

　　A. 淋巴结肿大　　　　　　　B. 口腔黏膜损伤　　　　　　C. 疼痛、流涎

　　D. 发热　　　　　　　　　　E. 进食困难

4. 用碳酸氢钠溶液清洗口腔治疗鹅口疮，常用的浓度为（　　　）。

　　A. 1%　　　　　　　　　　　B. 1.5%　　　　　　　　　　C. 2%

　　D. 6%　　　　　　　　　　　E. 10%

5. 母乳喂养儿肠道的主要细菌是（　　　）。

　　A. 链球菌　　　　　　　　　B. 大肠杆菌　　　　　　　　C. 双歧杆菌

　　D. 变形杆菌　　　　　　　　E. 嗜酸杆菌

6. 人工喂养儿肠道的主要细菌是（　　　）。

　　A. 链球菌　　　　　　　　　B. 大肠杆菌　　　　　　　　C. 金黄色葡萄球菌

　　D. 变形杆菌　　　　　　　　E. 白色念珠菌

7. 下列哪种口腔炎应注意与健康儿隔离？（　　　）

　　A. 口角炎　　　　　　　　　B. 鹅口疮　　　　　　　　　C. 疱疹性口腔炎

　　D. 单纯性口腔炎　　　　　　E. 溃疡性口腔炎

8. 新生儿胎粪特点的是（　　　）。

　　A. 黏冻状、墨绿色、无臭味　　B. 糊状、金黄色、有酸味

　　C. 成形、淡黄色、有臭味　　　D. 稀糊状、黄绿色，每日4~5次

　　E. 成形、白陶土色、无臭味

9. 母乳喂养儿粪便特点的是（　　　）。

　　A. 黏冻状、深绿色、无臭味　　B. 糊状、金黄色、有酸味

　　C. 成形、淡黄色、有臭味　　　D. 稀糊状、黄绿色，每日4~5次

　　E. 成形、白陶土色、无臭味

10. 不符合生理性腹泻特点的是（　　　）。

　　A. 多见于6个月以上母乳喂养儿

　　B. 多见外观虚胖，面有湿疹

　　C. 出生后不久大便每天4~6次

　　D. 一般食欲、精神良好

　　E. 体重增长正常

11. 引起小儿秋季腹泻常见的病原体是（　　　）。

　　A. 腺病毒　　　　　　　　　B. 柯萨奇病毒　　　　　　　C. 轮状病毒

　　D. 合胞病毒　　　　　　　　E. 流感病毒

12. 疱疹性口腔炎的病原体是（　　　）。

    A. 白色念珠菌　　　　　　　　B. 单纯疱疹病毒　　　　　　　C. 链球菌

    D. 金黄色葡萄球菌　　　　　　E. 腺病毒

13. 鹅口疮的临床表现是（　　　）。

    A. 口腔黏膜弥漫性充血　　　　B. 溃疡表面有黄白色渗出物　　C. 有发热等全身中毒症状

    D. 因疼痛出现拒乳和流涎　　　E. 口腔黏膜有乳凝块样物

14. 引起婴幼儿夏季腹泻最常见的致病菌是（　　　）。

    A. 大肠埃希氏菌　　　　　　　B. 空肠弯曲菌　　　　　　　　C. 耶尔森菌

    D. 鼠伤寒沙门氏菌　　　　　　E. 变形杆菌

15. 金黄色葡萄球菌肠炎的粪便性状为（　　　）。

    A. 蛋花汤样便　　　　　　　　B. 黏液脓血便　　　　　　　　C. 海水样粪便

    D. 豆腐渣样便　　　　　　　　E. 果酱样粪便

16. 轮状病毒肠炎的粪便性状为（　　　）。

    A. 蛋花汤样便　　　　　　　　B. 黏液脓血便　　　　　　　　C. 海水样粪便

    D. 豆腐渣样便　　　　　　　　E. 果酱样粪便

17. 侵袭性大肠杆菌肠炎的粪便性状为（　　　）。

    A. 蛋花汤样便　　　　　　　　B. 黏液脓血便　　　　　　　　C. 海水样粪便

    D. 豆腐渣样便　　　　　　　　E. 果酱样粪便

18. 不属于轮状病毒肠炎特点的是（　　　）。

    A. 多见于6个月至2岁小儿　　B. 多发生于秋季　　　　　　　C. 常伴有上呼吸道症状

    D. 全身中毒症状不明显　　　　E. 大便有腥臭味

19. 真菌性肠炎的粪便性状为（　　　）。

    A. 蛋花汤样便　　　　　　　　B. 黏液脓血便　　　　　　　　C. 海水样粪便

    D. 豆腐渣样便　　　　　　　　E. 果酱样粪便

20. 不属于大肠埃希菌肠炎特点的是（　　　）。

    A. 多发生于秋季

    B. 全身中毒症状较明显

    C. 产毒性大肠埃希菌肠炎呈蛋花汤样便

    D. 侵袭性大肠埃希菌肠炎呈黏液脓血便

    E. 可发生水、电解质紊乱，酸中毒

21. 区别轻、重型婴幼儿腹泻的主要指标是（　　　）。

    A. 病程长短　　　　　　　　　B. 热度高低　　　　　　　　　C. 大便次数

    D. 呕吐次数　　　　　　　　　E. 有无水、电解质和酸碱平衡紊乱

22. 重度脱水与中度脱水的主要区别是（　　　）。

    A. 精神状态变化状况　　　　　B. 皮肤黏膜干燥情况　　　　　C. 前囟眼窝凹陷情况

    D. 眼泪尿量减少情况　　　　　E. 外周循环衰竭情况

23. 不符合中度脱水临床表现的一项是（   ）。

　　A. 精神明显萎靡　　　　　　　　B. 皮肤黏膜干燥　　　　　　C. 眼窝明显凹陷

　　D. 尿量明显减少　　　　　　　　E. 血压明显下降

24. 婴幼儿腹泻伴中度脱水其失水量约为体重的（   ）。

　　A. 1%～5%　　　　　　　　　　B. 5%～10%　　　　　　　　C. 10%～15%

　　D. 15%～20%　　　　　　　　　E. 以上都不是

25. 溃疡性口腔炎的病原体是（   ）。

　　A. 白色念珠菌

　　B. 柯萨奇病毒

　　C. 链球菌、金黄色葡萄球菌等

　　D. 轮状病毒

　　E. 单纯疱疹病毒

26. 中度等渗性脱水时，其失水量及血清钠浓度分别是（   ）。

　　A. <50 mL/kg，100～120 mmol/L　　　　B. 50～100 mL/kg，130～150 mmol/L

　　C. 100～120 mL/kg，>150 mmol/L　　　　D. 130～150 mL/kg，130～150 mmol/L

　　E. 130～150 mL/kg，<130 mmol/L

27. 小儿腹泻最常见的脱水类型是（   ）。

　　A. 低渗性脱水　　　　　　　　　B. 等渗性脱水　　　　　　　C. 高渗性脱水

　　D. 新生儿期高渗性脱水　　　　　E. 轻度营养不良伴等渗性脱水

28. 低渗性脱水是指脱水同时伴（   ）。

　　A. 血钾降低　　　　　　　　　　B. 血钠降低　　　　　　　　C. 血钙降低

　　D. 血镁降低　　　　　　　　　　E. 血磷降低

29. 小儿腹泻时容易发生休克的脱水类型是（   ）。

　　A. 高渗性脱水　　　　　　　　　B. 等渗性脱水　　　　　　　C. 低渗性脱水

　　D. 新生儿期高渗性脱水　　　　　E. 轻度营养不良伴等渗性脱水

30. 小儿鹅口疮的病原体是（   ）。

　　A. 腺病毒　　　　　　　　　　　B. 单纯疱疹病毒　　　　　　C. 链球菌

　　D. 金黄色葡萄球菌　　　　　　　E. 白色念珠菌

31. 判断酸中毒最有效的辅助检查是（   ）。

　　A. 测量体重　　　　　　　　　　B. 计算尿量　　　　　　　　C. 血钠浓度

　　D. 血钾浓度　　　　　　　　　　E. HCO_3^-测定值

32. 不属于婴幼儿腹泻导致代谢性酸中毒的原因是（   ）。

　　A. 腹泻丢失大量碱性物质　　　　　B. 腹泻致饥饿性酮症

　　C. 组织灌流不足，乳酸堆积　　　　D. 肾脏排酸能力不足

　　E. 频繁呕吐，丢失大量胃液

33. 婴幼儿腹泻时发生酸碱平衡紊乱的类型是（　　）。
　　A. 呼吸性酸中毒　　　　　　　　B. 代谢性酸中毒　　　　　　C. 呼吸性碱中毒
　　D. 代谢性碱中毒　　　　　　　　E. 混合性酸中毒

34. 重型腹泻不可能引起（　　）。
　　A. 低钠血症　　　　　　　　　　B. 低钾血症　　　　　　　　C. 低钙血症
　　D. 低镁血症　　　　　　　　　　E. 代谢性碱中毒

35. 不符合低钾血症临床表现的是（　　）。
　　A. 神经肌肉兴奋性增高　　　　　B. 精神萎靡　　　　　　　　C. 腱反射减弱
　　D. 肠鸣音减弱　　　　　　　　　E. 心电图出现U波

36. 下列婴幼儿腹泻的护理措施中，错误的一项是（　　）。
　　A. 做好床边隔离　　　　　　　　B. 加强臀红护理　　　　　　C. 调整饮食
　　D. 早期使用止泻剂　　　　　　　E. 纠正水、电、酸碱紊乱

37. 下列关于婴幼儿腹泻的饮食治疗，错误的一项是（　　）。
　　A. 母乳喂养患儿可继续哺乳，但暂停辅食
　　B. 人工喂养者可喂等量米汤或水稀释的牛奶
　　C. 严重呕吐者应禁食、禁水4～6 h
　　D. 病毒性肠炎应暂停乳类喂养，改为豆制代乳品
　　E. 腹泻停止后继续给予营养丰富的饮食

38. 重型腹泻患儿呕吐频繁时，禁食的时间一般为（　　）。
　　A. 6 h　　　　　　　　　　　　　B. 8 h　　　　　　　　　　C. 10 h
　　D. 12 h　　　　　　　　　　　　E. 14 h

39. 病毒性肠炎正确的治疗原则是（　　）。
　　A. 饮食和支持疗法为主　　　　　B. 使用庆大霉素　　　　　　C. 使用新青霉素
　　D. 使用制霉菌素　　　　　　　　E. 使用氨苄西林

40. 对于腹泻患儿，预防臀红最主要的护理措施是（　　）。
　　A. 暴露臀部皮肤　　　　　　　　B. 俯卧位
　　C. 大便后及时清洗臀部　　　　　D. 勤换尿布　　　　　　　　E. 臀部涂爽身粉

41. 下列婴幼儿腹泻的预防措施中，错误的一项是（　　）。
　　A. 提倡母乳喂养　　　　　　　　B. 科学添加辅食　　　　　　C. 断奶不限季节
　　D. 注意饮食卫生　　　　　　　　E. 注意气候变化

42. 小儿体液特点中正确的是（　　）。
　　A. 年龄愈小，体液占体重的百分比愈高
　　B. 年龄愈小，细胞内液量相对为多
　　C. 年龄愈小，每日水的交换量相对为少
　　D. 血清钠含量高于成人
　　E. 需水量同于成人

43. 小儿年龄越小、占体重的百分比越大的体液部分是（   ）。

    A. 细胞内液   B. 间质液   C. 血浆

    D. 脑脊液   E. 关节液

44. 新生儿体液总量占其体重的比例为（   ）。

    A. 50%   B. 60%   C. 70%

    D. 78%   E. 90%

45. 婴儿每日水的进出量约为细胞外液的（   ）。

    A. 1/2   B. 1/3   C. 1/5

    D. 1/7   E. 1/8

46. 小儿容易发生脱水的原因是（   ）。

    A. 胃酸较少   B. 消化酶分泌不足   C. 营养需求量大

    D. 免疫力低下   E. 水的交换量大

47. 小儿易发生水、电、酸碱平衡紊乱最重要的原因是（   ）。

    A. 肾功能不成熟   B. 肺功能不成熟   C. 神经发育不成熟

    D. 内分泌系统不成熟   E. 血浆缓冲系统不成熟

48. 属于非电解质溶液的是（   ）。

    A. 0.9%氯化钠溶液   B. 5%葡萄糖溶液   C. 1.4%碳酸氢钠溶液

    D. 复方氯化钠溶液   E. 4：3：2溶液

49. 属于等渗碱性溶液的是（   ）。

    A. 5%葡萄糖溶液   B. 0.9%氯化钠溶液   C. 1.4%碳酸氢钠溶液

    D. 5%碳酸氢钠溶液   E. 11.2%乳酸钠溶液

50. 纠正酸中毒首选的溶液是（   ）。

    A. 碳酸氢钠溶液   B. 乳酸钠溶液   C. 10%氯化钾溶液

    D. 0.9%氯化钠溶液   E. 5%葡萄糖溶液

51. 2：1等渗含钠溶液的组成是（   ）。

    A. 2份10%葡萄糖溶液：1份生理盐水

    B. 2份生理盐水：1份10%葡萄糖溶液

    C. 2份生理盐水：1份1.4%碳酸氢钠溶液

    D. 2份1.87%乳酸钠溶液：1份生理盐水

    E. 2份10%葡萄糖溶液：1份1.4%碳酸氢钠溶液

52. 4：3：2（2/3张）混合溶液的组成是（   ）。

    A. 4份10%葡萄糖、3份生理盐水、2份1.4%碳酸氢钠

    B. 4份生理盐水、3份10%葡萄糖、2份5%碳酸氢钠

    C. 4份5%葡萄糖、3份生理盐水、2份5%碳酸氢钠

    D. 4份生理盐水、3份5%葡萄糖盐水、2份11.2%乳酸钠

    E. 4份生理盐水、3份5%葡萄糖、2份1.4%碳酸氢钠

53. 口服补液盐溶液（传统配方）的张力是（　　　）。

A. 1/3张　　　　　　　　　B. 1/2张　　　　　　　　　C. 2/3张

D. 等张　　　　　　　　　　E. 高张

54. 下列混合溶液中属于1/4张含钠溶液的是（　　　）。

A. 1份生理盐水、3份5%葡萄糖

B. 2份生理盐水、3份5%葡萄糖、1份1.4%碳酸氢钠

C. 2份生理盐水、1份1.4%碳酸氢钠

D. 1份生理盐水、2份5%葡萄糖

E. 2份生理盐水、1份5%葡萄糖

55. 口服补液盐溶液在治疗腹泻患儿时适用于（　　　）。

A. 频繁呕吐者　　　　　　　B. 新生儿腹泻　　　　　　　C. 腹胀明显者

D. 重度脱水者　　　　　　　E. 轻、中度脱水者

56. 小儿腹泻合并重度脱水，第1天静脉补液总量为（　　　）。

A. 60～90 mL/kg　　　　　　B. 90～120 mL/kg　　　　　　C. 120～150 mL/kg

D. 150～180 mL/kg　　　　　E. 180～210 mL/kg

57. 婴儿腹泻当其脱水性质不明确时，第一天静脉补液应选择的含钠液是（　　　）。

A. 1/4张　　　　　　　　　B. 1/3张　　　　　　　　　C. 1/2张

D. 2/3张　　　　　　　　　E. 等张

58. 小儿腹泻，严重脱水，伴有明显的周围循环障碍者，扩容应首选（　　　）。

A. 2∶1等渗含钠液　　　　　B. 2∶3∶1液　　　　　　　C. 4∶3∶2液

D. 口服补液　　　　　　　　E. 生理盐水

59. 小儿腹泻时，静脉补液第一天补充的累积损失量约等于总量的（　　　）。

A. 1/4　　　　　　　　　　B. 1/3　　　　　　　　　　C. 1/2

D. 2/3　　　　　　　　　　E. 等于总量

60. 小儿腹泻静脉输液时，补充累积损失量的输液速度是（　　　）。

A. 2～4 mL/kg·h　　　　　　B. 5～7 mL/kg·h　　　　　　C. 8～10 mL/kg·h

D. 11～13 mL/kg·h　　　　　E. 14～16 mL/kg·h

61. 在小儿腹泻时每日所需液体的生理需要量是（　　　）。

A. 20～40 mL/kg　　　　　　B. 40～60 mL/kg　　　　　　C. 60～80 mL/kg

D. 80～100 mL/kg　　　　　E. 100～120 mL/kg

62. 婴儿腹泻经第1天静脉补液后脱水症状基本纠正，但仍有腹泻，第2天的处理是（　　　）。

A. 停止补液，恢复正常饮食

B. 继续补充累积损失量+生理需要量

C. 继续补充累积损失量+继续损失量

D. 补充继续损失量+生理需要量

E. 仅需补充生理需要量+补钾

A2型题

1. 患儿，女，1岁。因腹泻引起脱水须静脉补液，300 mL葡萄糖溶液中加10%氯化钾溶液，最多不得超过的量是（　　　）。

   A. 6 mL　　　　　　　　　　B. 8 mL　　　　　　　　　　C. 12 mL

   D. 10 mL　　　　　　　　　　E. 9 mL

2. 患儿2个月，母乳喂养，昨起添加营养米粉，当晚大便呈稀糊状，至今已3~4次，有酸味，多泡沫。该患儿大便情况提示（　　　）。

   A. 对淀粉类不消化　　　　　B. 对脂肪不消化　　　　　　C. 对蛋白质不消化

   D. 消化道出血　　　　　　　E. 先天性胆道梗阻

3. 患儿，男，3个月，母乳喂养。腹泻2个月，大便4~6次/天，稀或糊状，无脓血。食欲好，面有湿疹，体重5.8 kg。最可能的诊断是（　　　）。

   A. 迁延性腹泻　　　　　　　B. 慢性腹泻　　　　　　　　C. 生理性腹泻

   D. 饮食性腹泻　　　　　　　E. 感染性腹泻

4. 患儿，6个月。患鹅口疮5天。其首选的护理诊断/问题是（　　　）。

   A. 疼痛：与口腔黏膜炎症有关　　B. 营养失调：与拒食有关

   C. 体温过高：与感染有关　　　　D. 口腔黏膜改变：与感染有关

   E. 皮肤完整性受损：与感染有关

5. 新生儿，出生5天。因感染使用抗生素治疗，今日发现口腔内有乳凝块样附着物，诊断为鹅口疮。在清洁口腔时应选用（　　　）。

   A. 温开水　　　　　　　　　B. 生理盐水　　　　　　　　C. 2%碳酸氢钠溶液

   D. 3%过氧化氢溶液　　　　　E. 0.1%利凡诺溶液

6. 患儿，10 kg。呕吐、腹泻2天，皮肤弹性差，尿量明显减少，哭时泪少。该患儿的体液丧失量是（　　　）。

   A. 200 mL　　　　　　　　　B. 400 mL　　　　　　　　　C. 800 mL

   D. 1200 mL　　　　　　　　　E. 1500 mL

7. 患儿，10个月。腹泻、呕吐频繁，饮水少，烦躁、口渴。体重减轻8%，体温40 ℃，皮肤干，前囟、眼窝凹陷，肌张力高。可能的诊断是（　　　）。

   A. 中度等渗性脱水　　　　　B. 中度高渗性脱水

   C. 重度等渗性脱水　　　　　D. 重度高渗性脱水

   E. 重度低渗性脱水

8. 3个月婴儿，稀水便2天，每天10余次，伴呕吐、尿少，前囟凹陷，精神萎靡，呼吸深快，口唇樱红。该患儿应考虑腹泻伴有（　　　）。

   A. 休克　　　　　　　　　　B. 酸中毒　　　　　　　　　C. 中毒性脑病

   D. 低钾血症　　　　　　　　E. 低钙血症

9. 患儿，1岁。因婴儿腹泻重度脱水入院，经补液脱水基本纠正，但患儿精神萎靡，四肢无力，心音低钝，腹胀，腱反射减弱。此时应考虑为（   ）。

  A. 酸中毒   B. 低血糖症   C. 低钙血症

  D. 低镁血症   E. 低钾血症

10. 6个月婴儿，喂面条后发生腹泻两天，稀水样便5～6次/日，量中等，偶吐奶，尿量略减少，前囟及眼窝凹陷。下列护理措施错误的是（   ）。

  A. 口服抗生素   B. 暂停辅食   C. 继续喂母乳

  D. 加强臀部护理   E. 给予口服补液盐

11. 患儿，7个月。腹泻2天，稀水便，每天5～6次，呕吐2次，医生建议口服补液。下列口服补液盐喂养方法中，错误的是（   ）。

  A. 轻度脱水补液量50～80 mL/kg   B. 少量频服

  C. 脱水纠正后加等量水稀释   D. 新生儿不宜   E. 服用期间不能饮水

12. 一腹泻患儿，体重6 kg。中度脱水，血清钠135 mmol/L，第1天静脉补液总量约为（   ）。

  A. 360～540 mL   B. 540～720 mL   C. 720～900 mL

  D. 900～1080 mL   E. 1080～1260 mL

13. 患儿，8个月，呕吐腹泻3天入院。烦躁、口渴。前囟明显凹陷。口唇黏膜干燥，皮肤弹性较差。尿量明显减少。血清钠135 mmol/L。第1天静脉补液宜用（   ）。

  A. 2：1等渗液   B. 2：3：1液   C. 4：3：2液

  D. 口服补液盐   E. 生理盐水

14. 患儿，3岁，因腹泻1天入院。经静脉补液后出现明显的眼睑水肿，可能的原因是（   ）。

  A. 酸中毒未纠正   B. 碱中毒未纠正   C. 静脉补液量不足

  D. 输入葡萄糖溶液过多   E. 输入电解质溶液过多

15. 患儿，3岁，因腹泻1天入院。经静脉补液后脱水症状仍未纠正而尿较多，可能的原因是（   ）。

  A. 酸中毒未纠正   B. 碱中毒未纠正   C. 静脉补液量不足

  D. 输入葡萄糖溶液过多   E. 输入电解质溶液过多

A3/A4型题

（1～3题共用题干）患儿，9个月。呕吐、腹泻3天，尿量略少，皮肤弹性稍差，口唇微干，眼窝轻度凹陷。血清钠浓度为140 mmol／L。

1. 其脱水的程度为（   ）。

  A. 重度脱水   B. 无脱水   C. 中度脱水

  D. 极重度脱水   E. 轻度脱水

2. 该患儿失水约占其体重的（　　　）。

A. 5%以下　　　　　　　　　B. 8%　　　　　　　　　C. 10%

D. 12%　　　　　　　　　　E. 14%

3. 给该患儿补充累积损失量用ORS液，按体重计算入量应为（　　　）。

A. 20 mL/kg　　　　　　　B. 30 mL/kg　　　　　　C. 40 mL/kg

D. 50 mL/kg　　　　　　　E. 80 mL/kg

（4～6题共用题干）患儿，11个月。因呕吐、腹泻3天来院，初步诊断为婴儿腹泻伴重度等渗脱水。

4. 补充累积损失应选用下列哪种液体？（　　　）

A. 等张含钠液　　　　　　B. 1/2张含钠液　　　　　C. 1/5张含钠液

D. 1/3张含钠液　　　　　　E. 1/4张含钠液

5. 患儿经输液6 h后，脱水情况好转，开始排尿，但又出现精神萎靡、心音低钝、腹胀、肠鸣音减弱，这时应首先考虑为（　　　）。

A. 酸中毒未纠正　　　　　B. 中毒性肠麻痹　　　　C. 低血钾

D. 低血钙　　　　　　　　E. 低血镁

6. 如患儿需要补钾，应把氯化钾稀释至何种浓度而后静脉缓慢点滴？（　　　）

A. 0.2%～0.3%　　　　　　B. 0.3%～0.5%　　　　　C. 0.5%～1.0%

D. 1.0%～1.5%　　　　　　E. 1.5%～3.0%

（7、8题共用题干）患儿，1岁。呕吐，腹泻稀水便5天，1天来尿量极少，精神萎靡，前囟及眼窝极度凹陷，皮肤弹性差，四肢发凉，脉细弱，血清钠125 mmol/L。

7. 根据患儿脱水程度和性质，应首先给下列哪种液体？（　　　）

A. 2∶1等张含钠液　　　　　B. 1/2张含钠液

C. 1/3张含钠液　　　　　　D. 1/4张含钠液

E. 1/5张含钠液

8. 该患儿脱水程度与性质是（　　　）。

A. 中度低渗性脱水　　　　　B. 重度低渗性脱水

C. 中度等渗性脱水　　　　　D. 重度等渗性脱水

E. 中度高渗性脱水

（9、10题共用题干）患儿，男，1岁。呕吐、腹泻稀水便5天，一天来尿量极少，精神萎靡，前囟及眼窝极度凹陷，皮肤弹性差，四肢发凉，脉细弱，血清纳126 mmol/L。

9. 根据患儿脱水程度和性质，首先应给下列哪一种液体？（　　　）

A. 1/5张含钠液　　　　　　B. 1/4张含钠液

C. 1/3张含钠液　　　　　　D. 1/2张含钠液

E. 2∶1等张含钠液

10. 关于脱水患儿补液效果的观察，不正确的是（　　　）。

　　A. 及时记录第一次排尿时间及24 h出入量

　　B. 若患儿皮肤弹性及眼窝凹陷恢复，说明血容量已恢复

　　C. 若尿量多而脱水未纠正，说明葡萄糖比例过高

　　D. 若输液后出现眼睑水肿，说明电解质比例过高

　　E. 密切观察患儿脱水征象是否好转

（11～13题共用题干）患儿，女，11个月，腹泻3天，大便为蛋花汤样黏液，无腥臭味；无尿8 h，眼窝凹陷极明显；血清钠125 mmol/L，诊断为小儿秋季腹泻。

11. 该患儿感染的病原体主要是（　　　）。

　　A. 变形杆菌　　　　　　　B. 柯萨奇病毒　　　　　　C. 轮状病毒

　　D. 金黄色葡萄球菌　　　　E. 致病性大肠埃希菌

12. 脱水的程度和性质是（　　　）。

　　A. 中度低渗性脱水　　　　B. 中度等渗性脱水　　　　C. 重度等渗性脱水

　　D. 重度低渗性脱水　　　　E. 重度高渗性脱水

13. 次晨起观察到患儿出现四肢厥冷、脉弱、血压下降的情况，提示可能出现了（　　　）。

　　A. 贫血　　　　　　　　　B. 休克　　　　　　　　　C. 低钾血症

　　D. 低钙血症　　　　　　　E. 继发感染

三、简答题

1. 对鹅口疮、疱疹性口炎和溃疡性口炎进行鉴别（列表）。

2. 腹泻患儿的饮食护理有哪些？

3. 小儿腹泻的液体疗法原则是什么？

四、案例分析

患儿，女，11个月，因腹泻、呕吐3天伴无尿4 h，于2017年11月3日入院。每日排便10～12次，量多，呈蛋花汤样，无腥臭味，伴发热、呕吐、口渴。今日起烦躁不安，哭无泪，4 h未排尿。

体格检查：体温39.0 ℃，脉搏145次/分，呼吸35次/分，体重7.5 kg；前囟深凹，皮肤弹性极差，脉搏细速，四肢冰凉，肠鸣音减弱。

辅助检查：白细胞7×10^9/L，中性粒细胞0.43%；血清钠125 mmol/L。

问题：

1. 该患儿腹泻的可能原因是什么？

2. 请判断患儿脱水的程度和性质。

3. 最主要的护理诊断是什么？

4. 应首选何种液体进行抢救？

第九章　循环系统疾病患儿的护理

1. 掌握先天性心脏病的分类，先天性心脏病、病毒性心肌炎的临床表现、护理诊断、护理措施、健康教育。
2. 熟悉小儿循环系统解剖生理特点，先天性心脏病、病毒性心肌炎的辅助检查、治疗要点。
3. 了解先天性心脏病血液动力学改变、病毒性心肌炎发病机制。
4. 学会按照护理程序对先天性心脏病、病毒性心肌炎患儿实施整体护理。

○ 重点、难点

第一节　小儿循环系统解剖生理特点

一、心脏的胚胎发育

胚胎原始心脏于第2周开始形成；第4周时，心脏外形基本形成，并开始有循环作用，此时心房和心室是共腔；第8周房室中隔完全形成，成为具有4腔的心脏。故胚胎心脏发育的关键期是2~8周。

二、胎儿血液循环和出生后的改变

（一）胎儿血液循环

（1）胎儿的营养和气体交换是通过脐血管和胎盘与母体之间以弥散的方式进行交换。

（2）卵圆孔、动脉导管、静脉导管是胎儿血液循环中的特殊通道。

（3）胎儿左右心脏都向全身供血，肺处于压缩状态，几乎无有效的肺循环而只有体循环。

（4）胎儿除脐静脉是氧合血外，体内绝大部分为混合血。胎儿体内肝脏血氧含量最丰富，其次是心、脑及上肢，腹腔脏器及下肢血氧含量最低。

（二）出生后的血液循环改变

1.肺循环阻力下降　呼吸建立，肺泡扩张，肺循环阻力下降，肺血流量明显增多。

2.卵圆孔关闭　出生后，当左心房压力超过右心房时，卵圆孔功能性关闭；到5~7个月，解剖学上大多数闭合。

3.动脉导管关闭　足月儿约80%在出生24 h形成功能性关闭，约80%婴儿于出生后3个月、95%婴儿出生后1年内形成解剖性关闭。

三、正常各年龄小儿心脏、心率、血压的特点

（一）心脏重量、大小和位置

（1）小儿心脏相对较成人大。随着年龄的增长，心脏重量与体重的比值下降。

（2）小儿心脏的位置随年龄而变化。2岁以下小儿心脏位置较高并呈横位，心尖搏动在第四肋间锁骨中线外1~2 cm处；7岁以后心尖搏动在第五肋间左锁骨中线内0.5~1 cm处。

（二）心率

小儿心率随着年龄增长而逐渐减慢：新生儿为120~140次/分；1岁以内为110~130次/分；2~3岁为100~120次/分；4~7岁为80~100次/分；8~14岁为70~90次/分。

（三）血压

小儿血压偏低，但随年龄的增长逐渐升高。新生儿收缩压平均为60~70 mmHg；1岁以内为70~80 mmHg；2岁以后收缩压可按公式计算：收缩压（mmHg）≈年龄×2+80 mmHg，舒张压≈收缩压×2/3。

第二节　常见先天性心脏病患儿的护理

一、病因

（一）遗传因素（内在因素）

染色体易位和畸变单基因突变、多基因突变和先天性代谢紊乱。

（二）环境因素（外在因素）

主要为宫内感染，尤其是妊娠早期病毒感染。此外，孕母接触大剂量放射线、药物影响、患有代谢性疾病等也会引致胎儿患有先天性心脏病。

二、先天性心脏病分类

根据左右心腔或大血管间有无直接分流和临床有无皮肤青紫，将先天性心脏病分为3类：

（一）左向右分流型（潜伏青紫型）

常见的有室间隔缺损（先心病最常见类型）、房间隔缺损、动脉导管未闭。

（二）右向左分流型（青紫型）

常见的有法洛四联症〔四种畸形：肺动脉狭窄（最主要）、室间隔缺损、主动脉骑跨、右

心室肥厚〕和大动脉错位等。

（三）无分流型（无青紫型）

常见的有肺动脉狭窄、主动脉缩窄、右位心等。

三、临床表现

1.几种先天性心脏病的症状、体征

表9-1   部分常见先天性心脏病的特点

		室间隔缺损	房间隔缺损	动脉导管未闭	法洛四联症
分类		左向右分流型			右向左分流型
症状		生长发育落后，体格瘦小，面色苍白，乏力，气短，活动后心悸、多汗，喂养困难，易患呼吸道感染（如肺炎）。当剧哭、屏气、肺炎、心衰等时出现暂时性青紫。晚期形成梗阻性肺动脉高压时出现持续性青紫，即艾森曼格综合征。动脉导管未闭患儿表现为差异性青紫，即下半身青紫、左上肢轻度青紫、右上肢无青紫			口唇青紫（为最主要的症状，严重程度与肺动脉狭窄的程度成正比）、蹲踞现象、阵发性缺氧发作（呼吸困难、昏厥、抽搐等）
体征	杂音部位	胸骨左缘第3～4肋间	胸骨左缘第2～3肋间	胸骨左缘第2肋间	胸骨左缘第2～4肋间
	杂音性质	Ⅲ～Ⅳ级粗糙的全收缩期杂音	Ⅱ～Ⅲ级收缩期喷射性杂音	连续性机器样杂音	Ⅱ～Ⅲ级喷射性收缩期杂音
	震颤	有	无	有	可有
	P_2（肺动脉瓣听诊区第二心音）	亢进	亢进、固定分裂	亢进	减弱
	其他体征	无	无	周围血管征：毛细血管搏动征、水冲脉、股动脉枪击音	杵状指（趾）
并发症		反复呼吸道感染（尤其易患肺炎）、心力衰竭、亚急性细菌性心内膜炎			脑血栓、脑脓肿、亚急性细菌性心内膜炎
X线检查	肺动脉段	凸出	凸出	凸出	凹陷
	肺门舞蹈	有	有	有	无
	肺野	充血	充血	充血	清晰
	肺门阴影	增粗	增粗	增粗	缩小
	房室增大	右室、左房、左室	右、右室	左房、左室	右室大，靴形心

2.辅助检查   X线、超声波（最有助于诊断先天性心脏病的无创伤性的检查方法）、心导管检查、心血管造影等。

四、治疗要点

（一）内科治疗

1.休息   很重要，减轻心脏负担。

2.药物

（1）大剂量维生素C：清除氧自由基，改善心肌代谢及促进心肌恢复。

（2）能量合剂：加强心肌营养，改善心肌功能。

（3）1,6-二磷酸果糖（FDP）：改善心肌细胞能量代谢。

（4）大剂量丙种球蛋白。

（5）肾上腺皮质激素：改善心肌，减轻炎症反应。早期和轻症不用。

（二）外科治疗

左向右分流型：4～6岁。右向左分流型：2～3岁。

五、护理

（一）一般护理

1.环境 安静、温湿度适宜。

2.饮食 小婴儿喂哺时应抱起，取斜抱位间歇喂乳。喂哺要细心、耐心，每次喂乳时间可适当延长，乳头孔可稍大。亦可采用滴管哺养，必要时可在喂哺前先吸氧。喂哺应少量多餐。喂乳后取右侧卧位，以免发生呕吐、窒息。

3.休息 安排好患儿的作息时间，根据病情安排适当活动量。

（二）对症护理

1.预防感染 做小手术（如拔牙、扁桃体切除术）时，应给予抗生素预防感染性心内膜炎发生。除严重心力衰竭患儿外，应按时预防接种，预防传染病。

2.预防急性脑缺氧发作 防止法洛四联症的患儿因活动、哭闹、排便引起缺氧发作，一旦发生应将小儿置于膝胸卧位，给予吸氧，并与医生合作给予普萘洛尔、吗啡进行抢救治疗。法洛四联症的患儿出现蹲踞时不要强行拉起，应让患儿自然蹲踞和起立。

3.病情观察 法洛四联症患儿在夏季、多汗、发热或吐泻时应供给足够的液体，以防止脑血栓形成。观察有无偏瘫等脑栓塞的表现，一旦出现，立即报告医生，及时处理。

第三节 病毒性心肌炎患儿的护理

一、病因

病毒感染：柯萨奇病毒、埃可病毒、脊髓灰质炎病毒、腺病毒等。

二、临床表现

（一）症状

轻重不一，预后大多良好，重者发生心衰、心律失常、心源性休克，部分演变为扩心病。

新生儿患病进展快。

（二）体征

心脏轻度扩大，伴心动过速、心音低钝等。重者有心力衰竭征、休克征。

（三）辅助检查

（1）心电图：可见心律失常。

（2）心肌损害血生化指标：肌酸激酶（CK）、肌酸激酶同工酶（CK–MB）、乳酸脱氢酶（LDH）升高。

（3）超声心动图检查：心房、心室扩大。

（4）病毒学诊断。

（5）心肌活检："金标准"。

三、护理

强调休息重要性：急性期患儿卧床休息至热退后3～4周，病情基本稳定后，逐渐增加活动量，总休息时间不少于6个月。重症患儿心脏扩大及心力衰竭者，应卧床休息至心脏大小和心功能恢复正常后（半年至1年），根据具体情况逐渐增加活动量。

自测题

一、填空题

1. 胚胎心脏发育的关键时期是 _____ 。

2. 2岁以后小儿血压计算公式收缩压=_____ ，舒张压=_____ 。测量血压时血压计袖带的宽度应为上臂长度的 _____ 。

3. 法洛四联症的四种畸形分别为 _____ 、_____ 、_____ 、_____ 。

4. 左向右分流型先天性心脏病主要包括 _____ 、_____ 、_____ 。

二、选择题

A1型题

1. 先天性心脏病最主要的病因是（　　　）。

　　A. 宫内病毒感染　　　　　　B. 孕母接触放射线　　　　　　C. 孕母受药物影响

　　D. 孕母代谢性疾病　　　　　E. 孕母妊娠年龄较大

2. 胎儿时期的营养物质和气体交换是通过（　　　）。

　　A. 肺来完成　　　　　　　　B. 肝来完成　　　　　　　　　C. 肺动脉来完成

　　D. 门静脉来完成　　　　　　E. 胎盘和脐血管来完成

3. 有关小儿血压的说法及测量方法，错误的是（　　　）。

　　A. 血压与心搏出量及外周血管阻力有关

　　B. 小儿血压较成人为低

　　C. 测量血压袖带的宽度应为上臂长度的1/3

　　D. 舒张压为收缩压的2/3

　　E. 下肢血压比上肢高

4. 5岁小儿的收缩压为（　　　）。

　　A. 80 mmHg　　　　　　　　B. 85 mmHg　　　　　　　　C. 90 mmHg

　　D. 95 mmHg　　　　　　　　E. 100 mmHg

5. 新生儿期的小儿正常心率范围为（　　　）。

　　A. 70～90次/分　　　　　　B. 80～100次/分　　　　　　C. 100～120次/分

　　D. 120～140次/分　　　　　E. 110～130次/分

6. 95%的小儿动脉导管解剖闭合的年龄为（　　　）。

　　A. 3个月　　　　　　　　　B. 6个月　　　　　　　　　　C. 12个月

　　D. 24个月　　　　　　　　　E. 3岁

7. 以肺循环血量减少为主要病理特点的先天性心脏病是（　　　）。

　　A. 房间隔缺损　　　　　　　B. 法洛四联症　　　　　　　C. 室间隔缺损

　　D. 主动脉狭窄　　　　　　　E. 动脉导管未闭

8. 不属于左向右分流型先天性心脏病的共同特点的是（　　　）。

　　A. 潜在性紫绀　　　　　　　B. 肺循环血量增多　　　　　C. 体循环血量减少

　　D. 肺动脉高压　　　　　　　E. 胸骨右缘闻及舒张期杂音

9. 左向右分流型先天性心脏病最常见的并发症是（　　　）。

　　A. 支气管肺炎　　　　　　　B. 脑栓塞　　　　　　　　　C. 喉返神经麻痹

　　D. 咯血　　　　　　　　　　E. 亚急性细菌性心内膜炎

10. 属于无青紫型先天性心脏病的是（　　　）。

　　A. 主动脉缩窄　　　　　　　B. 室间隔缺损　　　　　　　C. 房间隔缺损

　　D. 法洛四联症　　　　　　　E. 动脉导管未闭

11. 不属于潜伏青紫型先天性心脏病的是（　　　）。

　　A. 肺动脉狭窄　　　　　　　B. 房间隔缺损　　　　　　　C. 室间隔肌部缺损

　　D. 室间隔膜部缺损　　　　　E. 动脉导管未闭

12. 先天性心脏病中最常见的类型是（　　　）。

　　A. 房间隔缺损　　　　　　　B. 室间隔缺损　　　　　　　C. 动脉导管未闭

　　D. 法洛四联症　　　　　　　E. 右位心

13. 动脉导管未闭有显著肺动脉高压时发生青紫的部位是（   ）。

    A. 左侧肢体　　　　　　　B. 右侧肢体　　　　　　　C. 上半身

    D. 下半身　　　　　　　　E. 全身

14. 不属于法洛四联症畸形组成的是（   ）。

    A. 肺动脉狭窄　　　　　　B. 室间隔缺损　　　　　　C. 主动脉骑跨

    D. 右心室肥大　　　　　　E. 房间隔缺损

15. 法洛四联症缺氧症状的程度取决于（   ）。

    A. 室间隔缺损大小　　　　B. 右心室肥大程度　　　　C. 主动脉骑跨程度

    D. 肺动脉狭窄程度　　　　E. 以上都不是

16. 最易并发脑脓肿的先天性心脏病是（   ）。

    A. 房间隔缺损　　　　　　B. 室间隔缺损　　　　　　C. 动脉导管未闭

    D. 法洛四联症　　　　　　E. 右位心

17. 最有助于诊断先天性心脏病的无创伤性的特殊检查方法是（   ）。

    A. X线检查　　　　　　　B. 心电图　　　　　　　　C. 超声心动图

    D. 心导管检查　　　　　　E. CT检查

18. 法洛四联症最突出的症状是（   ）。

    A. 发绀　　　　　　　　　B. 脑缺氧发作　　　　　　C. 蹲踞

    D. 脑血栓　　　　　　　　E. 杵状指

19. 动脉导管未闭的患儿生后1周内用以促进导管关闭的药物为（   ）。

    A. 吲哚美辛　　　　　　　B. 普萘洛尔　　　　　　　C. 吗啡

    D. 呋塞米　　　　　　　　E. 前列腺素抑制剂

20. 护理法洛四联症患儿，要注意保证入量，防止脱水。其目的是（   ）。

    A. 防止便秘　　　　　　　B. 防止休克　　　　　　　C. 防止血栓栓塞

    D. 防止心力衰竭　　　　　E. 防止肾功能衰竭

21. 房间隔缺损的临床特点是（   ）。

    A. 胸骨左缘2～3肋间收缩期喷射性杂音

    B. 毛细血管搏动，股动脉枪击声

    C. X线呈靴形心影

    D. 胸骨左缘3～4肋间响亮的全收缩期杂音

    E. 三尖瓣区舒张期杂音

22. 法洛四联症患儿合适的手术年龄为（   ）。

    A. 1～2岁　　　　　　　　B. 2～3岁　　　　　　　　C. 3～4岁

    D. 4～5岁　　　　　　　　E. 5～6岁

23. 病毒性心肌炎患儿在热退后，应卧床休息（　　）。

　　A. 1～2周　　　　　　　　B. 3～4周　　　　　　　　C. 5～6周

　　D. 3～4个月　　　　　　　E. 5～6个月

24. 病毒性心肌炎患儿在病情稳定后，可逐渐增加活动量，但总休息时间不少于（　　）。

　　A. 2个月　　　　　　　　　B. 3个月　　　　　　　　　C. 4个月

　　D. 5个月　　　　　　　　　E. 6个月

25. 在治疗病毒性心肌炎的药物中，用于清除自由基作用强的抗氧化剂是（　　）。

　　A. 维生素C　　　　　　　　B. FDP　　　　　　　　　C. 辅酶Q10

　　D. 丙种球蛋白　　　　　　　E. 糖皮质激素

A2型题

1. 2岁男孩，哭闹时口唇青紫，平静后口唇青紫消失，活动后气短，易患肺炎，发育落后于同龄儿。体格检查：胸骨左缘第3～4肋间闻及Ⅲ级全收缩期杂音，P_2亢进。该患儿应考虑（　　）。

　　A. 房间隔缺损　　　　　　　B. 室间隔缺损

　　C. 动脉导管未闭　　　　　　D. 法洛四联症

　　E. 肺动脉瓣狭窄

2. 6个月患儿诊断为法洛四联症。在一次哭闹后出现呼吸困难，随即昏厥，抽搐。其发生可能的原因是（　　）。

　　A. 呼吸衰竭　　　　　　　　B. 心力衰竭　　　　　　　C. 癫痫发作

　　D. 脑缺氧发作　　　　　　　E. 重度贫血

3. 5岁男孩，曾患过肺炎，当时出现口唇青紫，恢复后口唇青紫消失，初步考虑为左向右分流型先心病。对其实施的错误护理措施是（　　）。

　　A. 避免剧烈运动　　　　　　B. 取消免疫接种

　　C. 积极预防感染　　　　　　D. 防止心力衰竭

　　E. 合理安排学习

4. 患儿，8岁，先天性心脏病并发充血性心力衰竭，已服用地高辛维持治疗6个月。在准备给患儿服用地高辛时，必须先测量患儿的（　　）。

　　A. 体温　　　　　　　　　　B. 脉搏　　　　　　　　　C. 呼吸

　　D. 血压　　　　　　　　　　E. 意识

5. 患儿，2岁，诊断为动脉导管未闭。对该患儿做健康指导时，不妥的是（　　）。

　　A. 建立合理的生活制度　　　B. 充分运动，增强体质

　　C. 合理营养，促进生长　　　D. 预防呼吸道感染

　　E. 指导定期复诊

6. 患儿，男，4岁，患轻度室间隔缺损，尚未治疗。因龋齿须拔牙，医生在拔牙前给予抗生素，其目的是预防（   ）。

    A. 上呼吸道感染　　　　　　B. 牙龈炎　　　　　　　　C. 支气管炎

    D. 充血性心力衰竭　　　　　E. 感染性心内膜炎

7. 3岁女孩，平时易感冒，无发绀。体检：发育差，心前区隆起，胸骨左缘2~3肋间有Ⅱ~Ⅲ级喷射样杂音，P_2亢进，伴固定分裂。心电图提示右心房、右心室肥大。可能的诊断是（   ）。

    A. 房间隔缺损　　　　　　　B. 室间隔缺损　　　　　　C. 动脉导管未闭

    D. 法洛四联症　　　　　　　E. 肺动脉狭窄

8. 患儿，2岁，出生后即发现心脏有杂音，喂养困难，经常咳嗽，得过3次肺炎，活动后气促。体格检查：消瘦，胸骨左缘第2肋间可闻及连续性机器样杂音，血压96/40 mmHg，闻及股动脉枪击音。可能的诊断为（   ）。

    A. 房间隔缺损　　　　　　　B. 室间隔缺损　　　　　　C. 动脉导管未闭

    D. 法洛四联症　　　　　　　E. 肺动脉狭窄

9. 患儿，5岁，在门诊诊断为房间隔缺损，拟择期手术治疗。门诊护士对家属的健康教育要点，错误的是（   ）。

    A. 本病为一种先天性心脏病　　　B. 经过治疗，大多数情况下预后良好

    C. 治疗方案以手术为主　　　　　D. 男性多发病

    E. 术前注意保暖，避免着凉、感冒

10. 患者，女，9岁，患有先天性心脏病，应用强心苷类药物治疗。护士对其家长进行有关饮食营养的健康教育时，应强调多给患儿进食（   ）。

    A. 富含钠的食物　　　　　　B. 富含钾的食物　　　　　C. 富含钙的食物

    D. 富含镁的食物　　　　　　E. 富含铁的食物

A3/A4型题

（1、2题共用题干）3个月患儿，消瘦、多汗、气短，因"肺炎"住院治疗，体检中发现有心脏杂音，经X线、超声心动图等检查诊断为室间隔缺损。

1. 对其饮食护理正确的是（   ）。

    A. 可给高钠饮食

    B. 每餐宜喂饱，以保证营养

    C. 提供低蛋白等易消化饮食

    D. 喂哺后取仰卧位，以利于消化

    E. 喂哺过程中可暂停，给予休息

2. 其X线检查心脏应呈现（　　　）。

　　A. 右心房、右心室肥厚　　　　　　B. 左心房、左心室肥厚

　　C. 右心室肥厚呈靴形心　　　　　　D. 左心室、左心房、右心室肥厚

　　E. 左心房、左心室、右心房肥厚

（3～5题共用题干）患儿，女，3岁，发热、咳嗽2天，今晨哭闹后突然出现抽搐入院。自幼口唇青紫，目前患儿安静状态下也会出现心悸、呼吸困难。体格检查：体温37.8 ℃，咽充血，心前区隆起，胸骨左缘闻及心脏杂音，双肺无干湿啰音，指（趾）端发绀明显。心功能IV级。胸部X线检查，肺段凹陷，肺门血管影缩小，肺野透亮度增加，呈网状肺纹理，靴形心。

3. 该患儿可能患有先天性心脏病的类型是（　　　）。

　　A. 房间隔缺损　　　　　　　　　B. 室间隔缺损

　　C. 动脉导管未闭　　　　　　　　D. 法洛四联症

　　E. 肺动脉狭窄

4. 在就诊过程中，患儿突然出现晕厥、抽搐，应立即将患儿置于（　　　）。

　　A. 卧位　　　　　　　B. 抬高头肩部卧位　　　　　C. 平卧位

　　D. 胸膝卧位　　　　　E. 屈曲右侧卧位

5. 护士建议家长，该患儿最适宜的手术时机是（　　　）。

　　A. 立即　　　　　　　B. 择期　　　　　　　　　　C. 学龄前

　　D. 成年后　　　　　　E. 心功能改善后

三、简答题

1. 简述先天性心脏病的分类及常见疾病。

2. 如何指导病毒性心肌炎患儿休息？

四、案例分析

患儿，女，2岁，出生后半月出现口唇青紫，活动后气急，会走路后常常喜欢下蹲，并将大腿紧贴于腹部。患儿于今晨哭闹后出现阵发性呼吸困难、口唇青紫加重，烦躁，后出现晕厥，遂入院治疗。

体格检查：体温36.4℃，呼吸32次/分，脉搏128次/分，血压75/54 mmHg，体重11 kg，发育差，口唇、鼻尖、耳垂、指（趾）端发绀明显，杵状指，胸骨左缘2～4肋间闻及收缩期杂音，P_2减弱。

辅助检查：胸部X线提示靴形心，双肺纹理减少；心电图提示右心室肥大。

问题：

1. 该患儿的初步诊断是什么？

2. 请列出护理诊断及合作性问题。

3. 患儿入院后哭闹不安时上述症状加重，并出现晕厥，考虑该患儿发生什么情况？如何处理？

4. 该患儿喜欢下蹲的原因是什么？

第十章　泌尿系统疾病患儿的护理

1. 掌握急性肾小球肾炎和肾病综合征的临床表现、护理诊断、护理措施。
2. 熟悉急性肾小球肾炎和肾病综合征的病因、治疗原则。
3. 了解小儿泌尿系统解剖特点和生理特点。
4. 学会对急性肾小球肾炎和肾病综合征患儿的整体护理。

● 重点、难点

第一节　泌尿系统解剖生理特点

小儿排尿特点：①新生儿出生后48 h尿量为每小时1～3 mL/kg，婴儿为400～500 mL/d，幼儿为500～600 mL/d，学龄前期为600～800 mL/d，学龄期为800～1400 mL/d。②若新生儿尿量每小时<1.0 mL/kg、每小时<0.5 mL/kg为无尿。学龄儿童每日排尿量<400 mL、学龄前儿童<300 mL、婴幼儿<200 mL时为少尿，每日尿量少于30～50 mL为无尿。③尿细胞和管型：红细胞<3个/HP，白细胞<5个/HP，偶尔见透明管型。12 h尿细胞计数：红细胞<50万个、白细胞<100万个、管型<5000个为正常。

注：HP（每高倍视野下）。

第二节　急性肾小球肾炎患儿的护理

一、病因

感染后免疫反应，绝大多数为A组β溶血性链球菌感染后肾炎。

二、临床表现

起病前1～4周常有呼吸道及皮肤等链球菌前驱感染史。

（一）典型病例

1. 前驱感染　90%病例有链球菌的前驱感染，与呼吸道及皮肤感染有关。
2. 典型表现　①水肿：最早、最常见，一般仅累及眼睑及颜面部，呈非凹陷性；②血尿：

50%～70%患者有肉眼血尿；③蛋白尿；④高血压；⑤尿量减少。

3.严重表现　①严重的循环充血；②高血压脑病；③急性肾功能不全。

4.非典型表现　①无症状性急性肾炎；②肾外症状性急性肾炎；③以肾病综合征表现的急性肾炎。

（二）严重病例

常发生在起病1～2周内。除上述典型表现外，还有以下一项或多项表现。

1.严重循环充血　表现为尿少加剧、烦躁、呼吸增快，甚至呼吸困难、咳粉红泡沫痰、双肺湿啰音、心率增快，可有奔马律、肝大等。

2.高血压脑病　表现剧烈头痛、恶心呕吐、复视或一过性失明，严重者甚至惊厥、昏迷。血压（收缩压/舒张压）常在150～160/100～110 mmHg以上。

3.急性肾功能不全　表现为少尿或无尿，水肿加剧、氮质血症、电解质紊乱及代谢性酸中毒。

三、辅助检查

（一）尿液检查

尿红细胞增多，尿蛋白多为+～+++，可见多种管型。

（二）血液检查

常见轻度贫血，多为血液稀释所致。白细胞轻度升高或正常红细胞沉降率（ESR）多轻度增快。

（三）血清补体测定

诊断肾炎必要条件。病程早期血清C3明显降低，4～8周恢复正常。大于8周不恢复者应考虑其他肾小球疾病。

（四）抗链球菌溶血素"O"测定

链球菌感染的证据。多升高（早期用青霉素或脓皮病引起者可不升高），3～6个月后恢复正常。

（五）肾功能检查

合并急性肾功能不全时，肾功能和电解质可异常。

四、治疗

本病为自限性疾病，无特异性治疗方法。主要措施为对症处理、清除残留感染灶，加强护理，注意观察和防止急性并发症，保护肾功能。控制链球菌感染和清除病灶一般应用青霉素肌注，如对青霉素过敏改用红霉素。

五、护理措施

（一）休息

起病2周内卧床休息，减轻心脏负荷，改善肾脏血流量，防止严重并发症的发生。有高血压和心力衰竭者，要绝对卧床休息，护理人员应协助其一切生活护理。水肿消退、血压正常、肉眼血尿消失者，可下床轻微活动。病后2～3个月离心尿液高倍视野红细胞10个以下、血沉正常者可上学，但要避免剧烈活动；12 h尿沉渣计数（Addis计数）正常后，可恢复正常活动。

（二）饮食管理

给予高糖、高维生素、适量蛋白质和脂肪的低盐饮食。高糖饮食可防止体内蛋白质分解，但加重氮质血症。患者急性期1～2周内，应控制食物中的氯化钠摄入量，每日1～2 g；水肿消退后每日3～5 g。水肿严重尿少、氮质血症者，应限制水及蛋白质的摄入。用简单易懂的语言向患儿及家长讲解饮食治疗的重要性。避免食用含钠零食。水肿消退、血压恢复正常后，逐渐由低盐饮食过渡到普通饮食。因小儿生长发育快，对盐及蛋白质的需要较高，不宜过久限制。

（三）观察病情

（1）每周测体重2次；水肿严重者每天测体重1次，观察水肿变化的程度。每周留晨尿2次，进行尿常规检查。准确记录24 h的液体出入量。

（2）观察患儿有无头疼、呕吐、眼花或一过性失明、惊厥等症状，提示有发生高血压脑病可能，应及时通知医生。

（3）密切观察患儿生命体征的变化。水肿严重者如出现烦躁不安、呼吸困难、心率增快、不能平卧、肺底可闻湿性啰音、肝脏增大等，要立即报告医生，立即让患儿半卧位，给予吸氧、遵医嘱给予利尿剂。

（4）密切观察药物的作用及不良反应，尤其是降压药物及利尿剂。

（5）健康教育：医护人员要充满信心，态度和蔼，关心体贴患儿，使患儿消除紧张心理。讲解有关肾炎知识，增强患儿和家长战胜疾病的信心。

第三节　肾病综合征患儿的护理

一、病因

这是一组多原因所致肾小球基底膜通透性增高，导致大量血浆蛋白自尿丢失引起的一组临床症候群。临床特征为全身高度水肿、大量蛋白尿、低蛋白血症和高脂血症。

二、临床表现

水肿为最常见且突出的症状，开始于眼睑、面部，渐及四肢全身，多呈可凹性。

三、辅助检查

（一）尿液检查

尿蛋白定性：+++～++++。定量：≥50 mg/（kg·d）。

（二）血液检查

总蛋白＜50 g/L，白蛋白＜30 g/L。总胆固醇＞5.7 mmol/L，单纯型肾病血补体C3一般正常，部分肾炎型肾病血补体C3可持续降低。

四、并发症

（1）感染：是本病最常见的并发症，也是病情加重和复发的主要诱因，以呼吸道感染最常见。

（2）电解质紊乱与低血容量休克。

（3）血栓形成：临床上常见的是肾静脉血栓。

（4）急性肾衰竭。

（5）肾小管功能障碍。

五、治疗

本病采用以糖皮质激素为主的综合治疗。

（一）糖皮质激素

泼尼松2 mg/（kg·d），用药原则：初量足、减量慢、维持久、个体化。分短程（8周）、中程（6个月）、长程（9个月或以上）疗法，国内提倡中长程疗法。

（二）免疫抑制剂

主要用于肾病综合征频繁复发、激素依赖、激素耐药者及不能耐受激素的病例。首选药物是环磷酰胺。

（三）利尿

水肿较重伴少尿者。

（四）其他治疗

抗凝治疗、预防并积极治疗并发症。

六、护理措施

（一）一般护理

1.休息　严重水肿、高血压时须卧床休息，一般情况下正常活动，以防血栓形成。

2.饮食　除严重水肿、高血压暂时限盐、限水外，不主张长期低盐或无盐饮食。蛋白质摄入量控制在1.5～2 g/（kg·d），以优质蛋白为主，注意补钙、维生素D及微量元素。

（二）对症护理

1.预防皮肤损伤　避免皮肤受压、擦伤、溃疡，严重阴囊水肿时应用棉垫或丁字带托起。

2.预防感染　对患儿实行保护性隔离，入院后分室收治。

（三）药物护理

（1）肾上腺皮质激素：是单纯性肾病治疗的首选药物，用药过程中应注意观察患儿有无继发性库欣综合征、胃肠道反应、诱发或加重感染、骨质疏松及高血压等情况发生。

（2）在免疫抑制剂使用过程中应注意患儿有无胃肠道反应、出血性膀胱炎、脱发、白细胞减少等情况发生，有严重不良反应时报告医生，并遵医嘱减量或停药。

（四）观察病情

（1）密切观察患儿水肿、血压、体重、腹围变化情况，每天测体重1次，观察水肿变化的程度。每天进行尿蛋白定性检查1次。准确记录24 h的液体出入量。注意观察患儿有无电解质失常及血栓形成的表现，发现异常情况及时报告医生并遵医嘱积极处理。

（2）健康教育：医护人员要充满信心，态度和蔼关心体贴患儿，使患儿消除紧张心理。讲解激素治疗对本病的重要性，使患儿和家长主动配合与坚持按计划用药，指导家长做好出院后的家庭护理。

第四节 急性泌尿道感染患儿的护理

一、病因

尿路感染的病原菌绝大多数是革兰阴性杆菌，主要是大肠杆菌。尿路感染最常见的感染途径是上行性感染。

二、临床表现

症状不典型，不同年龄段有不同的临床表现。

三、辅助检查

尿培养及菌落计数：此项检查是诊断尿路感染的主要依据，最好是在抗生素应用之前连续两次培养。中段尿培养菌落计数 $>10^5$/ml可诊断，菌落数 $10^4 \sim 10^5$/ml可疑，$<10^4$/ml为污染。

四、治疗要点

急性期：卧床休息，多饮水，对症处理。

基本方法：选择有效的、不良反应小的抗生素治疗。

五、护理措施

（一）一般护理

（1）维持体温正常，鼓励患儿多饮水，必要时药物降温。

（2）饮食：多吃高热量、富含蛋白质和维生素的食物。

（3）保持会阴部的卫生。

（二）药物护理

抗感染治疗：选择抗菌谱广、泌尿道浓度高、不良反应少的抗生素。

（三）观察病情

（1）仔细观察患儿的全身情况及排尿情况的变化。

（2）正确收集并及时送检尿标本。

○ 自测题

一、填空题

1. 急性肾小球肾炎的典型临床表现有 _____ 、_____ 、_____ 、_____ 。
2. 急性肾小球肾炎患儿上学的指征是 _____ ，恢复正常活动的时间是 _____ 。
3. 急性肾小球肾炎并发高血压脑病的首选治疗药物是 _____ 。
4. 小儿少尿的标准分别是婴幼儿 _____ ，学龄前儿童 _____ 和学龄儿 _____ 。

二、选择题

A1型题

1. 不属于小儿泌尿系统解剖特点的是（   ）。

    A. 肾脏位置偏低，2岁以内体格检查可触及

    B. 输尿管长而弯曲，易受压及扭曲

    C. 膀胱位置偏高，尿液充盈时可触及

    D. 女婴尿道较短，容易发生逆行性感染

    E. 男婴尿道较长，且常有包茎，不易发生逆行性感染

2. 小儿出生后最初几天尿色较深，放置后有红褐色沉淀。此为（   ）。

    A. 盐类结晶   B. 红细胞   C. 管型沉淀

    D. 尿酸盐结晶   E. 白细胞

3. 急性肾小球肾炎的疾病性质是（   ）。

    A. 感染后免疫性炎症   B. 病毒直接感染肾脏

    C. 细菌直接感染肾脏   D. 单侧肾脏化脓性炎症

    E. 双侧肾脏化脓性炎症

4. 急性肾小球肾炎的典型临床表现为（   ）。

    A. 少尿、血尿、水肿、高血压   B. 蛋白尿、血尿、高血压、氮质血症

    C. 贫血、氮质血症、高血压、水肿   D. 尿频、尿急、尿痛等尿路刺激征

    E. 蛋白尿、低蛋白血症、高血脂、水肿

5. 不属于肾病综合征四大特征的是（   ）。

    A. 大量蛋白尿   B. 低蛋白血症   C. 不同程度的水肿

    D. 高脂血症   E. 高血压

6. 原发性肾病综合征病儿水肿的主要原因是（   ）。

    A. 蛋白质合成障碍   B. 低白蛋白血症   C. 高脂血症

    D. 循环血量不足   E. 肾小管重吸收蛋白障碍

7. 肾病综合征发病或复发最常见的诱因是（   ）。

    A. 呼吸道感染   B. 劳累   C. 预防接种

    D. 血尿素氮、肌酐短期增高   E. 抗链球菌溶血素"O"升高

8. 不属于急性肾炎的护理诊断是（　　　）。

    A. 体液过多　　　　　　　　B. 体液过少　　　　　　　　C. 营养失调

    D. 排尿异常　　　　　　　　E. 活动无耐力

9. 在治疗急性肾小球肾炎时，错误的治疗原则是（　　　）。

    A. 急性期1～2周内应卧床休息　　B. 酌情限制钠盐、蛋白质、水的摄入

    C. 长期大量使用青霉素　　　　　D. 利尿降压对症治疗

    E. 防止急性期严重症状

10. 急性肾炎伴高血压脑病时的治疗应首选（　　　）。

    A. 硝普钠　　　　　　　　　B. 脱水剂　　　　　　　　C. 吸氧

    D. 镇静剂　　　　　　　　　E. 心痛定

11. 在静脉滴注硝普钠的过程中，应随时监测（　　　）。

    A. 呼吸　　　　　　　　　　B. 心率　　　　　　　　　C. 血压

    D. 脉搏　　　　　　　　　　E. 体温

12. 肾病综合征发病或复发最常见的诱因是（　　　）。

    A. 呼吸道感染　　　　　　　B. 劳累　　　　　　　　　C. 预防接种

    D. 湿疹　　　　　　　　　　E. 枯草热

13. 单纯性肾病的临床特征是（　　　）。

    A. 持续血尿　　　　　　　　B. 持续高血压　　　　　　C. 高度水肿

    D. 选择性蛋白尿　　　　　　E. 激素治疗无效

14. 不符合单纯性肾病特点的是（　　　）。

    A. 多于2～7岁起病　　　　　B. 男孩发病多于女孩

    C. 镜检红细胞小于10个/HP　　D. 无高血压和氮质血症

    E. 免疫学检查出现补体下降

15. 肾病综合征患者尿蛋白一般为（　　　）。

    A. <50 mg/（kg·d）　　　B. >50 mg/（kg·d）　　　C. >100 mg/（kg·d）

    D. >2.5 g/（kg·d）　　　E. >3.5 g/（kg·d）

16. 原发性肾病综合征最常见的并发症为（　　　）。

    A. 感染　　　　　　　　　　B. 电解质紊乱　　　　　　C. 高凝状态及血栓形成

    D. 急性肾衰竭　　　　　　　E. 生长迟缓

17. 急性肾小球肾炎患儿在疾病早期突发惊厥，最可能的原因是（　　　）。

    A. 高热惊厥　　　　　　　　B. 低钙惊厥　　　　　　　C. 高血压脑病

    D. 低血糖症　　　　　　　　E. 高钾血症

18. 急性肾小球肾炎患儿，应选择的饮食是（　　　）。

    A. 无盐、高糖、高蛋白　　　B. 低盐、高糖、高蛋白

    C. 低盐、高糖、低蛋白　　　D. 高盐、高糖、低蛋白

    E. 低盐、普通饭

19. 判断急性肾小球肾炎患儿可以下床散步的标准是（　　　）。

 A. 尿常规正常   B. 血沉补体正常

 C. 血压下降，肉眼血尿消失 D. 尿液Addis计数正常

 E. 抗链球菌溶血素"O"效价正常

20. 婴儿少尿的标准是每日尿量少于（　　　）。

 A. 200 mL   B. 100 mL   C. 50 mL

 D. 300 mL   E. 400 mL

21. 儿童新鲜尿沉渣镜检时，每高倍视野下红细胞数应少于（　　　）。

 A. 5个   B. 2个   C. 1个

 D. 3个   E. 4个

A2型题

1. 患儿，8岁，2周前曾患扁桃体炎，近日眼睑浮肿，尿少，有肉眼血尿，血压18/12 kPa。应考虑的疾病是（　　　）。

 A. 急性肾炎   B. 慢性肾炎   C. 单纯性肾病

 D. 肾炎性肾病   E. 急进性肾炎

2. 一患儿，9岁，因急性肾小球肾炎入院。2天后尿少、水肿加重，伴呼吸困难，两肺有湿性啰音，心律奔马律，肝脏增大。这可能并发了（　　　）。

 A. 支气管肺炎   B. 急性肾功能衰竭 C. 高血压脑病

 D. 严重循环充血   E. 电解质紊乱

3. 10岁男孩因急性肾炎入院，突然头痛眼花，手足抽搐，血压20/16 kPa。治疗应首先给予（　　　）。

 A. 肌注安定   B. 肌注利血平   C. 吸氧

 D. 使用硝普钠   E. 脱水剂使用

4. 某患儿因急性肾小球肾炎而住院治疗，并卧床休息。其什么时候可以下床活动？（　　　）

 A. 1～2周，肉眼血尿消失，血压正常 B. 2～3周，肉眼血尿消失，血压正常

 C. 3～4周，血沉正常   D. 4～5周，血沉正常，尿液Addis计数正常

 E. 5周以上，尿液Addis计数正常

5. 某急性肾炎患儿经正规治疗，一般情况好转。该患儿可考虑上学的时机是（　　　）。

 A. 血压正常   B. 血沉正常   C. 浮肿消退

 D. 血尿消失   E. 尿常规正常

6. 8岁患儿因颜面水肿、头痛、头晕就诊。尿液检查：蛋白2+，红细胞20个/HP，诊断为急性肾小球肾炎。对该患儿正确的处理是（　　　）。

 A. 低盐、高糖、高蛋白饮食 B. 低盐、高糖、低蛋白饮食

 C. 给大剂量青霉素   D. 给镇痛药

 E. 适当下床活动，防血栓形成

7. 患儿，男，6岁，因面部水肿2周，拟诊肾病综合征收住院。现患儿阴囊皮肤薄而透明，水肿明显。应采取的措施是（　　）。

A. 绝对卧床休息　　　　　　　　　B. 高蛋白饮食

C. 严格限制水的入量　　　　　　　D. 保持床铺清洁、柔软

E. 用丁字带托起阴囊

8. 患儿，男，10岁。确诊肾病综合征2年，激素耐药，现予以环磷酰胺冲击治疗。护理人员应特别注意观察的不良反应是（　　）。

A. 高血压　　　　　　B. 出血性膀胱炎　　　　　C. 库欣综合征

D. 骨质疏松　　　　　E. 静脉血栓

9. 男，4岁。尿少3天，晨起眼睑水肿，下肢凹陷性水肿，查尿蛋白（+++），红细胞0~3个/HP，血压100/70 mmHg。最可能的诊断是（　　）。

A. 肾炎性肾病　　　　　B. 急进性肾炎　　　　　C. 单纯性肾病

D. 急性肾炎　　　　　　E. 慢性肾炎

10. 8岁肾病综合征女孩，因水肿、尿少，给予利尿消肿治疗，患儿发生腹胀、乏力、膝反射减弱，心音低钝，心电图出现U波。治疗中须及时补充下列哪种制剂？（　　）

A. 钾盐　　　　　　　B. 钙剂　　　　　　　C. 镁剂

D. 钠盐　　　　　　　E. 维生素B_1

11. 5岁女孩，颜面四肢水肿2个月，血压120/80 mmHg，查尿常规：蛋白（+++），红细胞15个/HP，血总蛋白40 g/L，白蛋白25 g/L。该患儿首先考虑的诊断是（　　）。

A. 急性肾炎　　　　　　　　B. 慢性肾炎　　　　　　C. 急进性肾炎

D. 单纯性肾病综合征　　　　E. 肾炎性肾病综合征

A3/A4型题

（1~3题共用题干）患儿，4岁，全身严重凹陷性水肿，24 h尿蛋白定量0.15 g/kg，血清蛋白（白蛋白）10 g/L，血胆固醇9.2 mol/L，诊断为单纯性肾病。

1. 该患儿当前最主要的护理诊断是（　　）。

A. 焦虑　　　　　　　B. 排尿异常　　　　　C. 体液过多

D. 活动无耐力　　　　E. 体温过高

2. 该患儿不会发生的并发症是（　　）。

A. 低钠血症　　　　　B. 感染　　　　　　C. 心力衰竭

D. 低钾血症　　　　　E. 静脉血栓形成

3. 该患儿正确的治疗及护理是（　　）。

A. 适当户外活动　　　　　　B. 饮食不必限盐

C. 禁用环磷酰胺　　　　　　D. 尽量避免皮下注射

E. 口服泼尼松总疗程不超过8周

（4～6题共用题干）患儿，男，5岁，因全身浮肿，以肾病综合征入院。体检：面部、腹壁及双下肢浮肿明显，阴囊水肿明显，囊壁变薄透亮。化验检查，尿蛋白（++++），胆固醇升高，血浆蛋白降低。

4. 该患儿当前最主要的护理诊断是（　　　）。

    A. 焦虑　　　　　　　　　　B. 排尿异常　　　　　　　　C. 体液过多

    D. 活动无耐力　　　　　　　E. 体温过高

5. 目前给予最主要的护理措施是（　　　）。

    A. 口服泼尼松　　　　　　　B. 无盐饮食　　　　　　　　C. 低蛋白饮食

    D. 高脂肪饮食　　　　　　　E. 肌内注射给药

6. 若病情好转，出院时健康指导应强调（　　　）。

    A. 介绍本病的病因　　　　　B. 说明本病的治疗反应　　　C. 饮食护理注意事项

    D. 说明不能剧烈活动的重要性　E. 讲解预防复发的注意事项

（7～9题共用题干）患儿，男，8岁。以少尿、深棕色尿，伴颜面部水肿3天就诊。体格检查：血压140/86 mmHg，水肿呈非凹陷性。实验室检查：尿蛋白（++），镜检尿红细胞满视野。血红蛋白100 g/L，抗链球菌溶血素O（ASO）滴度升高，血清补体下降。

7. 该患儿最可能的诊断为（　　　）。

    A. 急性肾小球肾炎　　　　　B. 慢性肾小球肾炎　　　　　C. 单纯性肾病综合征

    D. 肾炎性肾病综合征　　　　E. 急进性肾炎

8. 与本病关系密切的病史为（　　　）。

    A. 2天来腹泻　　　　　　　B. 2周前腰部外伤　　　　　C. 2周前扁桃体炎

    D. 1天来腹痛　　　　　　　E. 2个月前尿路感染

9. 有关该患儿的饮食管理，正确的是（　　　）。

    A. 供给低糖、低热量饮食

    B. 尿少时控制食盐摄入，每日不超过9 g

    C. 严重水肿时除限制盐的摄入外，还应限制水的摄入

    D. 氮质血症时控制蛋白质入量，每日1.5 g/kg

    E. 尿量增加、水肿消退、血压正常后，仍须坚持低蛋白饮食，以防病情反复

（10～12题共用题干）8岁男孩，2周前患猩红热，近3天来尿量减少，尿色似洗肉水，眼睑水肿，伴头痛恶心，血压20/14 kPa，下肢轻度水肿，尿检见大量红细胞，尿蛋白（+～++），C3降低。

10. 该患儿首先考虑的诊断是（　　　）。

    A. 肾炎性肾病　　　　　　　B. 单纯性肾病　　　　　　　C. 急性肾小球肾炎

    D. 慢性肾炎　　　　　　　　E. 急性尿路感染

11. 该患儿目前最可能发生的情况是（　　　）。

    A. 急性肾功能不全　　　　　B. 水、电解质平衡紊乱　　　C. 脑膜炎

    D. 脑脓肿　　　　　　　　　E. 高血压脑病

12. 对该患儿不正确的护理措施是（　　）。

    A. 定期查尿常规   B. 监测血压变化

    C. 限制水钠入量   D. 严格卧床休息

    E. 多饮水

（13～15题共用题干）患儿，男，5岁，因全身浮肿，以肾病综合征入院。体格检查：面部、腹壁及双下肢浮肿明显，阴囊水肿明显，囊壁变薄透亮。化验检查：尿蛋白（++++），胆固醇升高，血浆蛋白降低。

13. 该患儿当前最主要的护理诊断是（　　）。

    A. 焦虑   B. 排尿异常   C. 体液过多

    D. 活动无耐力   E. 体温过高

14. 目前给予最主要的护理措施是（　　）。

    A. 泼尼松   B. 无盐饮食   C. 低蛋白饮食

    D. 高脂肪饮食   E. 肌内注射给药

15. 若病情好转，出院时健康指导应强调（　　）。

    A. 介绍本病的病因   B. 说明本病的治疗反应

    C. 饮食护理注意事项   D. 说明不能剧烈活动的重要性

    E. 讲解预防复发的注意事项

（16～18题共用题干）患儿，女，8岁，因反复水肿、尿少4周入院。查：血压90/68 mmHg，尿蛋白（+++），尿红细胞3～5个/HP，尿白细胞0～3个/HP，血浆白蛋白25 g/L，胆固醇（Ch）9 mmol/L，血尿素氮（BUN）7 mmol/L。采用泼尼松短中长疗法，现已口服泼尼松15 mg，每日三次（tid），共8周。近1周来，尿蛋白阴性。

16. 该患儿可能的诊断是（　　）。

    A. 尿路感染

    B. 病毒性肾炎

    C. 急性肾小球肾炎并高血压脑病

    D. 急性肾炎并尿路感染

    E. 肾病综合征

17. 下一步治疗应（　　）。

    A. 改用免疫抑制剂   B. 利尿

    C. 激素减量，改为隔日顿服   D. 继续用原量

    E. 加用免疫抑制剂

18. 肾病综合征最常见的表现（　　）。

    A. 水肿   B. 尿中有蛋白尿   C. 血压变化

    D. 胆固醇升高   E. 补体C3升高

三、简答题

1. 简述肾小球肾炎患儿的护理措施。

2. 简述肾病综合征的治疗要点。

四、病案分析

9岁男孩，10天前咽痛，今天发现颜面水肿，伴头痛，服中药后呕吐两次，傍晚忽然四肢抽搐，持续7~8 min，就诊时呈昏睡状。

体格检查：血压（BP）150/100 mmHg，心率（P）110次/分，昏睡状。

实验室检查。尿常规：尿蛋白（++），红细胞计数（RBC）：++/HP，白细胞计数（WBC）：5~7个/HP，上皮细胞0~5个/HP，血常规：血红蛋白（Hb）106 g/L，白细胞计数（WBC）8×10^9/L，中性粒细胞（N）0.62，淋巴细胞（L）0.38。

问题：

1. 请写出初步诊断。

2. 请写出主要护理措施。

第十一章 血液系统疾病患儿的护理

学习目标与任务

1. 掌握贫血的分度，营养性缺铁性贫血和营养性巨幼细胞性贫血的病因、临床表现、护理诊断、护理措施。
2. 熟悉小儿造血的特点、营养性缺铁性贫血和营养性巨幼红细胞性贫血的治疗要点。
3. 了解营养性缺铁性贫血和营养性巨幼红细胞性贫血的发病机制。
4. 学会对营养性缺铁性贫血和营养性巨红细胞性贫血患儿的整体护理。

重点、难点

第一节　小儿造血与血液特点

一、造血特点

（一）胚胎期造血

开始于卵黄囊，分为三期：

1. 中胚叶造血期　约自胚胎第三周开始。
2. 肝脾造血期　约自胚胎6～8周开始，4～5个月达高峰，6个月后逐渐消退，约出生时停止。约8周脾参与造血，主要产生红细胞、粒细胞、淋巴细胞、单核细胞，第5个月脾脏造红细胞和粒细胞功能逐渐减退，仅保留造淋巴细胞功能。
3. 骨髓造血期　自胎儿第4个月开始造血，并成为胎儿后期主要造血器官，出生后2～5周后骨髓成为唯一的造血场所。

（二）出生后造血

1. 骨髓造血　出生后主要是骨髓造血，婴幼儿期所有骨髓均为红髓。5～7岁，红髓多于黄髓。成年时黄髓多于红髓。黄髓具有潜在的造血功能，当需要增加造血时，黄髓转化成红髓造血。
2. 骨髓外造血　当发生感染性或溶血性贫血等造血需要增加时，肝、脾和淋巴结恢复到胎儿时的造血状态，出现肝、脾、淋巴结肿大。同时外周血中可出现幼稚的中性粒细胞。

二、血液特点

红细胞数与血红蛋白量：胎儿期较高，出生后减低。生理性贫血：婴儿生长发育迅速，循环血量迅速增加等因素，红细胞数和血红蛋白量逐渐降低，至2~3个月时红细胞降至3.0×10^{12}/L左右，血红蛋白量降至110 g/L左右，出现轻度贫血。

第二节　小儿贫血

一、小儿贫血的定义

单位容积末梢血中的红细胞数或血红蛋白量低于正常值，即为贫血。血红蛋白在新生儿期<145 g/L、1~4个月时<90 g/L、4~6个月时<100 g/L者为贫血。6世界卫生组织标准规定：6月~6岁血红蛋白<110 g/L者、6~14岁血红蛋白<120 g/L者为贫血。海拔每升高1000 m，血红蛋白上升4%。

二、贫血的分度

血红蛋白90~120 g/L为轻度，60~90 g/L为中度，30~60 g/L为重度，小于30 g/L为极重度；新生儿血红蛋白120~144 g/L为轻度，90~120 g/L为中度，60~90 g/L为重度，小于60 g/L为极重度。

第三节　营养性缺铁性贫血患儿的护理

一、病因

（一）先天性储铁不足

早产儿、双胎、胎儿失血、孕母患缺铁性贫血可致胎儿储存铁减少。

（二）铁摄入不足

食物中铁供应不足是导致小儿缺铁性贫血的主要原因。

（三）生长发育快

婴儿期、青春期的儿童生长发育快，早产儿生长发育更快，其铁的需要量相对增多，易发生缺铁。

（四）铁丢失过多

用未经加热的鲜牛奶喂养婴儿、肠息肉、膈疝、钩虫病常因慢性小量肠出血，致铁丢失过多。慢性腹泻、反复感染可减少铁的吸收，增加铁消耗，影响铁利用。

（五）铁吸收减少

饮食搭配不合理影响铁的吸收，胃肠炎或消化道畸形、慢性腹泻可减少铁的吸收。

二、临床表现

任何年龄均可发病，以6个月至2岁婴幼儿多见。起病缓慢。

（一）一般表现

皮肤黏膜逐渐苍白，以唇、口腔黏膜、甲床最明显。易乏力。

（二）骨髓外造血反应

肝、脾可轻度肿大。年龄越小，病程越长，贫血越重，肝、脾肿大越明显。

（三）非造血系统表现

消化系统（异食癖、口炎）、心血管系统（贫血时心率加快，重者心力衰竭）、神经系统（注意力不集中、易激怒）、其他（反甲）。

三、辅助检查

（一）血常规

血红蛋白降低、红细胞降低，呈小细胞低色素性贫血。

（二）骨髓象

增生活跃，以中、晚幼红细胞增生为主。

（三）有关铁代谢的检查

血清铁蛋白低于12 μg/L，是诊断铁减少期（ID）的敏感指标。

四、治疗要点

（一）祛除病因

（二）服用铁剂

常用硫酸亚铁、富马酸铁，口服不能耐受或吸收不良者采用注射铁剂，如右旋糖酐铁。

（三）输血治疗

一般不输血，重度贫血尤其发生心衰或合并感染或急需外科手术可输注浓缩红细胞。

五、护理措施

（一）合理安排休息与活动

注意休息，适量活动。对严重贫血者，应根据其活动耐力下降程度制定休息方式、活动强度及每次活动持续时间。

（二）合理安排饮食

提倡母乳喂养，及时添加含铁丰富的食物；帮助纠正不良饮食习惯；合理搭配患儿的膳食，让家长了解动物血、黄豆、肉类含铁较丰富，是防治缺铁性贫血的理想食品；对早产和低体重儿自2个月左右给予铁剂，每日2 mg/kg，每天不超过15 mg。

（三）指导正确应用铁剂

观察疗效与副作用：①告知家长铁剂每日需求量，掌握正确计量和疗程，避免中毒。②铁剂对胃肠道的刺激，可引起胃肠不适及疼痛、恶心、呕吐、便秘或腹泻，故口服铁剂从小剂量开始，在两餐之间服药。服铁剂后，牙往往黑染，可用吸管或服药后漱口；大便呈黑色或柏油样，停药后恢复正常，应向家长说明其原因，消除顾虑。③可与维生素C同服，以利吸收。④注射铁剂时应精确计算剂量，分次深部肌肉注射，更换注射部位，以免引起组织坏死。⑤观察疗效：12～24 h铁剂治疗有效者，36～48 h后骨髓出现红系增生现象。网织红细胞2～3天后上升，5～7天达高峰，2～3周后降至正常；血红蛋白1～2周后逐渐上升，3～4周达到正常。如服药无效，应查找原因。

（四）健康教育

讲解本病的病因、护理要点、预防知识。合理搭配饮食，纠正不良饮食习惯。介绍服用铁剂时注意事项。

第四节　营养性巨幼细胞性贫血患儿的护理

一、病因

（一）摄入不足

羊乳喂养儿未及时添加辅食。

（二）需要量增加

生长发育迅速使需要量增加。

（三）吸收代谢障碍

小肠病变、内因子缺乏、长期服用广谱抗生素等。

二、临床表现

（一）外观

多见于6个月至2岁的婴幼儿。多呈虚胖，或伴颜面轻度水肿，毛发稀黄，严重者可有皮肤出血点或瘀斑。

（二）贫血表现

轻中度贫血占大多数，面色蜡黄，睑结膜、口唇、指甲等处苍白，常伴肝、脾肿大。

（三）精神、神经症状

维生素B_{12}缺乏者表情呆滞，对外界反应迟钝，智力及动作发育落后，常有倒退现象；严重者可见肢体、躯干、头部或全身震颤，甚至抽搐、共济失调、踝阵挛及感觉异常，叶酸缺乏者不发生神经系统症状，但可导致精神异常。

三、辅助检查

（一）血常规

红细胞下降较血红蛋白下降更显著，呈大细胞性贫血。

（二）血涂片

红细胞较正常为大，中央淡染区不明显。中性粒细胞体增大、分叶过多（≥5叶），亦可见巨大血小板。

（三）骨髓象

增生活跃，红系明显增生，各系细胞均呈巨幼变。

（四）血生化检查

血清维生素B_{12}<100 ng/L或叶酸水平<3 μg/L。

四、治疗要点

（1）一般治疗。

（2）病因治疗。

（3）补充维生素B_{12}或叶酸。

（4）对症治疗。

五、护理措施

（一）合理安排休息与活动

注意休息，适量活动。

（二）合理安排饮食

提倡母乳喂养，及时添加含维生素B_{12}丰富的食物，帮助纠正不良饮食习惯，合理搭配患儿的膳食。

（三）健康教育

讲解本病的病因、护理要点、预防知识。

自测题

一、填空题

1. 小儿生后造血包括 _____ 和 _____ 。

2. 生理性贫血是指2～3个月时红细胞数降低至 _____ ，血红蛋白量降至 _____ 左右，出现轻度贫血，呈自限性。

3. 血红蛋白的低限在6个月至6岁为 _____ ，6～14岁为 _____ 低于此值者为贫血。

4. 营养性缺铁性贫血临床上以 _____ 、 _____ 和 _____ 为特点。

二、选择题

A1型题

1. 出生前人体最早的造血场所是（ ）。

  A. 卵黄囊   B. 肝脏   C. 脾脏

  D. 淋巴结   E. 骨髓

2. 骨髓造血开始于（　　　　）。

　　A. 胚胎第1个月　　　　　　　　B. 胚胎第2个月　　　　　　　　C. 胚胎第3个月

　　D. 胚胎第4个月　　　　　　　　E. 出生后

3. 出生后人体主要的造血场所是（　　　　）。

　　A. 卵黄囊　　　　　　　　　　　B. 肝脏　　　　　　　　　　　　C. 脾脏

　　D. 淋巴结　　　　　　　　　　　E. 骨髓

4. 骨髓外造血的表现有（　　　　）。

　　A. 肝脾肿大　　　　　　　　　　B. 淋巴结肿大

　　C. 外周血出现有核红细胞　　　　D. 外周血出现幼稚粒细胞　　　E. 以上都是

5. 不属于营养性巨幼细胞性贫血的神经精神症状是（　　　　）。

　　A. 表情呆滞反应迟钝　　　　　　B. 智力动作发育落后

　　C. 智力常有倒退现象　　　　　　D. 肌张力降低、腱反射消失

　　E. 肢体、头部、躯干及全身颤抖

6. 缺乏维生素B_{12}与缺乏叶酸所致的营养性巨幼细胞性贫血的区别在于（　　　　）。

　　A. 贫血症状　　　　　　　　　　B. 肝脾肿大　　　　　　　　　　C. 血象改变

　　D. 骨髓象改变　　　　　　　　　E. 精神神经症状

7. 不属于营养性巨幼细胞性贫血血象特点的是（　　　　）。

　　A. 红细胞数的减少比较明显　　　B. 血红蛋白量的降低较不明显

　　C. 红细胞呈现巨幼变　　　　　　D. 白细胞、血小板计数减少

　　E. 呈现小细胞、低色素

8. 伴有神经精神症状的营养性巨幼细胞性贫血首选的药物是（　　　　）。

　　A. 铁剂　　　　　　　　　　　　B. 维生素B_{12}　　　　　　　　C. 叶酸

　　D. 维生素C　　　　　　　　　　E. 地西泮

9. 不属于小儿生理性贫血的原因是（　　　　）。

　　A. 小儿生长发育迅速　　　　　　B. 小儿造血贮备不足　　　　　　C. 红细胞生成素减少

　　D. 循环血量迅速增加　　　　　　E. 出生后骨髓外造血

10. 生理性贫血出现在小儿出生后（　　　　）。

　　A. 1个月以内　　　　　　　　　B. 2～3个月　　　　　　　　　　C. 4～6个月

　　D. 7～9个月　　　　　　　　　　E. 9个月以后

11. 小儿中性粒细胞与淋巴细胞比值第一次相等（第一次交叉）的年龄是（　　　　）。

　　A. 4～6天　　　　　　　　　　　B. 4～6周　　　　　　　　　　　C. 4～6个月

　　D. 4～6岁　　　　　　　　　　　E. 6岁以后

12. 新生儿血容量约占体重的比例是（　　　　）。

　　A. 4%　　　　　　　　　　　　　B. 6%　　　　　　　　　　　　　C. 8%

　　D. 10%　　　　　　　　　　　　E. 12%

13. 小儿营养性贫血好发的年龄是（　　）。

　　A. 2～3个月　　　　　　　　B. <6个月　　　　　　　　C. 6个月至2岁

　　D. 2～3岁　　　　　　　　　E. >6岁

14. 婴幼儿最常见的贫血是（　　）。

　　A. 感染性贫血　　　　　　　B. 失血性贫血　　　　　　　C. 溶血性贫血

　　D. 营养性缺铁性贫血　　　　E. 营养性巨幼红细胞性贫血

15. 小儿营养性缺铁性贫血最常见的原因是（　　）。

　　A. 先天储铁不足　　　　　　B. 铁的摄入不足　　　　　　C. 铁的丢失过多

　　D. 铁的吸收障碍　　　　　　E. 铁的代谢障碍

16. 更容易发生营养性缺铁性贫血的一类小儿是（　　）。

　　A. 早产儿　　　　　　　　　B. 巨大儿　　　　　　　　　C. 正常足月儿

　　D. 大于胎龄儿　　　　　　　E. 以上都不是

17. 营养性缺铁性贫血区别于其他营养性贫血的主要临床特点是（　　）。

　　A. 多发生于婴幼儿　　　　　B. 皮肤黏膜进行性苍白　　　C. 肝脾、淋巴结肿大

　　D. 小细胞低色素性贫血　　　E. 头晕、眼花、耳鸣、记忆力减退

18. 营养缺乏性贫血时肝脾肿大的原因是（　　）。

　　A. 心力衰竭　　　　　　　　B. 铁剂缺乏　　　　　　　　C. 蛋白质缺乏

　　D. 维生素B_{12}缺乏　　　　　E. 骨髓外造血

19. 不符合有关营养性缺铁性贫血铁代谢检查的指标是（　　）。

　　A. 血清铁减少　　　　　　　B. 总铁结合力降低　　　　　C. 血清铁蛋白降低

　　D. 转铁蛋白饱和度降低　　　E. 储存铁减少

20. 判断铁剂治疗营养性缺铁性贫血的疗效，早期最可靠的指标是（　　）。

　　A. 面色改变　　　　　　　　B. 食欲情况　　　　　　　　C. 心率快慢

　　D. 血红蛋白量　　　　　　　E. 网织红细胞升高

21. 使用铁剂治疗营养性缺铁性贫血患儿，其疗程为（　　）。

　　A. 血红蛋白恢复正常　　　　B. 红细胞恢复正常　　　　　C. 网织红细胞恢复正常

　　D. 血红蛋白正常后两个月　　E. 终生服用

22. 口服铁剂治疗营养性缺铁性贫血的最佳时间是（　　）。

　　A. 餐前　　　　　　　　　　B. 餐时　　　　　　　　　　C. 餐后

　　D. 两餐之间　　　　　　　　E. 随意

23. 营养性巨幼细胞性贫血所缺乏的营养物质是（　　）。

　　A. 缺乏热能、蛋白质　　　　B. 缺乏维生素A　　　　　　C. 缺乏铁

　　D. 缺乏维生素D　　　　　　E. 缺乏维生素B_{12}、叶酸

24. 不属于营养性巨幼细胞性贫血的病因是（　　）。

　　A. 长期羊乳喂养　　　　　　B. 长期使用广谱抗生素　　　C. 慢性腹泻

　　D. 生长发育迅速　　　　　　E. 维生素C摄入增加

25. 营养性巨幼细胞贫血常伴有神经、精神症状，其原因是（　　　　）。

    A. 维生素B_{12}除参与造血外，还参与神经髓鞘脂蛋白的合成

    B. 叶酸除参与造血外，还参与神经髓鞘脂蛋白的合成

    C. 叶酸缺乏造成红细胞DNA合成不足

    D. 维生素B_{12}缺乏导致中性粒细胞杀菌作用减弱

    E. 维生素B_{12}使某些酶类活性降低

26. 不属于营养性巨幼细胞性贫血的神经精神症状是（　　　　）。

    A. 表情呆滞反应迟钝　　　　　　　　　B. 智力动作发育落后

    C. 智力常有倒退现象　　　　　　　　　D. 肌张力降低、腱反射消失

    E. 肢体、头部、躯干及全身颤抖

27. 缺乏维生素B_{12}与缺乏叶酸所致的营养性巨幼细胞性贫血的区别在于（　　　　）。

    A. 贫血症状　　　　　　　　B. 肝脾肿大　　　　　　　　C. 血象改变

    D. 骨髓象改变　　　　　　　E. 精神神经症状

28. 不属于营养性巨幼细胞性贫血血象特点的是（　　　　）。

    A. 红细胞数的减少比较明显　　　　　　B. 而血红蛋白量的降低较不明显

    C. 红细胞呈现巨幼变　　　　　　　　　D. 白系、血小板系均有不同程度的巨幼变

    E. 呈现小细胞、低色素

29. 下列食物含铁量最低的是（　　　　）。

    A. 猪血　　　　　　　　　　B. 猪肝　　　　　　　　　　C. 鸡蛋黄

    D. 黄豆　　　　　　　　　　E. 菠菜

30. 用铁剂治疗贫血时，可同时服用（　　　　）。

    A. 牛乳　　　　　　　　　　B. 茶水　　　　　　　　　　C. 咖啡

    D. 钙剂　　　　　　　　　　E. 维生素C

31. 错误的营养性缺铁性贫血的护理措施是（　　　　）。

    A. 提倡母乳喂养，及时添加富含铁的辅食

    B. 早产儿自4个月起给予铁剂

    C. 严重贫血患儿适当限制活动

    D. 指导服用铁剂从小剂量开始逐渐增加

    E. 每次肌肉注射铁剂应更换部位

A2型题

1. 10个月双胎之一男婴，因食欲差就诊，体格检查：欠活泼，面色稍苍白，面部无明显消瘦，两个月前曾间断腹泻，测体重6.5 kg，身长73 cm，腹部皮下脂肪厚0.6 cm，四肢肌张力尚可。测血红蛋白为93 g/L。该患儿可能的诊断是（　　　　）。

    A. 正常儿　　　　　　　　　　B. 营养不良伴轻度贫血

    C. 营养不良伴中度贫血　　　　D. 营养不良伴重度贫血

    E. 营养不良伴极重度贫血

2. 患儿，女，10个月，牛奶喂养，未加辅食，近半月患儿皮肤渐苍白，进食少，不愿活动，血象血红蛋白（HB）100 g/L，红细胞（RBC）3.08×10^{12}/L。为明确贫血的原因，下列哪项检查具有早期诊断价值？（　　　）

A. 骨髓穿刺　　　　　　　　　　B. 红细胞游离原卟啉测定

C. 血清铁测定　　　　　　　　　D. 血清铁蛋白的测定

E. 总铁结合力测定

3. 患儿，11个月，近1个月面色渐苍白，该患儿出生时为足月顺产，生长发育正常，未患过任何疾病，母乳喂养，其母孕期和哺乳期身体均健康，该患儿经检查诊断为缺铁性贫血。其缺铁的主要原因是什么？（　　　）

A. 先天储铁不足　　　　　B. 铁摄入量不足　　　　　C. 生长发育过快

D. 铁吸收障碍　　　　　　E. 铁丢失过多

4. 8个月男婴，因面色苍白3个月入院，诊断为营养性缺铁性贫血。护理评估其发病与以下喂养方式无关的是（　　　）。

A. 单纯母乳喂养　　　　　B. 单纯牛乳喂养　　　　　C. 单纯羊乳喂养

D. 单纯米糊喂养　　　　　E. 母乳加含铁辅食喂养

5. 10个月小儿，牛乳喂养，未加辅食，近两个月来面色渐黄，肝肋下2 cm，脾肋下0.5 cm，血红蛋白80 g/L，红细胞体积小，中心淡染。对该患儿正确的治疗措施是（　　　）。

A. 急症输血　　　　　　　B. 用维生素B_{12}　　　　　C. 口服叶酸

D. 口服铁剂　　　　　　　E. 保肝治疗

6. 患儿，9个月，面色蜡黄，虚胖，手足颤抖，肝肋下2 cm，红细胞2.3×10^{12}/L，血红蛋白90 g/L。其首要的护理诊断/问题是（　　　）。

A. 有感染的危险　　　　　　　　B. 生长发育的改变

C. 营养失调，低于机体需要量　　D. 活动无耐力

E. 知识缺乏

7. 1岁小儿，母乳喂养，未加辅食，近两个月来嗜睡，反应差，手足头震颤，面色蜡黄，智力倒退，血红蛋白70 g/L，红细胞3×10^{12}/L。对该患儿正确的判断是（　　　）。

A. 营养性缺铁性贫血（轻度）　　B. 营养性巨幼细胞性贫血（中度）

C. 混合性贫血（轻度）　　　　　D. 溶血型贫血（轻度）

E. 婴儿生理性贫血

8. 3个月小儿，早产，腹泻2天，平时母乳喂养，面色苍白，肝肋下1 cm，血象血红蛋白70 g/L，红细胞3×10^{12}/L，白细胞8.6×10^{9}/L，分类为正常范围。除诊断婴儿腹泻外，其贫血可能是（　　　）。

A. 溶血性贫血　　　　　　　　　B. 营养性缺铁性贫血

C. 营养性巨幼细胞性贫血　　　　D. 再生障碍性贫血

E. 生理性贫血

A3/A4型题

（1~3题共用题干）8个月女婴，母乳喂养，未加辅食，近1个月来面色苍黄，智力及动作发育倒退，无发热。血常规提示：血红蛋白80 g/L，红细胞3×10^{12}/L。红细胞平均体积（MCV）65 fl，平均红细胞血红蛋白量（MCH）23 pg，红细胞平均血红蛋白浓度（MCHC）30%，红细胞大小不等，以小细胞为主。

1. 为明确诊断，对该患儿首选的检查项目是（　　　）。

　　A. 脑电图检查　　　　　　　　　　B. 血清铁检查　　　　　　　　C. T_3、T_4检查

　　D. 血维生素B_{12}检查　　　　　　　E. 脑脊液检查

2. 该患儿最可能的诊断是（　　　）。

　　A. 脑发育不全　　　　　　　　　　B. 呆小病

　　C. 营养性缺铁性贫血　　　　　　　D. 化脓性脑膜炎

　　E. 营养性巨幼细胞性贫血

3. 对该患儿正确的护理措施是（　　　）。

　　A. 抗生素治疗　　　　　　　　　　B. 肌注维生素B_{12}　　　　　　C. 口服铁剂

　　D. 使用甲状腺素　　　　　　　　　E. 口服维生素C

（4~6题共用题干）患儿，男，10月龄。面色苍黄，毛发稀疏，少哭不笑，不能翻身，不能爬行。询问有长期羊乳喂养史。体检：肝、脾大；血常规示红细胞数目减少，大小不均，以大细胞为主。

4. 此患儿的诊断可能为（　　　）。

　　A. 营养性缺铁性贫血　　　　　　　B. 营养性巨幼细胞贫血

　　C. 急性淋巴细胞白血病　　　　　　D. 维生素D缺乏性佝偻病

　　E. 病毒性脑炎

5. 下列符合该患儿疾病特点的实验室检查结果为（　　　）。

　　A. 低色素性贫血　　　　　　　　　B. 网织红细胞数增加

　　C. 血清铁蛋白降低　　　　　　　　D. 血红蛋白减少比红细胞减少明显

　　E. 骨髓中出现巨幼红细胞

6. 下列对该患儿实施的治疗措施中，正确的是（　　　）。

　　A. 给予铁剂　　　　　　　　　　　B. 给予镇静剂　　　　　　　　C. 输注血液制品

　　D. 给予维生素B_{12}或叶酸　　　　　E. 补充维生素D和钙剂

（7~9题共用题干）2个月男婴，母乳喂养，面色轻度苍白。血常规示：血红蛋白110 g/L，红细胞3×10^{12}个/L，网织红细胞0.01%，白细胞8.6×10^9/L，中性粒细胞0.41%，淋巴细胞0.56，单核细胞0.03%，血小板170×10^9/L。

7. 该患儿最可能的诊断是（　　　）。

　　A. 生理性贫血　　　　　　　　　　B. 溶血性贫血

　　C. 营养性缺铁性贫血　　　　　　　D. 再生障碍性贫血

　　E. 营养性巨幼细胞性贫血

8. 下列哪项是该型贫血的特点？（　　　）

　　A. 发生在足月新生儿生后2～3个月

　　B. 血红蛋白一般在80 g/L

　　C. 红细胞下降比血红蛋白下降明显

　　D. 外周血网织红细胞增高

　　E. 红细胞呈巨幼变

9. 对该患儿正确的护理措施是（　　　）。

　　A. 一般不需要治疗，合理喂养，严密观察

　　B. 肌注维生素B_{12}　　　　　　　C. 口服铁剂

　　D. 使用甲状腺素　　　　　　　　　E. 口服维生素C

（10、11题共用题干）1岁女婴，面色苍白3个月，近一周嗜睡，食欲缺乏，体检：虚胖，头发稀疏微黄，巩膜轻度黄染，心尖收缩期II级杂音，肝肋下0.5 cm，脾未及。

10. 为明确诊断，对该患儿首选的检查项目是（　　　）。

　　A. 血红蛋白　　　　　　　B. 血清铁检查　　　　　　　C. T_3、T_4检查

　　D. 血维生素B_{12}检查　　　E. 血常规+红细胞形态

11. 对诊断最有价值的检查是（　　　）。

　　A. 血红蛋白　　　　　　　B. 骨髓穿刺　　　　　　　C. 血清铁蛋白检查

　　D. 血维生素B_{12}检查　　　E. 肝功能检查

三、简答题

1. 简述小儿出生后造血的特点。

2. 简述小儿缺铁性贫血铁剂治疗的护理措施。

四、病案分析

5岁男孩，蛋、鱼、肉、青菜、水果等均喜欢吃，每天喜欢饮冷鲜牛奶，常于食牛奶后诉脐周痛。近3个月面色差，易发热、咳嗽，大便1~2次/日，稍稀。

体格检查：面色苍白，心尖部Ⅰ级收缩期杂音，双肺未见异常，腹平软，肝脾未触及。

实验室检查：血常规：血红蛋白（Hb）80 g/L，白细胞（WBC）3.5×10^{12}/L，红细胞平均体积（MCV）67 fl，网织红细胞0.015%。大便潜血试验（＋）。

问题：

1. 该患儿最可能的诊断是什么？

2. 引起该患儿贫血最可能的病因是什么？

3. 简述该患儿的护理措施。

第十二章　神经系统疾病患儿的护理

学习目标与任务

1. 掌握化脓性脑膜炎、病毒性脑炎和脑膜炎的典型临床表现、脑脊液特点、主要护理问题及护理措施。
2. 熟悉化脓性脑膜炎、病毒性脑炎和脑膜炎的病因、发病机制、实验室检查及治疗要点。
3. 了解注意力缺陷多动症、脑性瘫痪患儿的临床表现和护理措施，神经系统的解剖生理特点。

重点、难点

第一节　小儿神经系统解剖生理特点

一、脑

新生儿的脑在大体形态上与成人无明显差别。1岁时完成脑发育的50%，3岁时完成脑发育的75%，6岁时完成脑发育的90%。

二、脊髓

婴幼儿时期行腰椎穿刺的位置要偏低，以第4～5腰椎间隙为宜，4岁以后可与成人相同。

三、神经反射

（一）出生时已存在，终身不消失的反射

角膜反射、瞳孔反射、结膜反射、吞咽反射等。

（二）出生时存在，以后逐渐消失的反射

觅食反射、拥抱反射、握持反射、吸吮反射、颈肢反射等，在3～6个月时消失。

（三）出生时不存在，以后出现并终生不消失的反射

腹壁反射、提睾反射，新生儿期不易引出，至1岁才稳定。

（四）病理反射

2岁以内引出踝阵挛、巴宾斯基征、查多克征、戈登征和奥本海姆阳性可视为生理现象。若单侧阳性或2岁以后出现为病理现象。

（五）脑膜刺激征

布鲁津斯基征、凯尔格征在新生儿期可为弱阳性，属于生理现象。

第二节　化脓性脑膜炎

由各种化脓性细菌感染引起的脑膜炎症。

一、病因

致病菌：新生儿及2个月以下为革兰阴性杆菌（大肠杆菌最常见）和金黄色葡萄球菌，3个月至3岁为流感嗜血杆菌，5岁以上为脑膜炎双球菌、肺炎链球菌。12岁以上以脑膜炎球菌、肺炎链球菌为主。常见的细菌入侵途径为呼吸道。

二、临床表现

（一）症状

患儿发病前数日常有上呼吸道或胃肠道感染症状，随即出现高热、头痛、精神萎靡、烦躁不安、嗜睡、脸色苍白。

（二）体征

主要包括：①颅内压增高征。剧烈头痛、喷射性呕吐、囟门饱满、张力增高；当出现双瞳孔不等大、对光反应迟钝、呼吸衰竭时，应警惕脑疝。②脑膜刺激征。颈项强直、布鲁津斯基凯尔尼格征阳性。③部分患儿出现Ⅱ、Ⅲ、Ⅵ、Ⅶ、Ⅷ对颅神经受损或肢体瘫痪症状。

（三）新生儿及小婴儿脑膜炎

表现与败血症相似，表现为脸色苍白、拒食、吐奶、呼吸不规则、易激惹、烦躁不安、双目凝视，甚至惊厥、昏迷等，发热或有或无，甚至体温不升。前隆起或头后仰为其重要体征。

（四）并发症

（1）硬脑膜下积液，1岁以下多见。

（2）脑室管膜炎。

（3）脑积水（头颅进行性增大，神经系统功能逐渐倒退）。

（4）其他各种神经功能障碍：瘫痪、癫痫、耳聋、失明等后遗症。

三、护理

（1）维持正常体温，高热患儿卧床休息，每4 h测量一次。

（2）密切观察病情，预防并发症。

（3）防止外伤意外发生。

（4）保证足够营养供应。

（5）心理护理。

（6）健康教育。

第三节　病毒性脑膜炎、脑炎

是多种病毒感染引起的颅内急性炎症。

若病变主要累及脑实质则称为病毒性脑炎，主要累及脑膜称为病毒性脑膜炎。大多为自限性疾病。

一、病因

80%为肠道病毒（柯萨奇病毒、埃可病毒）。

二、临床表现

病毒性脑膜炎：多先有上呼吸道或消化道感染病史，表现为发热、恶心、呕吐。

病毒性脑炎：起病急。前驱症状：发热、头痛、恶心、呕吐。中枢神经系统症状：惊厥、意识障碍、颅内压增高、运动功能障碍、精神情绪异常。

三、护理

及时给予降温处理，注意患儿安全、昏迷的护理，积极促进机体（脑、肢体）功能的恢复；密切观察病情变化，及时发现问题、及时处理；健康教育。

第四节　注意力缺陷多动症患儿的护理

注意力缺陷多动症（ADHD），又称儿童多动症，是指以与年龄不相称的活动过多、注意力不集中、任性、易冲动、参与事件的能力差但智力基本正常为主要特征的一种行为障碍。

一、病因

本症病因与发病机制尚不十分清楚。多数学者认为，注意缺陷多动症是由生理、心理、社会等因素共同作用而引起的。

二、临床表现

（一）注意力缺陷

患儿注意力短暂，在玩和学习时往往心不在焉，上课不专心，常把作业记错或漏掉。对各方面的刺激都起反应。

（二）多动

患儿从小表现异常地兴奋多动，好跑动，不守纪律，上课时小动作不断，叫喊讲话，下位走动，扰乱课堂秩序，干扰他人。

（三）其他表现

患儿任性冲动、情绪易激动、缺乏自控力，甚至出现攻击行为；伴有学习困难、神经发育障碍或延迟症状。

三、护理

（1）合理教育，多关心，心理治疗非常重要。从正面进行表扬，帮助患儿树立信心。

（2）生活指导。

（3）指导用药，要严格按照医嘱使用，禁止乱用。6岁以上小儿最好不要用药，以教育为主。

第五节　脑性瘫痪患儿的护理

脑性瘫痪是指发育早期阶段各种原因所致的非进行性脑损伤，临床主要表现为中枢性运动障碍和姿势异常。严重病例可伴有智力低下、抽搐，以及视听或语言功能等障碍。

一、病因

（一）出生前因素

主要来自孕妇体内外环境因素、遗传因素及母亲孕早期严重营养不良、孕期感染、妊高征、糖尿病，胎儿脑缺血、缺氧、脑发育畸形等。

（二）出生时因素

如羊水或胎粪吸入、脐带绕颈等所致的窒息，难产所致的缺氧、颅内出血及产伤。

（三）出生后因素

核黄疸、新生儿期严重感染及颅脑外伤等。

二、临床表现

（一）痉挛型（最常见）

表现为上肢屈肌张力增高，下肢以伸肌、内收肌张力增高。

（二）手足徐动型

患儿安静时出现缓慢、无目的、无规律、不协调的动作，面部表情怪异，入睡后消失。

（三）肌张力低下型

肌张力显著降低而呈软瘫，多见于婴幼儿时期，2~3岁后转为其他类型。

（四）强直型

全身肌张力显著增高而僵硬，常有严重的智力低下。

（五）共济失调型

稳定性及协调性差，步态蹒跚，上肢常有意向性震颤。

（六）震颤型

锥体外系相关静止性震颤。

（七）混合型

以痉挛型和手足徐动型共存多。

三、护理

（1）培养自理能力。

（2）保证营养供给，食用高热量、高蛋白及富含维生素、易消化的食物，并应含有一定的粗纤维，以保证大便通畅。

（3）加强躯体运动功能训练，患儿一旦确诊，应立即开始功能锻炼。

（4）防止皮肤完整性受损，要经常帮助患儿翻身，定期洗澡，保持皮肤清洁，及时清理大小便。

自测题

一、填空题

1. 出生后即有但以后渐消失的反射有 _____、_____、_____、_____、_____。
2. 引起小儿急性颅内压增高症的常见病因有 _____、_____、_____。
3. 两个月以下小儿化脓性脑膜炎常见的致病菌为 _____ 和 _____。
4. 脑瘫的主要症状为 _____，表现为 _____、_____、_____。

二、选择题

A1型题

1. 患儿，男，1岁。怀疑化脓性脑膜炎，拟行腰椎间隙穿刺，穿刺点应选择（　　）。
   A. 第1～2腰椎间隙　　　　B. 第2～3腰椎间隙　　　　C. 第3～4腰椎间隙
   D. 第4～5腰椎间隙　　　　E. 第5腰椎与第1骶椎间隙

2. 小儿出生时就存在，永不消失的神经反射是（　　）。
   A. 吸吮反射　　　　　　　B. 觅食反射　　　　　　　C. 拥抱反射
   D. 吞咽反射　　　　　　　E. 握持反射

3. 1岁4个月的小儿生理情况下可能出现的神经反射是（　　）。
   A. 面神经叩击征　　　　　B. 巴宾斯基征　　　　　　C. 陶瑟征
   D. 布鲁津斯基征　　　　　E. 凯尔尼格征

4. 婴幼儿化脓性脑膜炎常见的致病菌有（　　）。
   A. 脑膜炎奈瑟菌　　　　　B. 肺炎链球菌　　　　　　C. 流感嗜血杆菌
   D. 前三种细菌　　　　　　E. 后两种细菌

5. 小儿化脓性脑膜炎细菌入侵最重要的门户是（　　）。
   A. 皮肤、黏膜　　　　　　B. 消化道　　　　　　　　C. 呼吸道
   D. 直接侵入　　　　　　　E. 新生儿脐部

6. 3个月内婴儿的化脓性脑膜炎常见的表现是（　　）。
   A. 发热、头痛、呕吐　　　B. 前驱呼吸道感染史
   C. 脑膜刺激征阳性　　　　D. 脑脊液化脓性改变
   E. 面色青灰、拒食、凝视、烦躁不安

7. 一般不会出现在化脓性脑膜炎的脑脊液检查结果中的是（　　）。
   A. 外观混浊　　　　　　　B. 压力增多　　　　　　　C. 细胞数增多
   D. 蛋白质增多　　　　　　E. 糖和氯化物正常

8. 在化脓性脑膜炎抗菌素的治疗原则中错误的是（　　）。
   A. 选择对病原菌敏感的抗菌素　　B. 选择易通过血脑屏障的抗菌素
   C. 宜早期、足量、联合用药　　　D. 急性期宜静脉用药
   E. 至脑脊液正常后即可停药

9. 化脓性脑膜炎病原菌未明确时，临床常用的治疗方案是（　　　）。

    A. 青霉素与氯霉素联合应用　　　B. 红霉素与氯霉素联合应用

    C. 青霉素与庆大霉素联合应用　　D. 新青Ⅱ与氨苄西林联合应用

    E. 头孢噻肟钠与氨苄西林联合应用

10. 处理硬脑膜下积液最有效的方法是（　　　）。

    A. 加大抗生素剂量　　　　B. 使用脱水剂　　　　C. 腰穿

    D. 硬膜下穿刺　　　　　　E. 及时更换抗生素

11. 化脓性脑膜炎最常见的并发症是（　　　）。

    A. 脑积水　　　　　　　　B. 脑脓　　　　　　　C. 硬脑膜下积液

    D. 偏瘫　　　　　　　　　E. 亚急性硬化性全脑炎

12. 小儿病毒性脑膜炎、脑炎最常见的病原体为（　　　）。

    A. 肠道病毒　　　　　　　B. 虫媒病毒　　　　　C. 腮腺炎病毒

    D. 疱疹病毒　　　　　　　E. 脊髓灰质炎病毒

13. 病毒性脑膜炎、脑炎的病原体中不包括（　　　）。

    A. 柯萨基病毒　　　　　　B. 埃可病毒　　　　　C. 乙脑病毒

    D. 腮腺炎病毒　　　　　　E. 脑膜炎奈瑟菌

14. 病毒性脑炎典型的临床表现是（　　　）。

    A. 不同程度的发热　　　　B. 头痛、呕吐、颅内压增高

    C. 不同程度的意识障碍　　D. 局限性或全身性抽搐

    E. 可有局限性神经系统体征

15. 病毒性脑膜炎的临床表现不包括（　　　）。

    A. 发病前有前驱症状　　　B. 发热、头痛、呕吐

    C. 颈、背、下肢疼痛　　　D. 颈项强直等脑膜刺激征

    E. 有局限性神经系统症状

16. 由肠道病毒感染引起的病毒性脑膜炎、脑炎多发生在（　　　）。

    A. 春季　　　　　　　　　B. 夏季　　　　　　　C. 秋季

    D. 冬季　　　　　　　　　E. 一年四季

17. 不符合病毒性脑膜炎、脑炎的脑脊液检查结果是（　　　）。

    A. 外观混浊　　　　　　　B. 压力增多　　　　　C. 细胞数增多

    D. 蛋白质增多　　　　　　E. 糖和氯化物正常

18. 注意力缺陷多动障碍患儿的临床表现不包括（　　　）。

    A. 注意力缺陷　　　　　　B. 活动过度　　　　　C. 任性冲动

    D. 情绪不稳　　　　　　　E. 神经检查多异常，智商偏低

19. 下列哪项是注意力缺陷多动障碍最主要的原因？（　　　）

    A. 早产、出生时低体重　　B. 中枢神经系统感染

    C. 遗传因素　　　　　　　D. 神经末梢儿茶酚胺递质减少

    E. 家庭环境差

20. 关于小儿脑性瘫痪，下列哪项是不正确的？（　　　　）

    A. 功能训练和理疗是重要的治疗方法

    B. 病情常进行性发展

    C. 常有不同程度的脑皮质萎缩和脑室扩大

    D. 病因为早产、产前、围生期窒息及核黄疸等

    E. 常合并有精神发育异常

A2型题

1. 患儿，男，4个月。发热3天，抽搐1次入院。体检颈部略有抵抗，前囟饱满，脑脊液检查示细胞数为$1000 \times 10^6/L$，中性粒细胞90%。此患儿最可能的诊断为（　　　　）。

    A. 化脓性脑膜炎　　　　　　B. 病毒性脑膜炎　　　　　　C. 病毒性脑炎

    D. 结核性脑膜炎　　　　　　E. 蛛网膜下腔出血

2. 患儿，女，4岁。脑脊液细菌培养结果为脑膜炎奈瑟菌感染所致化脓性脑膜炎。其首选的抗生素是（　　　　）。

    A. 头孢曲松　　　　　　　　B. 青霉素-G　　　　　　　　C. 阿米卡星

    D. 万古霉素　　　　　　　　E. 庆大霉素

3. 患儿，男，7岁。1周前确诊流行性腮腺炎，遵医嘱在家隔离休养。现患者自述头痛剧烈，颈项僵硬，呕吐两次，体温复有升高。考虑患儿发生了（　　　　）。

    A. 化脓性脑膜炎　　　　　　B. 脑膜脑炎　　　　　　　　C. 胰腺炎

    D. 中毒型脑病　　　　　　　E. 神经系统后遗症

4. 患儿，男，10岁，因头痛、呕吐、发热、颈强直入院，现全身抽搐，意识丧失，初步诊断为化脓性脑膜炎。该患儿首要的护理诊断/问题是（　　　　）。

    A. 体温升高　　　　　　　　B. 疼痛

    C. 有体液不足的危险　　　　D. 营养失调

    E. 潜在并发症：颅内压增高

A3/A4型题

（1~3题共用题干）患儿，男，7岁，因注意力不集中、多动来就诊，上学半年来症状明显，时有冲动，人际关系差，学习成绩不稳定。体验未见明显异常，智力正常，脑电图示轻度异常。

1. 此患儿最有可能的诊断是（　　　　）。

    A. 注意力缺陷多动障碍　　　B. 精神分裂症　　　　　　　C. 颅内肿瘤

    D. 多发性抽动症　　　　　　E. 脑发育不全

2. 患儿最合适的药物是（　　　　）。

    A. 利他林、匹莫林　　　　　B. 地西泮　　　　　　　　　C. 可乐定

    D. 丙咪嗪　　　　　　　　　E. 秦必利

3. 下列哪项护理措施不正确？（　　　　）

    A. 去除致病因素　　　　　　B. 引导患儿开展适当的文体活动

    C. 将患儿与正常孩子隔离　　D. 以适当方法制止其攻击行为

    E. 和家长、学校配合共同管理

（4～6题共用题干）患儿，男，4岁，因头痛、呕吐、发热、颈项强直入院。入院时全身抽搐、意识丧失，初步诊断为化脓性脑膜炎。

4. 该患儿首选的护理诊断是（　　　）。

    A. 体温升高　　　　　　　　　　B. 疼痛　　　　　　　　　　C. 有受伤的危险

    D. 急性意识丧失　　　　　　　　E. 潜在并发症：颅内压增高

5. 对该患儿的处理不妥当的是（　　　）。

    A. 立即进行物理降温　　　　　　B. 按医嘱静脉用抗生素

    C. 保持安静减少刺激　　　　　　D. 按医嘱应用止惊药物

    E. 立即应用脱水剂降低颅内压

6. 为排除"流脑"应做的实验检查是（　　　）。

    A. 立即取血做细菌培养　　　　　B. 立即做脑CT检查

    C. 立即取呕吐物送检　　　　　　D. 立即取大、小便送检

    E. 抽搐停止后取脑脊液送检

三、简答题

1. 简述化脓性脑膜炎的临床表现、并发症。

2. 简述化脓性脑膜炎患儿的护理措施。

四、案例分析

患儿，女，8个月，因发热、呕吐3天，抽搐1次入院。抽搐时体温38.5 ℃，神志不清、双眼凝视、面肌抽动、前囟隆起、颈部有抵抗。两肺呼吸音粗糙，未闻及啰音，心、腹未见异常。初步诊断为化脓性脑膜炎。

问题：

1. 通过评估你认为针对此患儿如何实施护理措施?

2. 患儿抽搐停止后，你将如何安抚家长和患儿?

第十三章　免疫及结缔组织病患儿的护理

学习目标与任务

1. 掌握风湿热和过敏性紫癜的临床表现和护理措施。

2. 熟悉风湿热和过敏性紫癜的辅助检查、治疗要点。

3. 了解皮肤黏膜淋巴结综合征的临床表现。

4. 学会按照护理程序对风湿热和过敏性紫癜的患儿实施整体护理。

● 重点、难点

第一节　小儿免疫特点

一、非特异性免疫的特点

小儿时期处于生长发育过程，其非特异性免疫功能尚未发育完善，故新生儿和婴幼儿较易发生感染，且感染后易于扩散。

二、特异性免疫的特点

（一）细胞免疫

胎儿的细胞免疫功能尚未成熟，婴儿对胎儿病毒感染如巨细胞病毒还不能产生足够的免疫力，故而造成胎儿长期带病毒现象。

（二）体液免疫

1. 免疫球蛋白G（IgG）　IgG是唯一可以通过胎盘的免疫球蛋白。

2. 免疫球蛋白M（IgM）　在胎血中含量甚微，且不能通过胎盘，故新生儿血液中IgM含量极低。

3. 免疫球蛋白A（IgA）　分为血清型和分泌型两种。母体的IgA又不能通过胎盘，若脐带血IgA升高同样提示宫内感染。分泌型IgA不易被水解蛋白酶所破坏，可黏附于消化道表面起防御作用。

4. 免疫球蛋白E（IgE）　与I型变态反应有关。新生儿含量低，至7岁才达到成人水平。

5. 免疫球蛋白D（IgD）　其功能尚不清楚，至5岁时达成人水平的20%。

第二节　风湿热患儿的护理

一、病因

这是一种与A组乙型溶血性链球菌感染密切相关的免疫炎性疾病。

二、临床表现

（一）一般表现

发热，热型不规则；有面色苍白、食欲差、多汗、疲惫、腹痛等症状。

（二）心肌炎、心内膜炎、心包炎

最严重表现是心肌炎：重者心力衰竭，常见心率增快、体温升高不成比例，心界扩大，心尖区第一心音减弱，早搏，心动过速，心电图P–R间期延长，ST段下移，T波改变。心内膜炎：最多见，主要侵犯二尖瓣，其次是主动脉瓣。心包炎：心前区疼痛，心动过速，呼吸困难。

（三）关节炎

以游走性和多发性为特点，经治疗关节可不遗留强直和畸形。

（四）舞蹈病

兴奋或注意力集中时加剧，入睡后消失。

（五）皮肤症状

环形红斑为呈环形或半环形边界清楚的淡色红斑，大小不等，中心苍白，是风湿热的特征性体征；皮下小结为圆形，质硬、无痛，可活动。

三、护理

（一）休息

根据病情限制活动量。

（二）饮食护理

给予易消化、高蛋白、高维生素食物，有心衰和应用肾上腺皮质激素治疗期间适当限制盐和水的摄入。少量多餐，并保持大便通畅。

（三）对症护理

关节疼痛时，可让患儿保持舒适的体位，移动肢体时动作轻柔。用热水袋热敷局部关节止痛，做好皮肤护理。

（四）病情观察

注意患儿面色、呼吸、心率、心律及心音的变化。

（五）用药护理

对洋地黄用药易出现中毒，用药期间注意有无恶心呕吐、心律不齐、心动过缓等不良反应，并注意补钾。

（六）健康教育

指导家长做好患儿日常生活、饮食、用药、活动量及上学等事项的具体安排。详细向家长讲解预防风湿热复发的重要性及具体做法，首选长效青霉素，剂量为120万U，肌内注射，每月1次。对青霉素过敏者可口服红霉素。预防时间最少不短于5年，有心脏炎应延长至青春期后，有风湿性心脏病者，宜终身药物预防，不要参加剧烈活动以免过度劳累，定期门诊复查。

第三节　过敏性紫癜患儿的护理

过敏性紫癜是以小血管炎为主要病变的血管炎综合征。临床特点为血小板不减少性紫癜。多发于学龄期儿童，男孩多于女孩。

一、病因

病因尚不清楚，目前认为与某种致敏因素引起的自身免疫反应有关。

二、临床表现

多为急性起病，起病前1～3周常有上呼吸道感染病史。

（一）皮肤紫癜

首发现象，多见于下肢及臀部，对称分布，伸侧较多，躯干和面部少见。初起时为紫红色斑丘疹，高出皮面，压之不褪色；数日转为暗紫色；最后呈棕褐色而消退。可复发。

（二）消化道症状

脐周或下腹疼痛，可伴恶心、呕吐、便血，偶尔可发生肠套叠、肠梗阻、肠穿孔及出血坏死性小肠炎。

（三）关节症状

关节肿痛，活动受限，多在数日内消失而不留后遗症。

（四）肾脏症状

多数患儿出现血尿、蛋白尿和管型尿，伴血压增高和浮肿，称为紫癜性肾炎。

三、护理

适当休息，减少活动，急性发作期应卧床休息，给清淡、营养饮食，若有消化道出血时应卧床休息，限制饮食，给予无渣流质，出血量多时要考虑输血并禁食，做好皮肤护理及对症治疗。

第四节　皮肤黏膜淋巴结综合征

皮肤黏膜淋巴结综合征，又称川崎病（KD），是一种以全身中小动脉为主要病变的急性发热出疹性疾病。

一、病因

病因尚未十分明确，一般认为可能与多种病原感染有关。

二、临床表现

发热、皮疹、双眼结膜充血、口唇潮红皲裂或出血、淋巴结肿大、杨梅舌、手足硬肿、指趾膜状脱皮。

三、护理

急性期患儿应绝对卧床休息，保持病室一定的温湿度，监测体温变化。给予清淡、高热量、高维生素、高蛋白的流质或半流质饮食。对症治疗，阿司匹林为首选药物。

自测题

一、填空题

1. 过敏性紫癜临床主要表现为 _____、_____、_____、_____。
2. 唯一可以通过胎盘是免疫球蛋白是 _____。

二、选择题

A1型题

1. 与风湿热发病最重要的相关因素是（　　　）。
   A. 金黄色葡萄球菌感染　　　B. 溶血性链球菌感染　　　C. 肺炎链球菌感染
   D. 大肠埃希氏菌感染　　　　E. 流感嗜血杆菌感染

2. 小儿风湿热最严重的临床表现是（　　　）。
   A. 发热　　　　　　　　　　B. 心肌炎　　　　　　　　C. 关节炎
   D. 舞蹈病　　　　　　　　　E. 环形红斑

3. 风湿热心内膜炎中最常受累的是（　　　）。
   A. 心包　　　　　　　　　　B. 二尖瓣　　　　　　　　C. 三尖瓣
   D. 主动脉瓣　　　　　　　　E. 肺动脉瓣

4. 过敏性紫癜的首发症状为（　　　）。
   A. 皮肤紫癜　　　　　　　　B. 消化道症状　　　　　　C. 关节症状
   D. 肾脏症状　　　　　　　　E. 颅内出血

5. 过敏性紫癜患儿其皮肤紫癜最突出的表现是（　　　）。
   A. 多见四肢臀部伸侧　　　　B. 分批出现对称分布　　　C. 为紫红色斑丘疹
   D. 高出皮肤压不褪色　　　　E. 可伴血管神经水肿

6. 关于皮肤黏膜淋巴结综合征的主要症状，下列不正确的是（　　　）。
   A. 手足硬肿　　　　　　　　B. 双眼球结膜充血　　　　C. 杨梅舌
   D. 皮肤紫癜　　　　　　　　E. 皮疹

三、简答题

风湿热患儿的临床表现有哪些？

第十四章 内分泌系统疾病患儿的护理

1. 掌握先天性甲状腺功能减低症和生长激素缺乏症的身体状况、护理诊断、护理措施。
2. 熟悉先天性甲状腺功能减低症的健康史、辅助检查、治疗要点。
3. 了解生长激素缺乏症的健康史、辅助检查、治疗要点。
4. 学会按照护理程序对先天性甲状腺功能减低症患儿实施整体护理。

重点、难点

第一节 先天性甲状腺功能减低症

先天性甲状腺功能减低症，简称甲低，又称呆小病或克汀病，是由于甲状腺激素合成或分泌不足引起的疾病，也是小儿最常见的内分泌疾病。

一、病因

散发性先天性甲低：甲状腺不发育或发育不良、甲状腺合成途径障碍、促甲状腺素缺乏、母亲因素、甲状腺或靶器官反应性低下。

地方性先天性甲低：孕妇缺碘致使胎儿碘缺乏，导致甲状腺功能低下。

二、临床表现

（一）新生儿甲低

生理性黄疸时间延长达2周以上，反应迟钝、声音嘶哑、哭声低、喂养困难、腹胀、便秘、体温低、末梢循环差、四肢凉、皮肤出现斑纹或硬肿现象等。

（二）婴幼儿甲低

多数先天性甲低患儿常在出生半年后出现典型症状。

1.特殊面容 头大颈短、毛发稀少，皮肤苍黄、干燥，面部黏液水肿，眼睑浮肿，眼距宽，眼裂小，鼻梁宽平，唇厚舌大，舌常伸出口外。

2.生长发育 身材矮小，躯干长而四肢短，上部量与下部量的比值大于1.5，囟门关闭迟，出牙晚。

3.生理功能低下 精神、食欲差，不善活动，安静少哭，嗜睡，低体温，怕冷，脉搏及呼吸均缓慢，心音低钝，腹胀，便秘，第二性征出现晚等。

4.智力低下　动作发育迟缓，智力低下，表情呆板、淡漠等。

（三）地方性甲低

临床表现为两组不同的症候群，有时会交叉重叠。

1."神经性"综合征　以共济失调、痉挛性瘫痪、聋哑和智力低下为特征，但身材正常且甲状腺功能正常或仅轻度减低。

2."黏液水肿性"综合征　以显著的生长发育和性发育落后、黏液水肿、智能低下为特征，血清T_4降低、促甲状腺激素（TSH）增高。

三、护理

（一）保暖

注意室内温度，适时增减衣服，避免受凉，加强皮肤护理。

（二）保证营养供给

指导喂养方法，供给高蛋白、高维生素、富含钙及铁剂的易消化食物。对吸吮困难、吞咽缓慢者要耐心喂养，提供充足的进餐时间，必要时用滴管喂或鼻饲，以保证生长发育所需。

（三）保持大便通畅

指导防治便秘的措施：提供充足液体摄入量，多吃水果、蔬菜，适当增加活动量，每日顺肠蠕动方向按摩数次，养成定时排便的习惯，必要时采用大便缓泻剂、软化剂或灌肠。

（四）加强行为训练，提高自理能力

通过各种方法加强智力、行为训练，以促进生长发育，使其掌握基本生活技能。加强患儿日常生活护理，防止意外伤害发生。

（五）用药护理

使家长及患儿了解终身用药的必要性，以坚持长期服药治疗，并掌握药物服用方法及疗效观察方法。

（六）健康教育

宣传新生儿筛查的重要性。

第二节　生长激素缺乏症

一、病因

由于垂体前叶合成和分泌的生长激素部分或完全缺乏或由于结构异常受体缺陷等所致。

二、临床表现

（一）原发性生长激素缺乏症

1.生长障碍　出生时的身高和体重明显小于实际年龄，面容幼稚（娃娃脸），手足较小，

身高低于正常身高均数–2SD（SD表示表准偏差），但上、下部量比值正常，体形匀称。

2.骨成熟延迟 出牙及囟门闭合延迟，骨龄小于实际年龄2岁以上。

3.青春发育期推迟

4.智力正常 部分患儿同时伴有一种或多种其他垂体激素缺乏，患儿除有生长迟缓外可有其他症状，如伴促甲状腺激素（TSH）缺乏，可有食欲不振、不爱活动等轻度甲状腺功能不足症状；伴有促肾上性腺皮质激素缺乏者，易发生低血糖。

（二）继发性生长激素缺乏症

可发生于任何年龄，并伴有原发疾病的相应症状，如颅内肿瘤多有头痛、呕吐、视野缺损等颅内压增高和视神经受压迫等症状和体征。

三、护理

（一）指导用药，促进生长发育

用药期间应严密随访患儿的骨龄发育情况。

（二）心理护理

向患儿及其家庭提供心理支持，运用沟通交流技巧，与患儿及其家人建立良好信任关系。

○ 自测题

一、填空题

1.散发性先天性甲状腺功能减低症的主要原因是 _____。

二、选择题

A1型题

1.呆小病的主要原因是（ ）。

    A.肾上腺皮质功能减退   B.甲状腺激素分泌不足   C.甲状腺激素分泌过多

    D.生长激素缺乏   E.生长激素释放激素缺乏

2.婴幼儿时期甲状腺激素分泌不足可导致（ ）。

    A.巨人症   B.呆小症   C.肢端肥大症

    D.垂体性侏儒症   E.甲状旁腺功能减退症

3.导致散发性先天性甲低的主要原因是（ ）。

    A.甲状腺不发育或发育不良   B.甲状腺激素合成途径障碍

    C.促甲状腺素缺乏   D.母亲在妊娠期服用抗甲状腺药物

    E.甲状腺或靶器官反应低下

4.散发性先天性甲低最根本的治疗方法是（ ）。

    A.保暖   B.保证营养供应   C.保持大便通畅

    D.甲状腺素替代治疗   E.加强行为训练

5. 关于生长激素缺乏症的临床表现，不正确的是（　　　　）。

    A. 面容幼稚　　　　　　　B. 1岁后生长缓慢　　　　　　　C. 骨成熟延迟

    D. 青春发育期推迟　　　　E. 智力不正常

三、简答题

简述先天性甲状腺功能减退的病因及护理问题。

第十五章　遗传性疾病患儿的护理

1.掌握唐氏综合征的临床表现、护理诊断、护理措施、健康教育。

2.熟悉唐氏综合征和苯丙酮尿症的辅助检查、治疗要点。

3.了解唐氏综合征和苯丙酮尿症的生理特点。

4.学会按照护理程序对唐氏综合征和苯丙酮尿症患儿实施整体护理。

● 重点、难点

第一节　唐氏综合征患儿的护理

唐氏综合征又称21-三体综合征，属常染色体畸变，小儿染色体病中最常见。主要临床特征是特殊面容、身体和智力发育差，并可伴有多种畸形。

一、病因

（一）孕母高龄
引起唐氏综合征的主要原因之一。

（二）物理因素
如X线摄片、CT检查等。

（三）化学因素
如抗代谢药物、抗癫痫药物等，农药和毒物。

（四）生物因素
一些病毒，如EB病毒、流行性腮腺炎病毒、风疹病毒、肝炎病毒、疹病毒等。

（五）遗传因素
父母的染色体异常可能遗传给下一代。

二、临床表现

（一）特殊面容

表情呆滞，脸圆而扁，眼距宽，鼻梁低平，眼裂小，眼外眦上斜，内眦赘皮，耳小、异形，硬腭窄小，张口伸舌，流涎不止，头小枕平，头发细软而较少，前囟大且关闭延迟，颈短而宽，常呈现嗜睡状，可伴有喂养困难。

（二）智能低下

智商通常为25~50。

（三）生长发育迟缓

身材矮小，骨龄落后，出牙延迟而错位；四肢短，肌张力低，韧带松弛，关节过度弯曲，手指粗短，小指向内侧弯曲。运动及性发育都延迟。

（四）皮纹特征

典型皮纹特征表现为通贯手。

（五）伴发疾病

约50%患儿伴有先天性心脏病，其次是消化道畸形。呼吸道感染多见，白血病的发病率明显高于正常人。

三、护理

通过训练使患儿能逐步生活自理，保持皮肤清洁、干燥，并防止意外事故发生；避免接触感染者，注意个人卫生，呼吸道感染者接触患儿须戴口罩，预防感染发生；家庭支持，提供相关疾病知识，以及有关患儿养育和家庭照顾的知识。

健康教育：尽量避免高龄生育；子代有21-三体综合征者，应及早检查子亲代染色体核型；孕期应预防病毒感染、避免接受X线照射和滥用药物等；开展遗传咨询。

第二节　苯丙酮尿症患儿的护理

苯丙酮尿症（PKU）是一种较常见的先天性氨基酸代谢障碍的疾病。苯丙氨酸是人体必需氨基酸之一。

一、病因

（1）典型PKU系由于患儿肝细胞苯丙氨酸羟化酶（PAH）缺陷。

（2）非典型PKU是由于四氢生物蝶呤（BH_4）的缺乏。

二、临床表现

患儿出生时正常，3~6个月时开始出现症状，后逐渐加重，1岁时症状明显。

（一）神经系统表现

以智能低下为最主要的症状，可伴有行为异常、肌痉挛或癫痫发作，少数呈肌张力增高和腱反射亢进。非典型PKU患儿的神经系统症状出现较早且较重，常见肌张力下降、嗜睡和惊厥，如不及时治疗，常在幼儿期死亡。

（二）外貌特征

患儿生后数月因黑色素合成不足毛发变枯黄，皮肤变白，虹膜色泽变浅。

（三）其他

生长发育缓慢，喂养困难和皮肤湿疹常见，尿及汗液有鼠尿样臭味。

三、护理

在3个月以前开始饮食控制，限制苯丙氨酸的摄入，超过1岁以后开始饮食治疗，及早供给低苯丙氨酸饮食。加强皮肤护理、病情观察，观察患儿体格发育和智力发育水平的全过程，并定期监测血清中苯丙氨酸的浓度。

● 自测题

一、填空题

1. 苯丙酮尿症最重要的治疗措施是 _____。

二、选择题

A1型题

1. 21-三体综合征最主要的病因是（　　）。

   A. 孕母高龄　　　　　　　　B. 孕母接受放射线　　　　　C. 孕母服用致畸药物

   D. 孕母病毒感染　　　　　　E. 产时损伤

2. 不属于21-三体综合征的临床表现是（　　）。

   A. 特殊面容　　　　　　　　B. 智能低下　　　　　　　　C. 生长发育迟缓

   D. 生理功能低下　　　　　　E. 皮纹特点和其他畸形

3. 苯丙酮尿症最突出的临床表现是（　　）。

   A. 尿有鼠臭味　　　　　　　B. 毛发黄褐色　　　　　　　C. 智能发育落后

   D. 皮肤白嫩　　　　　　　　E. 抽搐发作

4. 缺乏下列哪种酶会引起苯丙氨酸代谢障碍？（　　）

   A. 酪氨酸酶　　　　　　　　B. 苯丙氨酸羟化酶　　　　　C. 羟苯丙酮酸氧化酶

   D. 尿黑酸酶　　　　　　　　E. 各氨酸胶羧酶

三、简答题

简述唐氏综合征患儿的典型表现。

第十六章　传染性疾病患儿的护理

学习目标与任务

1. 掌握麻疹、水痘、猩红热、腮腺炎、手足口病、结核病的临床表现及护理，掌握结核菌素试验的方法。
2. 熟悉麻疹的高热护理、猩红热的预防、中毒性细菌性痢疾休克的护理及结核性脑膜炎脑脊液检查的特征。
3. 了解中毒性细菌性痢疾的临床表现、结核性脑膜炎的临床表现。

重点、难点

第一节　传染病患儿的一般护理

一、传染病的基本特征

（1）有特异性病原体；

（2）具有传染性和流行性；

（3）具有地方性和季节性；

（4）具有不同程度的免疫性。

二、传染病的流行过程

1.传染病流行的3个基本环节

（1）传染源；

（2）传播途径；

（3）易感人群。

2.传染病的预防措施

（1）管理传染源；

（2）切断传播途径；

（3）保护易感人群。

第二节　麻疹患儿的护理

一、病原学与流行病学

（1）病原：麻疹病毒。

（2）最主要的传染源：麻疹患儿。

（3）传播途径：飞沫传播。

（4）出诊前5天至出疹后5天均有传染性。

二、临床表现

（一）分期

1.潜伏期　一般为6~18天，平均为10天。在潜伏期末可有轻度发热、精神欠佳、全身不适。

2.前驱期（出疹前期）　发热开始至出疹，一般为3~4天。主要症状有：①发热：首发症状；②上呼吸道炎：出现卡他症状，表现为眼结合膜充血、眼睑浮肿、畏光流泪及眼睑边缘有充血红线；③麻疹黏膜斑：在发疹前24~48 h出现，在两侧下臼齿相对应的颊黏膜上见灰白色斑点，周围有红色晕圈，出疹2~3天后逐渐消失；④其他：常伴有全身不适、精神不振、食欲减退、呕吐、腹泻等症状。

3.出疹期　皮疹多在发热3~4天后出现，出现淡红色充血性斑丘疹，压之褪色，出疹顺序为耳后、发际→面部→躯干→四肢。。

4.恢复期　2周左右，体温随之下降，皮疹逐渐隐退，可有糠麸样脱屑及色素沉着，2~3周完全消失。

（二）并发症

麻疹最常见的并发症是肺炎，多见于5岁以下患儿。

三、护理措施

（一）高热护理

体温持续在39.0 ℃以上时，应采取减少盖被、温水擦浴或遵医嘱用小剂量退热剂，禁用大剂量退热剂、冷敷及酒精擦浴。

（二）麻疹患儿隔离护理

一般麻疹患儿隔离至出疹后5~6天，合并肺炎者延长至出疹后10天。密切接触的易感儿，应检疫观察3周，隔离期间谢绝探视。

第三节　水痘患儿的护理

一、病原学与流行病学

（1）病原：水痘—带状疱疹病毒。

（2）传染源：水痘病人。

（3）传播途径：飞沫或直接传播。

（4）出疹前1~2天至疱疹结痂为止，均有很强的传染性。

二、临床表现

潜伏期多为2周，前驱期1~2天，表现为低热、头痛、全身不适、厌食、流涕、咳嗽等。

（一）水痘患儿的皮疹特点

（1）皮疹呈向心性分布（水痘皮疹的重要特征）。

（2）皮疹分批出现，先见于躯干、头部，后延及全身，开始为红斑疹，迅速发展为清亮、椭圆形小水疱，周围伴有红晕。疱液2~3天开始干枯结痂，1~2周后痂皮脱落，一般不留瘢痕。同一部位可见斑疹、丘疹、疱疹、结痂同时存在。

（3）部分患儿口腔、咽等黏膜可出现浅表疱疹，易破溃形成溃疡。水痘多为自限性疾病，10天左右自愈。

（二）并发症

常继发皮肤细菌感染、肺炎和脑炎等。

三、护理措施

（一）一般护理

保持室温，加强营养，多饮水，保证机体足够的营养。

（二）对症护理

1. 皮肤护理　保持皮肤清洁、干燥，剪短指甲，可用手套或长袖遮盖双手，避免抓破皮疹引起继发感染。

2. 监测体温变化　高热可用物理降温或适当退热剂，忌用阿司匹林。

（三）病情观察

注意观察，及早发现，及早护理。

（四）预防感染传播

1. 管理传染源　对水痘患儿采取呼吸道隔离，应隔离至疱疹全部结痂为止；易感儿接触后应隔离观察3周。

2. 保护易感儿　做好消毒、隔离工作。

第四节　猩红热患儿的护理

一、病理学与流行病学

（一）病原

A组β型溶血性链球菌。

（二）传染源

患儿和带菌者。

（三）传播途径

空气飞沫传播。

（四）好发年龄

5~15岁。

二、临床表现

起病急骤，出现三大特征性表现：发热、咽峡炎、典型皮疹。

（一）发热

多为持续性，体温可达39.0 ℃，伴有头痛、全身不适、食欲不振等一般中毒表现。

（二）咽峡炎

咽痛明显、吞咽时加重，局部充血并可覆有脓性分泌物，腭部可有充血或出血性黏膜疹。

（三）皮疹

发热后第2天开始出疹，始于耳后、颈部及上胸部，24 h内迅速蔓延及全身。充血的皮肤上出现分布均匀的针尖大小的丘疹，压之褪色，伴有痒感。有帕氏线，口周出现苍白圈。皮疹多于48 h达到高峰，然后依出疹顺序开始消退，2～3天内退尽。疹退后开始皮肤脱屑，疹退后不留色素沉着。

（四）其他

出疹同时出现舌乳头肿胀，初期为"草莓舌"，2～3天后为"杨梅舌"。

三、护理措施

（一）一般护理

病房温度适宜、通风良好、湿度适宜。给予高热量、高蛋白、高维生素、易消化的流质或半流质饮食。

（二）高热护理

高热时可采用物理或药物降温，禁用冷水和酒精擦浴。

（三）皮肤护理

出疹期皮肤有瘙痒，可涂炉甘石洗剂，忌穿绒布或化纤内衣裤，以免加重瘙痒感。疹退后有皮肤脱屑，嘱患儿忌用手剥皮屑，脱皮时可涂凡士林或液体石蜡。

（四）药物护理

药物首选青霉素。

（五）注意观察

体温变化、眼痛症状、咽部分泌物及皮疹变化，定期检查尿常规，及时发现肾损伤。

（六）预防感染的传播

患儿隔离至临床症状消失后1周，咽拭子培养连续3次阴性。对接触者进行医学观察7天，一旦有咽痛、扁桃体炎表现应给予隔离治疗观察。

第五节　流行性腮腺炎患儿的护理

一、流行病学

人是腮腺炎病毒的唯一宿主，病毒可通过飞沫传播或直接接触传播。5～15岁小儿是主要的易感儿。

二、临床表现

以腮腺炎为主要表现。潜伏期14～25天，平均18天。首发症状是腮腺肿大。肿胀以耳垂为中心，向前、后、下发展，局部不红，边缘不清，轻度压痛，咀嚼时疼痛加重。在上颌第2磨牙旁的颊黏膜处可见红肿的腮腺管口。

三、护理措施

（1）保证休息，给予营养丰富、易消化的食物。

（2）高热者给予物理或药物降温，并鼓励多饮水。

（3）疼痛时可局部冷敷收缩血管，减轻炎症充血及疼痛。

（4）注意观察有无脑膜脑炎、急性胰腺炎等的发生，保持口腔清洁。

（5）预防感染的传播：一经发现立即进行呼吸道隔离，直至腮腺肿大消退后3天；有接触史的易感儿应观察3周。

第六节　中毒性细菌性痢疾

一、流行病学

传染源为病人和带菌者，细菌经粪—口传播。多见于2～7岁体格健壮、营养状况好的儿童，7～9月发病为高峰期。

二、临床表现

潜伏期为1～2天，起病急骤，患儿突然高热，发生惊厥，出现中毒症状。

（一）休克型

以周围循环衰竭为主。患儿有面色苍白、四肢厥冷、脉搏细数、血压下降、无尿或少尿及意识障碍等表现。肺循环障碍时，患儿突然呈进行性呼吸困难。

（二）脑型

以颅内压增高、脑水肿、脑疝和呼吸衰竭为主。患儿突然起病，有剧烈头痛、呕吐、血压增高、心率缓慢、反复惊厥及昏迷。

（三）混合型

同时出现休克型和脑型的征象，病死率更高。

三、护理措施

（一）一般护理

（1）绝对卧床休息，给予营养丰富、易消化的流质或半流质饮食，多饮水，促进毒素的排出，禁止食用刺激性食物。

（2）监测体温变化，给予物理或药物甚至亚冬眠疗法降温，防止高热惊厥致脑缺氧、脑水肿加重。

（二）症状护理

（1）严密监测患儿的生命体征，降温，保持呼吸道通畅，充分给予吸氧，防止坠床。及时静脉注射20%甘露醇，以降低颅内压；使用地西泮等镇静止惊，必要时使用亚冬眠疗法；呼吸困难加重时，可给予气管插管或气管切开。

（2）迅速建立并维持静脉通路，保证输液通畅和药物输入，以补充血容量，维持水、电解质平衡，改善周围循环。

（3）评估并记录大便次数、性状及量。勤换尿布，便后及时清洗，防止臀红发生。及时采集大便标本送检，必要时用取便器或肛门拭子采集标本。

（三）隔离消毒措施

肠道隔离至临床症状消失后1周或两次粪培养为阴性为止。

第七节　手足口病患儿的护理

一、流行病学

主要传染源为患者、隐形传染者和无症状带毒者，病毒经粪—口、空气飞沫或直接接触传播。高发人群为3岁以下儿童。此病传染性强、流行性大、传播快，5～7月为发病高峰期。

二、临床表现

潜伏期一般为3～7天。典型表现为：

（一）发热

多发生在出疹前1～2天，多为38.0 ℃，可出现高热惊厥。

（二）皮疹

手、足和臀部，出现灰白色小疱疹或红色丘疹，疹子"四不像"。临床上不痒、不痛、不结痂、不结疤。水疱及皮疹通常在1周内消退。

（三）口腔黏膜损害

表现为口腔黏膜充血，出现粟米样斑丘疹、小疱疹及溃疡，周围有红晕；口腔内的疱疹破溃后即出现溃疡；常流口水，不能吃东西。

（四）并发症

病毒性脑炎、脑膜炎和迟缓性瘫痪。

三、护理措施

（1）给予清淡、易消化、柔软的流质或半流质饮食。注意鼓励患儿多饮水。

（2）体温在37～38.5 ℃的患儿，给予散热、多喝温水、洗温水浴等，以达到降温的目的。

（3）患儿衣服、被褥要清洁，衣着舒适、柔软并常换。勤剪指甲，防止抓破皮疹。臀部有皮疹的患儿应注意臀部的清洁护理。注意保持皮肤的清洁，防止感染。

（4）注意保持口腔清洁，饭前饭后生理盐水漱口。可口服维生素B_2、维生素C，以减轻疼痛，促进糜烂愈合。

（5）预防感染的传播：患病后一般要隔离2周，且患儿的物品要彻底消毒。

第八节　结核病患儿的护理

一、结核病

（一）病原学与流行病学

结核病由结核杆菌引起，以原发型肺结核最常见。对人体具有致病性的主要是人型结核杆菌。主要传染源是开放性肺结核患者，病毒主要经呼吸道传播，也可经消化道传播。

（二）结核菌素试验

1. 方法　常用皮内注射0.1 mL含结核菌素5个单位的结核菌素试验（PPD）方法检测。在左前臂掌侧中下1/3交界处做皮内注射，使之形成6～10 mm的皮丘。小儿受结核感染4～8周后做结核菌素试验即呈阳性反应。

2. 结果判断　48～72 h后观察反应结果。通过测量局部硬结的直径来判断反应的强度。

表16-1　结核菌素试验结果判断

判断结果	表示符号	局部反应
阴性	－	无硬结，或硬结直径<5 mm
阳性	＋	红硬，平均直径在5～9 mm
中度阳性	＋＋	红硬，平均直径在10～19 mm
强阳性	＋＋＋	红硬，平均直径≥20 mm
极强阳性	＋＋＋＋	除硬结外，有水疱、坏死或淋巴管炎

3. 临床意义

（1）阳性反应见于：①接种卡介苗后，结核菌素呈阳性反应；②较大年龄儿童无明显临床症状仅呈一般阳性反应者，表示曾感染过结核杆菌，但不一定有活动病灶；③3岁以下未接种过卡介苗者，中度阳性反应表示体内有新的结核病灶；④强阳性反应，表示体内有活动性结核病；⑤两年之内由阴转阳或反应，强度从原来直径<10 mm增至>10 mm，且增加的幅度为6 mm以上者，表示新近有感染或可能有活动性病灶。

（2）阴性反应见于：①未感染过结核；②结核迟发性变态反应前期；③机体免疫反应受抑制时，呈假阴性反应。

（三）预防

（1）早期发现并合理治疗结核菌涂片阳性患者。

（2）卡介苗接种以预防小儿结核病。

（3）化学药物预防。

（四）治疗

1. 治疗原则　早期、适量、联合、规律、全程、分段。

2. 常用的抗结核药物　①全杀菌药：异烟肼、利福平；②半杀菌药物：链霉素、吡嗪酰胺；③抑菌药物：乙胺丁醇、氨硫脲、乙硫异烟胺。

二、原发性肺结核患儿的护理

（一）临床表现

起病缓慢，可有低热、食欲不振、盗汗、消瘦等结核中毒症状。可伴有肝、脾肿大。X线：胸片呈典型哑铃"双极影"。

（二）护理措施

（1）给予"三高"（高热量、高蛋白、高维生素）及富含钙质的食物，增强抵抗力。

（2）空气清新，保证充足睡眠，适当进行室内外运动，勤换衣物。

（3）观察患儿有无胃肠道反应、耳鸣耳聋、眩晕、视力减退、手足麻木等，定期进行肝功及尿常规检查。

（4）预防感染的传播。结核病患儿活动期应如实实行呼吸道隔离措施，对患儿的呼吸道分泌物、餐具等进行消毒处理。

三、急性粟粒型肺结核

（一）临床表现

多数起病急，有高热和严重中毒症状，少数患儿出现咳嗽、气急、发绀。X线可见大小一致、分布均匀的粟粒状阴影。

（二）护理措施

（1）卧床休息，给予充足的营养，保持环境安静、呼吸道通畅，必要时给予吸氧。

（2）观察体温变化，体温升高时给予降温处理。

（3）定时监测生命体征，如有烦躁不安、嗜睡、头痛、呕吐，可能为结核性脑膜炎。

（4）指导家长对环境、杯具等进行消毒处理，要坚持全程正规服药。

四、结核性脑膜炎患儿的护理

（一）临床表现

1.早期　1~2周，主要为性情改变、精神呆滞、喜哭、易怒等，同时伴有低热、呕吐、便秘等情况。

2.中期　1~2周，体温增高，颅内压增高，出现剧烈头痛、喷射性呕吐、感觉过敏、两眼凝视、意识模糊等。脑膜刺激征阳性是结核性脑膜炎最主要和常见的体征。

3.晚期　1~3周，上述症状加重，出现完全昏迷。患儿极度消瘦，出现水、盐代谢失常。

（二）护理措施

（1）患儿绝对卧床休息，保持室内安静。及时清除口鼻分泌物，保证呼吸道通畅，在惊厥发作时给予舌垫，防止舌咬伤发生。

（2）给予高热量、高蛋白、高维生素、易消化的食物，进食宜少量多餐。

（3）保持床单位整洁、干燥，注意臀部护理。勤翻身，防止压疮的形成，同时注意保持口腔清洁。

（4）密切观察生命体征、神志、惊厥、瞳孔的改变，尽早发现颅内高压或脑疝，尽早处理。

（5）遵医嘱使用肾上腺皮质激素、脱水剂、利尿剂和呼吸兴奋剂。对腰穿病人应去枕平卧4~6 h，以防止头痛发生。

○ 自测题

一、填空题

1. 传染病的预防措施是 _____ 、_____ 、_____ 。

2. _____ 是小儿结核病中最严重的类型、致死的主要原因。

3. 传染病的流行过程中最基本的三个条件是 _____ 、_____ 、_____ 。

4. 一般水痘患者应在家隔离治疗至疱疹全部结痂或出疹后 _____ 天。

5. 麻疹最常见的并发症是 _____ ，以出疹期一周内常见，占麻疹患儿死因的90%以上。

二、选择题

A1型题

1. 早期诊断麻疹最有价值的临床特点是（　　）。

　　A. 发热　　　　　　　　　　B. 上呼吸道卡他症状　　　　C. 麻疹黏膜斑

　　D. 典型全身皮肤斑丘疹　　　　E. 血清中检测到麻疹IgG型抗体

2. 麻疹出疹的顺序是（　　）。

　　A. 头面—耳后—躯干—四肢末端—全身

　　B. 耳后发际—面部—躯干—四肢—手掌足底

　　C. 四肢末端—头面—躯干—背部—胸部

　　D. 四肢末端—躯干—头面—耳后发际

　　E. 四肢末端—头面—耳后发际—前胸—后背

3. 麻疹常见的并发症是（　　）。

　　A. 脑炎　　　　　　　　　　B. 肺炎　　　　　　　　　　C. 喉炎

　　D. 心肌炎　　　　　　　　　E. 结核

4. 麻疹患儿最主要的死因为（　　）。

　　A. 支气管肺炎　　　　　　　B. 喉炎　　　　　　　　　　C. 心肌炎

　　D. 麻疹脑炎　　　　　　　　E. 结核病恶化

5. 麻疹患儿发热时忌用的退热方法是（　　）。

　　A. 减少盖被　　　　　　　　B. 温水浴　　　　　　　　　C. 多饮温开水

　　D. 服用小剂量退热药　　　　E. 酒精擦浴

6. 麻疹患儿有并发症者其隔离期为（　　　）。

　　A. 隔离到起病后1周　　　　　　B. 隔离到出疹后1周　　　　　C. 隔离到出疹后5天

　　D. 隔离到出疹后10天　　　　　 E. 隔离到疱疹完全结痂

7. 麻疹患儿的皮疹特点是（　　　）。

　　A. 皮疹为充血性疱疹　　　　　　B. 疹间皮肤正常　　　　　　　C. 压之不褪色

　　D. 相互不可融合　　　　　　　　E. 大小均匀一致

8. 水痘皮疹的重要特征为（　　　）。

　　A. 均为水滴样疱疹　　　　　　　B. 皮疹呈离心性分布　　　　　C. 首先出现在头面部

　　D. 发热后3~4天出现皮疹　　　　E. 分批出现的斑疹、丘疹、疱疹、结痂并存

9. 对水痘患儿错误的皮肤护理措施是（　　　）。

　　A. 勤换内衣，温水洗浴　　　　　B. 剪短指甲，或戴手套　　　　C. 局部涂擦5%碳酸氢钠

　　D. 疱疹破溃者涂1%甲紫　　　　 E. 全身皮肤红外线照射

10. 水痘患儿应隔离至（　　　）。

　　A. 体温正常　　　　　　　　　　B. 发病后1周　　　　　　　　　C. 出疹后3天

　　D. 疱疹开始结痂　　　　　　　　E. 疱疹全部结痂

11. 流行性腮腺炎的主要临床特征是（　　　）。

　　A. 体温升高　　　　　　　　　　B. 咀嚼受限　　　　　　　　　C. 腮腺肿大、疼痛

　　D. 脑膜炎　　　　　　　　　　　E. 睾丸炎

12. 下列疾病早期能够检测到血淀粉酶、脂肪酶增多的是（　　　）。

　　A. 麻疹　　　　　　　　　　　　B. 水痘　　　　　　　　　　　C. 猩红热

　　D. 流行性腮腺炎　　　　　　　　E. 中毒型细胞性痢疾

13. 流行性腮腺炎应隔离至（　　　）。

　　A. 体温恢复正常　　　　　　　　B. 腮腺肿大完全消退

　　C. 腮腺肿大完全消退后3天　　　 D. 腮腺肿大完全消退后7天　　 E. 发病后3天

14. 小儿结核病最常见的类型是（　　　）。

　　A. 急性粟粒性肺结核　　　　　　B. 结核性脑膜炎　　　　　　　C. 纤维空洞型肺结核

　　D. 肠结核　　　　　　　　　　　E. 原发型肺结核

15. 引起小儿结核病患儿死亡的主要原因是（　　　）。

　　A. 浸润性肺结核　　　　　　　　B. 原发型肺结核　　　　　　　C. 急性粟粒性肺结核

　　D. 结核性脑膜炎　　　　　　　　E. 纤维空洞型肺结核

16. 关于结核菌不正确的描述是（　　　）。

　　A. 属分枝杆菌　　　　　　　　　B. 革兰染色阳性　　　　　　　C. 细胞内寄生菌

　　D. 染色具有抗酸性　　　　　　　E. 对人类致病的主要是牛型结核杆菌

17. 小儿结核病的主要传染源是（　　　）。

  A. 结核菌污染的食物　　　　　　　　B. 结核菌污染的食具

  C. 结核菌感染的动物　　　　　　　　D. 排菌的肺结核患者

  E. 痰菌阴性的肺结核患者

18. 结核病最主要的传播途径是（　　　）。

  A. 皮肤、黏膜　　　　　　B. 消化道　　　　　　C. 呼吸道

  D. 直接侵入　　　　　　　E. 新生儿脐部

19. 小儿结核病特点的是（　　　）。

  A. 全身症状轻微　　　　　　　　　　B. 局部组织损伤重

  C. 易发生血行播散　　　　　　　　　D. 淋巴系统受累较少

  E. 多以纤维化方式愈合

20. 不符合小儿结核病特点的是（　　　）。

  A. 发病急、全身中毒症状重、进展快

  B. 肺部病灶多见于上叶底部或下叶上部

  C. 易于发生血行播散

  D. 病变愈合方式多为纤维化

  E. 易于侵犯淋巴系统

21. 不属于小儿结核病的结核中毒症状是（　　　）。

  A. 长期不规则高热　　　　　B. 食欲减退　　　　　C. 消瘦

  D. 盗汗　　　　　　　　　　E. 乏力

22. 关于结核菌正确的描述是（　　　）。

  A. 结核菌蛋白质能使机体致敏　　　　B. 结核菌类脂质对人体具有保护性

  C. 结核菌对酸碱消毒剂的耐受力较弱　D. 干热100 ℃ 10 min即可被灭活

  E. 65 ℃ 1 min即可被灭活

23. 结核杆菌初次侵入人体后建立细胞免疫的时间是（　　　）。

  A. 1～2周　　　　　　　　B. 3～4周　　　　　　C. 4～8周

  D. 8～10周　　　　　　　 E. 10～12周

24. 在结核病的发病中变态反应的强弱起着重要作用，变态反应过弱时可表现为（　　　）。

  A. 结核病变播散　　　　　　B. 结核病变局限　　　　C. 干酪样坏死

  D. 疱疹性结膜炎　　　　　　E. 一过性多发性关节炎

25. 判断是否受结核感染最特异的检查方法是（　　　）。

  A. PPD试验　　　　　　　　B. 血沉　　　　　　　C. X线检查

  D. 血象　　　　　　　　　　E. 结核杆菌培养

26. 小儿受结核感染后做结核菌素试验最恰当的时间是（   ）。

    A. 1~2周　　　　　　　　B. 3~4周　　　　　　　　C. 4~8周

    D. 8~10周　　　　　　　E. 10~12周

27. 结核菌素反应属于（   ）。

    A. 速发型超敏反应　　　　　　　B. 细胞毒型超敏反应

    C. 免疫复合物型超敏反应　　　　D. 迟发型超敏反应　　　　　　E. 以上都不是

28. 有关结核菌素的试验方法正确的描述是（   ）。

    A. 常用PPD 1 mL

    B. 在右前臂掌侧中、上1/3交界处皮内注射

    C. 在左前臂掌侧中、下1/3交界处皮下注射

    D. 在左前臂掌侧中、下1/3交界处皮内注射

    E. 注射后24~48 h观察反应结果

29. 1岁小儿未接种过卡介苗，结核菌素试验阳性提示（   ）。

    A. 近2~3周内感染结核　　　　B. 体内已有免疫力，不会再感染结核

    C. 体内有活动性结核　　　　　D. 受过结核菌感染，不一定有活动结核

    E. 对结核无免疫力，不一定有活动结核

30. 结核自然感染后其结核菌素试验阳性反应的特点中，不包括（   ）。

    A. 硬结质地硬，颜色深

    B. 反应持续时间可达7~10天

    C. 硬结消退后留有色素沉着及脱屑

    D. 硬结直径多在15 mm以上

    E. 自然感染后阳性反应可持续3~5年

31. 对结核菌素试验阴性反应判断错误的是（   ）。

    A. 未受过结核感染　　　　　　B. 在初染结核1~2周内

    C. 重症结核假阴性反应　　　　D. 技术失误药物失效

    E. 未接种过卡介苗

32. 接种卡介苗后，结核菌素试验阳性反应特点的是（   ）。

    A. 硬结直径多为5~9 mm　　　B. 硬结周围出现水疱

    C. 硬结质地较硬，边界清楚　　D. 阳性反应持续时间较长，7~10天硬结方可消失

    E. 硬结处皮肤颜色深紫

33. 对原发型肺结核患儿早期诊断和观察疗效的主要方法是（   ）。

    A. X线检查　　　　　　　　　B. CT检查　　　　　　　　C. 痰菌检查

    D. PPD试验　　　　　　　　　E. B超检查

34. 预防结核病最有成效的措施是（   ）。

    A. 不随地吐痰   B. 控制传染源   C. 接种卡介苗

    D. 增强抵抗力   E. 预防性用药

35. 最容易消灭结核菌的条件是（   ）。

    A. 暴露在阳光下   B. 暴露在空气中   C. 在胃分泌物中

    D. 使用青霉素   E. 煮沸

36. 切断结核病传播途径最有效的措施是（   ）。

    A. 增强所有公民的免疫力   B. 在全民范围内科普宣传

    C. 帮助患者与防痨机构沟通   D. 隔离并治疗痰菌涂片阳性患者

    E. 给所有易感者接种卡介苗

37. 异烟肼预防性服药的适应证是（   ）。

    A. 父亲曾患结核现已治愈的小儿

    B. PPD试验阳性，新近患麻疹的小儿

    C. 接种过卡介苗，PPD试验硬结直径5 mm的小儿

    D. 无任何症状，PPD试验持续阴性的小儿

    E. 体质较弱，经常感冒的小儿

38. 不属于结核病的治疗原则是（   ）。

    A. 早期   B. 大量   C. 联合

    D. 规律   E. 全程

39. 抗结核药物中，属于全效杀菌药物的是（   ）。

    A. 乙胺丁醇   B. 利福平   C. 链霉素

    D. 吡嗪酰胺   E. 氨硫脲

40. 抗结核药物中，能够引起球后视神经炎的是（   ）。

    A. 利福平   B. 异烟肼   C. 乙胺丁醇

    D. 链霉素   E. 吡嗪酰胺

41. 抗结核药物中，能够引起耳聋和肾功能损害的是（   ）。

    A. 利福平   B. 异烟肼   C. 乙胺丁醇

    D. 链霉素   E. 吡嗪酰胺

42. 抗结核短程治疗的时间为（   ）。

    A. 1～3个月   B. 3～6个月   C. 6～9个月

    D. 9～12个月   E. 12～18个月

43. 10个月小儿按时接种过卡介苗，其结核菌素试验皮肤硬结直径为8 mm，提示（   ）。

    A. 免疫缺陷患儿   B. 1个月内初染结核   C. 体内有陈旧结核病灶

    D. 体内有活动结核病灶   E. 体内对结核已产生免疫力

44. 原发型肺结核患儿其原发综合征典型的X线表现为（　　）。

  A. 云雾状阴影   B. 团块状阴影

  C. 哑铃状"双极影"   D. 斑点状阴影   E. 粟粒状阴影

45. 小儿原发型肺结核最常见的病理转归为（　　）。

  A. 吸收转好   B. 进化为干酪性肺炎

  C. 进化为结核性胸膜炎   D. 恶化为急性粟粒型肺结核

  E. 全身性急性粟粒型结核病

46. 原发型肺结核患儿常见的结核变态反应的表现是（　　）。

  A. 低热   B. 食欲减退   C. 疱疹性结膜炎

  D. 盗汗   E. 消瘦

47. 支气管淋巴结结核出现百日咳样痉挛性咳嗽时提示肿大的淋巴结压迫的部位是（　　）。

  A. 喉   B. 气管   C. 支气管分叉处

  D. 右支气管   E. 细支气管

48. 结核病作为慢性消耗性疾病，正确的饮食护理是（　　）。

  A. 高热量、高蛋白、低维生素饮食

  B. 高热量、高蛋白、高维生素饮食

  C. 低热量、低蛋白、低维生素饮食

  D. 高热量、低蛋白、高维生素饮食

  E. 低热量、高蛋白、高维生素饮食

49. 有关急性粟粒型肺结核的病理变化，错误的描述是（　　）。

  A. 原发病灶干酪样坏死，破坏血管引起

  B. 侵入肺动脉导致全身性粟粒型结核病

  C. 结核结节分布均匀

  D. 结核结节大小一致

  E. 为粟粒样结节

50. 不符合急性粟粒型肺结核的临床特点是（　　）。

  A. 是原发型肺结核恶化结果 B. 多见于较大年龄儿童及成人

  C. 可以是全身粟粒结核的一部分 D. 有严重的全身中毒症状

  E. 早期肺部体征多不明显

51. 有关结核性脑膜炎错误的描述是（　　）。

  A. 常为全身粟粒性结核的一部分 B. 是小儿结核病中最严重的一型

  C. 由于小儿血脑屏障免疫功能薄弱所致 D. 常在结核原发感染1年以后发生

  E. 婴幼儿多见

52. 小儿结核性脑膜炎早期的主要临床表现是（　　　）。

    A. 性情的改变　　　　　　　　　　B. 持续性头痛　　　　　　　　C. 喷射性呕吐

    D. 脑膜刺激征明显　　　　　　　　E. 反复惊厥

53. 结核性脑膜炎进入晚期的特征是（　　　）。

    A. 昏迷、半昏迷或强直性惊厥频繁发作　　B. 脑膜刺激征　　　　　　C. 剧烈头痛

    D. 性情改变　　　　　　　　　　　E. 面神经瘫痪

54. 诊断结核性脑膜炎最可靠的依据是（　　　）。

    A. 脑脊液压力增高　　　　　　　　B. 脑脊液外观呈毛玻璃样

    C. 脑脊液放置24 h有薄膜形成　　　D. 脑脊液中找到结核杆菌

    E. 脑脊液中糖和氯化物降低

55. 结核性脑膜炎的脑脊液检查可见（　　　）。

    A. 外观呈毛玻璃样　　　　　　　　B. 白细胞数目无明显增加

    C. 蛋白定量减少　　　　　　　　　D. 糖含量升高

    E. 氯化物含量升高

56. 为减轻结核性脑膜炎患儿的结核中毒症状，减轻脑水肿，常在应用抗结核药物同时加用
    （　　　）。

    A. 异烟肼　　　　　　　　　　　　B. 利福平　　　　　　　　　　C. 吡嗪酰胺

    D. 链霉素　　　　　　　　　　　　E. 泼尼松

A2型题

1. 患儿，5岁。皮肤同一部位出现丘疹、水疱疹，有的水疱内含清亮液体，有的呈浊性液，
    还有的已破溃结痂，确诊为水痘。其治疗首选药物是（　　　）。

    A. 肾上腺皮质激素　　　　　　　　B. 阿司匹林　　　　　　　　　C. 阿昔洛韦

    D. 利巴韦林　　　　　　　　　　　E. 阿米卡星

2. 患儿，男，7岁。1周前确诊流行性腮腺炎，遵医嘱在家隔离休养。现患者自述头痛剧
    烈，颈项僵硬，呕吐2次，体温复有升高。考虑患儿发生了（　　　）。

    A. 化脓性脑膜炎　　　　　　　　　B. 脑膜脑炎　　　　　　　　　C. 胰腺炎

    D. 中毒型脑病　　　　　　　　　　E. 神经系统后遗症

3. 患儿，3岁。两周来低热、盗汗，食欲差，消瘦。体检：球结膜见疱疹性结膜炎，听诊右
    肺上部呼吸音稍低，结核菌素试验（+++），胸片显示右肺上部"双极影"。该患儿最可
    能的诊断为（　　　）。

    A. 原发型肺结核　　　　　　　　　B. 继发型肺结核

    C. 急性粟粒型肺结核　　　　　　　D. 结核性脑膜炎

    E. 支气管肺炎

4. 患儿，男，8岁，确诊为原发型肺结核。护士在对其家属实施健康教育时，不恰当的是（ ）。

    A. 对患儿采取肺结核隔离

    B. 给予高热量、高蛋白、高维生素饮食

    C. 避免患儿与其他急性传染病患儿接触

    D. 定期复查

    E. 坚持全程正规服药，出现毒副反应亦不可停用

5. 2岁小儿有原发型肺结核病史，近半个月来烦躁、好哭、睡眠不安，有低热，呕吐。此时应考虑是（ ）。

    A. 化脓性脑膜炎   B. 颅内出血   C. 结核性脑膜炎

    D. 继发型肺结核   E. 病毒性脑膜炎

6. 患儿，男，3岁，发热，体温39.2 ℃，面部及躯干可见皮疹，诊断为麻疹。护士为其家属进行健康教育时，下列哪项不正确？（ ）

    A. 多饮水   B. 勤剪指甲，防止抓伤皮肤

    C. 保持呼吸道通畅   D. 保持病室通风，空气清新

    E. 应用酒精擦浴降温

7. 患儿，女，5岁，诊断麻疹合并肺炎入院。在住院期间，为避免交叉感染，医护人员在诊治患儿后，应在空气流通处（ ）分钟以上才能接触其他患者。

    A. 30   B. 25   C. 20

    D. 15   E. 10

8. 6岁女婴，皮肤同一部位出现丘疹、水疱疹，有的水疱内含清亮液体，有的已破溃结痂。最可能的原因是（ ）。

    A. 麻疹   B. 水痘   C. 风疹

    D. 荨麻疹   E. 药物疹

A3/A4型题

（1～3题共用题干）患儿王明，男，8岁，小学二年级学生，发热2天，伴头痛、纳差1天。今晨起发现右侧耳垂下部肿大，伴疼痛，进食时胀痛明显。2周前同班同学中发现1例流行性腮腺炎。体格检查：体温38.5 ℃，右侧耳垂为中心肿大，边缘不清，表面无充血，压痛明显。临床诊断为流行性腮腺炎。

1. 该患儿的护理诊断及合作性问题不包括（ ）。

    A. 疼痛   B. 体温过高   C. 有传播感染的危险

    D. 潜在并发症：脑膜炎   E. 体液过多

2. 对该患儿实施的隔离时间应该是（   ）。

    A. 体温退至正常   B. 腮腺肿胀消退后3日   C. 腮腺疼痛消失

    D. 食欲好转   E. 咽拭子培养3次阴性

3. 对该班易感学生检疫的时间是（   ）。

    A. 1周   B. 2周   C. 3周

    D. 4周   E. 5周

三、简答题

1. 简述接种卡介苗的禁忌证。

2. 简述麻疹与风疹的主要鉴别诊断。

3. 简述水痘皮疹的特点。

四、案例分析

    患儿，黄珊妮，女，3岁，于8月18日9:50入院。其奶奶代诉：发热半天，同时身上皮肤出现红色斑疹，表面有散在的小水疱。患儿精神、食欲尚可，皮肤瘙痒，无呕吐、抽搐现象。入院体格检查：体温38.0 ℃，呼吸24次/分。

    问题：

1. 根据上述症状，该患儿可能患有何种疾病？

2. 请提出该患儿主要的护理诊断。

3. 请列出主要的护理措施。

第十七章 常见急症患儿的护理

1. 掌握常见急症患儿的身体状况、护理诊断、治疗要点、护理措施。
2. 熟悉常见急症患儿的健康史、辅助检查、治疗要点。
3. 了解常见急症患儿的生理特点。
4. 学会按照护理程序对心跳骤停患儿实施整体护理。

● 重点、难点

第一节 小儿惊厥

小儿惊厥是指全身或局部骨骼肌群突然发生不自主收缩，以强直性或阵挛性收缩为主要表现，常伴意识障碍。常见急症多见于婴幼儿。

一、病因

（一）感染性疾病
颅内感染、颅外感染。

（二）非感染性疾病
颅内疾病、颅外疾病。

二、临床表现

（一）典型表现
意识丧失，头向后仰，面部及四肢肌肉强直性收缩，口吐白沫，面色紫青，牙关紧闭。

（二）高热惊厥
儿童时期最常见的惊厥性疾病。发作均与发热性疾病中体温骤然升高有关。多见于6个月~3岁儿童。多发生于上呼吸道感染的初期，当体温骤升至38.5~40℃时，突发。分为单纯型高热惊厥和复杂型高热惊厥。

（三）惊厥持续状态
惊厥持续30 min以上。

三、护理

（一）预防窒息

（1）保持呼吸道通畅，头偏向一侧，将舌轻轻向外牵拉，防止舌后坠。

（2）紧急情况下可用手掐人中、合谷等穴位。

（3）遵医嘱使用止惊药物，并观察用药后的反应。镇静止惊：地西泮（首选）、苯巴比妥钠（新生儿首选，但新生儿破伤风首选地西泮）、10%水合氯醛、苯妥英钠（癫痫持续状态地西泮治疗无效时使用）。

（二）预防外伤

患儿发作时勿强力按压或牵拉患儿肢体，以免骨折或脱臼。

（三）密切观察病情，预防脑水肿

对症治疗：脑水肿可用甘露醇、呋塞米、肾上腺皮质激素；高热时物理降温或药物降温，必要时吸氧。

（四）心理护理

护理人员要有高度责任心，给患儿及家人以安全感和信任感；关心、安慰、鼓励患儿，消除患儿内心恐惧；及时解答家长疑问，主动介绍患儿病情及治疗进展情况，减轻或消除家长的疑惑和不安，取得家长合作。

第二节　颅内高压综合征

颅内高压综合征，简称颅内高压，是由多种原因引起的脑实质或颅内液体量增加所致的一种临床综合征。

一、病因

感染、脑缺血缺氧、颅内占位性病变、脑脊液的循环异常。

二、临床表现

头痛、呕吐、眼征（复视，落日眼）、意识障碍、头部体征（前囟紧张、隆起，失去正常搏动，颅缝裂开）、生命体征改变（血压先升高，脉搏变慢，呼吸变慢不规则）、脑疝。

三、治疗要点

急诊处理（气管插管、气囊通气或呼吸机、快速甘露醇、颅脑钻孔减压术）、脱水疗法（首选甘露醇，重症用地西泮）、对症治疗（改善通气，抗感染，纠正休克与缺氧）。

四、护理

避免加重颅内压增高（床头抬高30°左右，环境保持绝对安静）、气道管理（根据病情不同方式供氧，清除气道分泌物）、用药护理（按医嘱调整输液速度，按时应用脱水剂、利尿剂，静脉滴注用镇静剂要慢，观察药物疗效及不良反应）、病情观察、健康教育。

第三节 急性呼吸衰竭

简称呼衰，是指各种原因导致的中枢或外周性的呼吸功能障碍，出现低氧血症或高碳酸血症，并由此引起的一系列生理和代谢紊乱的临床综合征。诊断标准：$PaO_2 < 50$ mmHg或$PaCO_2 > 50$ mmHg。

一、病因

新生儿：呼吸窘迫、新生儿窒息、吸入性肺炎。2岁以下儿童：支气管肺炎、哮喘持续状态、喉炎、先天性心脏病、气道异物、先天性气道畸形。2岁以上儿童：哮喘持续状态、多发性神经根炎、中毒、溺水、脑炎、损伤。

二、临床表现

原发病的表现：脑炎、肺炎。呼吸系统：中枢性呼衰，呼吸快慢深浅不匀，可出现异常呼吸，如潮式呼吸、毕奥氏呼吸、双吸气、呼吸暂停和下颌式呼吸；周围性呼吸衰竭，呼吸困难、三凹征明显。低氧血症表现：发绀、烦躁、易激惹、血压高、心率快、少尿或无尿、食欲减退、恶心。高碳酸血症表现：多汗、四肢湿、皮肤潮红、昏睡、心率慢、电解质和酸碱失衡。

三、护理

（一）保持呼吸道通畅

协助排痰、吸痰、湿化和雾化，按医嘱使用支气管扩张剂。

（二）给氧

常用鼻导管及面罩吸氧，急性时吸入氧浓度为40%~50%，慢性时为30%~40%。吸纯氧不超过4~6 h。注意吸氧时加温和湿化。

（三）机械通气

明确机械通气指征，专人监护，防止继发感染发生。若出现以下指征，考虑撤离呼吸机。

撤离指征：①患儿病情改善，呼吸循环系统功能稳定；②能够维持自主呼吸2~3 h以上无异常改变；③吸入50%浓度的氧时，$PaO_2 > 50$ mmHg，$PaCO_2 < 50$ mmHg；④在间歇指令通气等辅助通气条件下，能以较低的通气条件维持呼吸机功能锻炼。

（四）病情观察

严密观察病情变化，监测呼吸频率、节律、心率、血压和意识变化，重症患儿须24 h监测；观察皮肤颜色、末梢循环、肢体温度、尿量等变化；昏迷患儿观察瞳孔、肌张力、腱反射及病理反射；观察体温及周围血白细胞的变化、咳嗽、咯痰的性质等。

（五）饮食护理

高热量、高蛋白、易消化和富含维生素。

（六）用药护理

遵医嘱用洋地黄类药、血管活性药、脱水剂、利尿剂等，密切观察药物的疗效及不良反应。呼吸兴奋剂如可拉明、洛贝林等适用于呼吸道通畅而呼吸不规则或浅表者，在呼吸道梗阻、广泛肺部病变或神经肌肉疾患、心跳骤停时中枢神经系统严重缺氧、呼吸机疲劳、低氧血症型呼吸衰竭时不宜使用。

第四节　充血性心力衰竭

充血性心力衰竭，简称心衰，是指心脏的收缩或舒张功能下降，即心排出量绝对或相对不足，不能满足全身组织代谢的需要的病理状态。

一、病因

各年龄段均可发病，以1岁以内的发病率最高。

二、临床表现

心排出量不足（乏力、多汗、食欲减退、心率呼吸快）、体循环淤血（肝大、颈静脉怒张）及肺静脉淤血（呼吸困难、气促、端坐呼吸）。

（1）安静时心率增快，婴儿>180次/分，幼儿>160次/分，不能用发热或缺氧解释者。

（2）呼吸困难，发绀突然严重，安静时呼吸>60次/分。

（3）肝脏肿大，超过肋缘下3 cm以上或肝在短时间内较前增大，而不能以横隔下移等原因解释者。

（4）心音明显低钝或出现奔马律。

（5）突然烦躁不安，面色苍白或发灰，而不能用原有疾病解释者。

（6）尿少和下肢水肿，排除其他原因造成者。

三、护理

休息、保持大便通畅、合理营养、控制液体摄入量、给氧、密切观察病情、用药护理（洋地黄制剂：每次用前测量脉搏。严格按剂量用药；口服时与其他的药物分开；服药后呕吐，要联系医生；当出现心率过慢、心律失常、恶心呕吐、食欲减退、黄绿视、视力模糊、头晕等毒性反应时，应停服洋地黄，并与医生联系及时采取措施。利尿剂：尽量在清晨或上午给予，以避免夜间多次排尿影响休息。观察水肿变化，定时测量体重及记录尿量。血管扩张剂：密切观察心率和血压的变化）、健康教育。

第五节　心跳呼吸骤停

心跳呼吸骤停（CPA）为儿科最危重的急症，是指患儿呼吸及循环功能突然停止，如不及时抢救可危及生命。

一、病因

窒息、喉痉挛、气管异物、严重的肺炎及呼吸衰竭、药物、严重的心律失常、中毒、过敏、溺水、电击、代谢性疾病、心肌炎、心肌病、心力衰竭、各种意外损伤等。

二、临床表现

呼吸、心跳停止，意识丧失或抽搐，脉搏消失，血压测不出。

三、治疗要点

现场抢救十分必要，以建立人工循环、保持呼吸道通畅及建立呼吸的顺序进行，以保证心、脑等重要脏器的血液灌流及氧供应。尽早实施CPR（建立循环、开放气道、建立呼吸），快速除颤，有效的高级生命支持、综合的心搏骤停后治疗。

胸外心脏按压指征：新生儿心率<60次/分；婴儿或儿童心率<60次/分伴有灌注不良的体征。按压位置：胸骨下半段（避开剑突）；胸外心脏按压与呼吸的配合在新生儿为3：1，<8岁为5：1，>8岁为15：2。药物治疗：肾上腺素最常用。

四、护理措施

（一）循环系统的护理

应给予心电监护，密切观察心电图的变化。每15 min测脉搏、血压和心率一次直至指标正常。密切观察口唇、皮肤、指甲色泽红润、四肢的温度和静脉循环情况。

（二）呼吸系统的护理

遵医嘱翻身、拍背、排痰，防止发生肺部感染。

（三）脑部缺氧的观察

观察患儿的神志、瞳孔变化及肢体的活动情况，遵医嘱应用低温疗法及及脱水剂。观察血容量及电解质的变化。

（四）肾功能的监测

使用血管活性药时每小时测量尿一次、观察尿液颜色，应警惕肾功能衰竭。

（五）密切观察患儿的症状和体征

如患儿出现呼吸困难、鼻翼扇动、呼吸频率、节律明显不正常时，应注意防止呼吸衰竭；如患儿大汗淋漓、烦躁不安、四肢厥冷时休克的表现；表情淡漠、嗜睡、青紫，说明脑缺氧、缺血；如瞳孔缩小、对光反射恢复、吞咽反射、咳嗽反射等恢复，说明复苏好转。

（六）防止继发感染

保持室内空气新鲜，注意室内清洁卫生，加强口腔和眼睛的护理，防止角膜干燥或溃疡的发生。气管切开吸痰及更换内套管时，注意无菌操作。

○ 自测题

一、填空题

1. 心肺复苏的步骤是 _____ 、 _____ 、 _____ 、 _____ 、 _____ 。
2. 婴幼儿脑耗氧量占全身耗氧量的 _____ ，心跳停止 _____ 分钟即可导致脑细胞死亡。

二、选择题

A1型题

1. 引起婴幼儿高热惊厥最常见的病因是（　　　）。

　　A. 呼吸道感染　　　　　　　　B. 消化道感染　　　　　　C. 泌尿道感染

　　D. 中毒性菌痢　　　　　　　　E. 破伤风

2. 下列水、电解质紊乱一般不会导致小儿惊厥的是（　　　）。

　　A. 高渗性脱水　　　　　　　　B. 低血钙　　　　　　　　C. 低血钠

　　D. 低血钾　　　　　　　　　　E. 低血糖

3. 不属于小儿高热惊厥的临床特点是（　　　）。

　　A. 年龄多在6个月至3岁　　　B. 多发生在病初突发高热时

　　C. 连续发作两次可发展为癫痫　D. 神志恢复快，无神经征

　　E. 发作呈全身性、次数少、时间短

4. 惊厥持续状态是指惊厥持续（　　　）。

　　A. ＞10 min　　　　　　　　　B. ＞15 min　　　　　　　C. ＞20 min

　　D. ＞25 min　　　　　　　　　E. ＞30 min

5. 小儿惊厥时应重点观察的是（　　　）。

　　A. 体位变化　　　　　　　　　B. 呼吸、瞳孔变化　　　　C. 发绀程度

　　D. 呕吐情况　　　　　　　　　E. 肌张力变化

6. 小儿惊厥时，脑电图检查常用于鉴别（　　　）。

　　A. 癫痫发作　　　　　　　　　B. 阿-斯发作　　　　　　　C. 低血钙

　　D. 颅脑损伤　　　　　　　　　E. 脑膜炎

7. 小儿惊厥发作时，首先应采取的护理措施是（　　　）。

　　A. 立即送入抢救室　　　　　　B. 保持呼吸道通畅　　　　C. 保持安静，减少刺激

　　D. 手心和腋下放入纱布　　　　E. 置牙垫于上下磨牙之间

8. 急性颅内压增高的常见病因是（　　　）。

　　A. 感染　　　　　　　　　　　B. 脑缺氧　　　　　　　　C. 颅内出血

　　D. 脑积水　　　　　　　　　　E. 高血压脑病

9. 颅内压增高引起的头痛特点是（　　　）。

　　A. 常在头顶部疼痛剧烈　　　　B. 低头、弯腰时头痛减轻　C. 吃止痛剂可缓解

　　D. 常在晨起较重　　　　　　　E. 头痛较局部

10. 为降低颅内压力首先应采取的护理措施是（　　　）。

　　A. 卧床休息，抬高头肩部　　　B. 给予20%甘露醇快速静脉点滴

　　C. 给予肾上腺皮质激素　　　　D. 给予抗菌素控制感染

　　E. 保持气道通畅，给予吸氧

11. 护理急性颅内压增高的患儿时，头肩部应抬高（　　　）。

　　A. 15～20°　　　　　　　　　B. 20～25°　　　　　　　C. 25～30°

　　D. 30～35°　　　　　　　　　E. 35～40°

12. Ⅰ型呼吸衰竭时，其血气分析检查的结果是（　　　）。

　　A. $PaO_2 < 50$ mmHg，$PaCO_2$正常

　　B. $PaO_2 \geqslant 50$ mmHg，$PaCO_2$正常

　　C. $PaO_2 < 50$ mmHg，$PaCO_2 > 50$ mmHg

　　D. $PaO_2 \geqslant 50$ mmHg，$PaCO_2 \geqslant 50$ mmHg

　　E. $PaO_2 \geqslant 50$ mmHg，$PaCO_2 \leqslant 50$ mmHg

13. 周围性呼吸衰竭的主要表现是（　　　）。

　　A. 呼吸频率和幅度改变　　　B. 呼吸节律紊乱　　　　　C. 潮式呼吸

　　D. 间停呼吸　　　　　　　　E. 叹息样呼吸

14. 小儿急性呼吸衰竭时最重要的护理措施是（　　　）。

　　A. 保持呼吸道通畅　　　　　B. 合理的氧气疗法　　　　C. 人工辅助呼吸

　　D. 供应液量能量　　　　　　E. 密切观察病情

15. 小儿时期急性心力衰竭最常见的病因是（　　　）。

　　A. 先天性心脏病　　　　　　B. 风湿性心脏病　　　　　C. 重症肺炎

　　D. 急性肾小球肾炎　　　　　E. 贫血性心脏病

16. 应用强心苷治疗期间，应多给患儿进食的种类是（　　　）。

　　A. 含钾高的食物　　　　　　B. 含钠高的食物　　　　　C. 含钙高的食物

　　D. 含碘高的食物　　　　　　E. 含锌高的食物

17. 使用洋地黄类药物时应重点监测（　　　）。

　　A. 体温　　　　　　　　　　B. 心率　　　　　　　　　C. 呼吸

　　D. 血压　　　　　　　　　　E. 血氧饱和度

18. 属于肾前性急性肾衰竭的病因是（　　　）。

　　A. 大出血、休克　　　　　　B. 先天性尿路畸形　　　　C. 肾小球肾炎

　　D. 双侧输尿管结石　　　　　E. 肾结核

19. 不符合急性肾功能衰竭少尿期的表现是（　　　）。

　　A. 氮质血症　　　　　　　　B. 低钠血症　　　　　　　C. 高钾血症

　　D. 高钠血症　　　　　　　　E. 代谢性酸中毒

20. 属于小儿急性肾衰竭多尿期的表现是（　　　）。

　　A. 尿毒症　　　　　　　　　B. 低钾血症　　　　　　　C. 高钾血症

　　D. 高钠血症　　　　　　　　E. 代谢性酸中毒

21. 小儿心跳呼吸骤停的主要直接原因是（　　　）。

　　A. 严重外伤　　　　　　　　B. 心脏疾患　　　　　　　C. 药物中毒

　　D. 窒息　　　　　　　　　　E. 电解质紊乱

22. 小儿心肺复苏时胸外心脏按压与人工通气之比为（　　　）。

　　A. 15：1　　　　　　　　　B. 15：2　　　　　　　　C. 15：3

　　D. 2：15　　　　　　　　　E. 1：15

23. 小儿心肺复苏后最重要的处理是（　　）。

　　A. 纠正酸中毒　　　　　　　B. 应用抗菌素　　　　　　　C. 强心、利尿

　　D. 脑复苏　　　　　　　　　E. 持续心电监护

A2型题

1. 患儿，6个月，支气管肺炎，现突然烦躁不安，喘憋加重，口周发绀。呼吸68次/分，心率180次/分，心音低钝，两肺细湿啰音增多，肝肋下3.5 cm，可能并发了（　　）。

　　A. 急性心力衰竭　　　　　　B. 脓胸　　　　　　　　　　C. 脓气胸

　　D. 肺大疱　　　　　　　　　E. 肺不张

2. 10个月男婴，诊断为重症支气管肺炎伴急性心力衰竭。你首先准备使用的药物是（　　）。

　　A. 地高辛口服　　　　　　　B. 予酚妥拉明　　　　　　　C. 镇静剂肌注

　　D. 硝普钠静滴　　　　　　　E. 西地兰静注

3. 患儿，8岁，先天性心脏病并发充血性心力衰竭，已服用地高辛维持治疗6个月。当你准备给该患儿服用地高辛时，首先应测量患儿的（　　）。

　　A. 体温　　　　　　　　　　B. 心率　　　　　　　　　　C. 呼吸

　　D. 血压　　　　　　　　　　E. 意识

4. 患儿，6个月，确诊为先天性心脏病。哭闹时出现呼吸、心跳骤停，复苏抢救时，胸外心脏按压的频率为（　　）。

　　A. 140次/分　　　　　　　　B. 120次/分　　　　　　　　C. 100次/分

　　D. 80次/分　　　　　　　　 E. 60次/分

5. 8个月男孩今因上呼吸道感染、高热、惊厥急诊入院。你首先准备使用的药物是（　　）。

　　A. 地西泮　　　　　　　　　B. 苯妥英钠　　　　　　　　C. 苯巴比妥钠

　　D. 副醛　　　　　　　　　　E. 水化氯醛

6. 患儿，3岁，惊厥反复发作入院。为防止该患儿惊厥时外伤，错误的处理方法是（　　）。

　　A. 将纱布放在患儿的手中　　B. 移开床上一切硬物

　　C. 用约束带捆绑四肢　　　　D. 床边设置防护栏

　　E. 压舌板裹纱布置上下磨牙之间

7. 患儿，10个月，因高热惊厥入院。经治疗痊愈，准备出院，对其家长健康指导的重点是（　　）。

　　A. 合理喂养的方法　　　　　B. 体格锻炼的方法

　　C. 惊厥预防及急救措施　　　D. 预防接种的时间

　　E. 小儿体检的时间

三、简答题

1. 简述惊厥的护理措施。

2. 简述应用洋地黄制剂时的护理。

四、案例分析

患儿，男，1天。孕39周因B超示"胎盘钙化，瘢痕子宫"行剖腹产娩出，出生体重3 kg，Apgar评分为6分–9分–10分。羊水清，出生后口唇青紫、窒息，经清理呼吸道、人工呼吸、给氧后面色红润，四肢轻度发绀。出生后精神稍差，未开奶，未解胎便，小便无。体检：体温36.0 ℃，呼吸50次/分，脉搏145次/分。精神差，足月儿貌，皮肤欠温暖，前囟平软，面色稍发绀。双肺呼吸音稍粗，心率律齐，无杂音。腹软，肝右肋下1 cm，脾未及。原始反射存在，四肢轻度发绀。

辅助检查：血气分析pH 7.33，二氧化碳分压37.7 mmHg，氧分压53.3 mmHg。

问题：

1. 该患儿的临床诊断是什么？

2. 护理要点是什么？

参考答案

第一章　绪论

一、填空题

1. 11 ~ 12　17 ~ 18　13 ~ 14　18 ~ 20

2. 出生后脐带结扎　28天

3. 1

4. 1周岁　3周岁

二、选择题

A1型题

1. D　2. C　3. C　4. A　5. A　6. E　7. D

8. C　9. B　10. B　11. E　12. C　13. A

14. C　15. A　16. B　17. D　18. D　19. D

20. D　21. D　22. D　23. D

三、简答题

1. 答：（1）胎儿期：胎儿完全依赖母体生存。

（2）新生儿期：适应能力尚不完善，发病率、死亡率高，先天性畸形也常在此期表现。

（3）婴儿期：此期是生长发育最迅速的阶段，容易发生营养和消化紊乱。同时，易发生各种感染和传染性疾病。

（4）幼儿期：意外伤害发生率非常高，应格外注意防护。

（5）学龄前期：智能发育更加迅速，一些免疫性疾病开始增多。

（6）学龄期：智能发育更加成熟，可以接受系统的科学文化教育。

（7）青春期：此期儿童的体格生长发育再次加速，出现第二次高峰，同时生殖系统的发育也加速并渐趋成熟。

2. 答：（1）胎儿期：从受精卵形成到胎儿出生为止，约共40周。

（2）新生儿期：自胎儿娩出脐带结扎至28天。

（3）婴儿期：自出生到1周岁之前。

（4）幼儿期：自1岁至满3周岁之前。

（5）学龄前期：自3周岁至6 ~ 7岁入小学前。

（6）学龄期：自入小学始（6 ~ 7岁）至青春期前。

（7）青春期：女孩从11 ~ 12岁开始到17 ~ 18岁，男孩从13 ~ 14岁开始到18 ~ 20岁。

第二章　生长发育

一、填空题

1. 遗传　性别　营养　疾病　母亲情况
生活环境　锻炼

2. 75　85　5 ~ 7

3. 1.5 ~ 2　测量两对边中点连线的距离
1 ~ 1.5岁

4. 脑发育不良　甲状腺功能低下　佝偻病
颅内压增高　脱水

5. 4 ~ 10个月　2 ~ 2.5岁　20

二、选择题

A1型题

1. D　2. C　3. C　4. C　5. C　6. C　7. E

8. E　9. E　10. C　11. E　12. D　13. D

14. C   15. E   16. B   17. C   18. A   19. C

A2型题

1. C   2. B   3. C   4. D   5. C   6. A   7. A

8. B   9. E   10. D   11. D   12. B

A3/A4型题

1. B   2. C   3. B   4. B   5. B   6. C   7. D

8. C   9. E

三、简答题

1. 答：（1）生长发育是连续的、有阶段性的过程。生长发育在整个儿童时期不断进行，但各年龄阶段的小儿生长发育有一定的特点，不同年龄阶段生长速度不同。

（2）各系统器官生长发育不平衡。如神经系统发育较早，大脑在出生后2年发育较快；淋巴系统在儿童期迅速生长，于青春期前达高峰，以后逐渐下降；生殖系统发育较晚。

（3）生长发育的个体差异。儿童生长发育虽按一定总规律发展，但在一定范围内受遗传、环境的影响，存在着相当大的个体差异。

（4）生长发育遵循由上到下、由近到远、由粗到细、由低级到高级、由简单到复杂的规律。

2. 答：（1）遗传因素：父母双方的遗传因素决定小儿生长发育的"轨道"，或特征、潜力、趋向。

（2）环境因素

①营养儿童的生长发育，包括宫内胎儿生长发育，需充足的营养素供给。

②疾病。疾病对生长发育的阻挠作用十分明显。

③母亲情况。胎儿在宫内的发育受孕母生活环境、营养、情绪、疾病等各种因素的影响。

④家庭和社会环境。

综上所述，遗传决定了生长发育的潜力，这种潜力从受精卵开始就受到环境因素的作用与调节，表现出个人的生长发育模式。因此，生长发育水平是遗传与环境共同作用的结果。

3. 答：前囟出生时为1~2 cm，以后随颅骨生长而增大，6月龄左右逐渐骨化而变小，在1~1.5岁闭合。

前囟检查在儿科临床很重要，如脑发育不良时头围小、前囟小或关闭早；甲状腺功能低下时前囟闭合延迟；颅内压增高时前囟饱满；脱水时前囟凹陷。

四、案例分析

1. 答：体重。

2. 答：18个月。

3. 答：独走；弯腰拾东西；能爬台阶；能蹲着玩。

4. 答：会大笑，能发出"爸爸""妈妈"之复音；能叫出物品名字，如灯、碗，指出自己的手、眼部位；会表示大小便，懂命令，会自己进食；对人和事有喜憎之分，穿衣能合作，会用杯喝水。

第三章 健康小儿的一般护理

一、填空题

1. 空气浴   日光浴   水浴

2. 结核菌苗   脊髓灰质炎疫苗   百白破三联混合制剂   麻疹疫苗   乙肝疫苗

3. 2%碘酊   75%乙醇   0.5%碘伏   75%乙醇

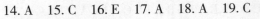

二、选择题

A1型题

1.A 2.D 3.D 4.E 5.B 6.A

A2型题

1.B

A3/A4型题

1.B 2.C 3.D 4.A 5.D 6.D 7.C

8.D

三、简答题

1.答：（1）食物：保证儿童食物的清洁和新鲜，教育儿童勿随便采集野生植物及野果，避免食用有毒的植物。

（2）药物：应放置在儿童拿不到的地方；喂药前要认真核对药瓶标签、用量及服法，对变质、标签不清的药物切勿服用。

（3）剧毒药品及农药：要妥善保管与使用，避免儿童接触。

（4）取暖设备：冬季室内使用煤炉或烤火炉应注意室内通风，并定期清扫管道，避免管道阻塞及经常检查是否漏气，以免一氧化碳中毒。

第四章 患病儿童的护理

一、填空题

1.人 医疗技术 药品 仪器设备 时间

2.22～24 ℃ 50%～60%

3.镇咳药 祛痰药或雾化吸入法

4."三快" 进针快 注射快 拔针快

5.氯霉素

二、选择题

A1型题

1.B 2.A 3.A 4.A 5.B 6.E 7.C

8.C 9.E 10.E 11.D 12.D 13.E

14.A 15.C 16.E 17.A 18.A 19.C

20.D 21.D 22.B 23.C 24.A 25.D

26.D

A2型题

1.B 2.E

A3/A4型题

1.E 2.A 3.A 4.A 5.A 6.B 7.E

三、简答题

1.答：（1）早期检出传染病患儿，及时隔离，减少交叉感染的机会；

（2）能使诊治工作顺利而有秩序地进行；

（3）协助患儿家长选择就诊科别；

（4）及早发现危重患儿，使之得到及时抢救。

2.答：（1）小婴儿喂药时最好将其抱起或使其头部抬高，用药匙从婴儿的口角处顺口颊方向将药液漫漫倒入，待药液咽下后再将药匙拿开；若患儿不往下吞咽，可用拇指和食指轻捏患儿双颊，使之吞咽。喂药时间在哺乳前或两次哺乳之间，以免因服药呕吐，导致误吸。

（2）幼儿以服用糖浆、水剂、冲剂较为合适，可用滴管或去除针头的注射器给药，也可将药片捣碎后加糖水喂服。

（3）年龄较大儿童可用片剂或丸药，并鼓励和训练其直接服药。

（4）任何药都不能混于乳或食物中喂给。

第五章 营养与营养失常患儿的护理

一、填空题

1.母乳喂养 人工喂养 混合喂养 母乳喂养

2.15%～25% 25%～40% 40%以上

3.腹部 躯干 臀部 四肢 面颊

4.初期 活动期 恢复期 后遗症期

5.惊厥 手足搐搦 喉痉挛发作

6. 基础代谢　生长发育所需　食物的热力作用　活动所需　排泄消耗

二、选择题

A1型题

1. A　2. C　3. B　4. C　5. E　6. B　7. C

8. B　9. D　10. A　11. A　12. D　13. D

14. D　15. B　16. B　17. A　18. D　19. C

20. B　21. D　22. D　23. A　24. B　25. C

26. C　27. D　28. B　29. D　30. B　31. B

32. E　33. D　34. C　35. B　36. E　37. D

38. D　39. D　40. D　41. D　42. D　43. C

44. C　45. C　46. A

A2型题

1. E　2. B　3. C　4. A　5. D　6. C　7. C

8. E　9. D　10. C　11. D　12. B　13. C

14. D　15. B　16. B

A3/A4型题

1. B　2. A　3. B　4. B　5. D　6. B　7. A

8. C　9. C　10. B　11. D　12. B　13. C

14. B　15. B　16. C　17. D　18. A　19. D

20. A　21. B　22. A　23. D　24. B　25. C

26. B　27. A　28. A

三、简答题

1. 答：从少到多；由稀到稠；从细到粗；习惯一种食物后再加另一种；应在婴儿健康、消化功能正常时添加。

2. 答：日光照射不足；维生素D摄入不足；食物中钙、磷含量过低或比例不当；维生素D的需要量增加；疾病或药物影响。

3. 答：（1）营养失调：低于机体需要量。

（2）有感染的危险，与免疫系统功能低下有关。

（3）有皮肤完整性受损的危险，与营养不良皮肤的受压摩擦等损伤有关。

（4）知识缺乏（家长），缺乏小儿的营养与喂养及对患儿的护理知识。

（5）潜在并发症：自发性低血糖、营养性贫血、维生素A及锌缺乏等。

四、案例分析

1. 答：可能是佝偻病。

2. 答：血钙、血磷及碱性磷酸酶。

3. 答：（1）营养失调（低于机体需要量），与日光照射不足、维生素D摄入不足等有关。

（2）有受伤的危险，与骨质疏松、关节松弛有关。

（3）潜在并发症：惊厥、骨骼畸形、维生素D中毒。

（4）知识缺乏，家长缺乏佝偻病的预防及护理知识。

4. 答：生后1~2周开始，口服维生素D 400~800 IU/d；肌注维生素D 100 000~200 000 IU（维持1~2个月），持续到2岁；尽早户外活动，每日1~2 h；母乳喂养。

第六章　新生儿与患病新生儿的护理

一、填空题

1. 开放气道　建立呼吸　维持正常循环

2. 85%~95%

3. 胆红素脑病

4. 3%过氧化氢溶液　5%聚维酮碘液　2

5. 葡萄球菌　产后感染

6. 胎龄最后的4~8周

7. 1.75 mmol/L（7 mg/dL）

　0.9 mmol/L（3.5 mg/dL）

8. 胎龄20~24周　35周

二、选择题

A1型题

1. B 2. D 3. D 4. B 5. B 6. A 7. B
8. D 9. B 10. D 11. B 12. B 13. A
14. C 15. C 16. B 17. E 18. B 19. B
20. C 21. E 22. E 23. B 24. A 25. C
26. A 27. A 28. E 29. D 30. E 31. D
32. B 33. E 34. A 35. E 36. E 37. C
38. E 39. D 40. D 41. A 42. B 43. C
44. B 45. A 46. C 47. B 48. E 49. D
50. B 51. A 52. E 53. A 54. A 55. E
56. C 57. A 58. E 59. C 60. A 61. E
62. C 63. E 64. C 65. E 66. C 67. D
68. A 69. B 70. D 71. D 72. A

A2型题

1. E 2. C 3. E 4. C 5. D 6. C 7. E
8. D 9. C 10. D 11. B 12. B 13. A
14. E 15. D 16. C 17. D 18. C

A3/A4型题

1. C 2. D 3. C 4. E 5. B 6. E 7. B
8. E 9. D 10. C 11. A 12. C 13. A
14. C 15. A 16. C 17. A 18. D 19. A
20. E 21. C 22. A 23. A 24. C 25. B
26. E 27. B 28. A 29. C 30. D

三、简答题

1. 答：新生儿生理性黄疸和病理性黄疸的鉴别要点如下。

	生理性黄疸	病理性黄疸
出现时间	生后2～3天	生后24 h内，或进行性加重
黄疸程度	足月儿<221 μmol/L 早产儿<257 μmol/L	足月儿>221 μmol/L 早产儿>257 μmol/L
进展速度	慢，每日胆红素升高<85 μmol/L	快，每日胆红素升高>85 μmol/L
持续时间	足月儿≤2周，早产儿≤4周	足月儿≥2周，早产儿≥4周
一般状况	好	差，伴原发病表现

2. 答：新生儿窒息抢救的ABCDE方案如下。

A是开放气道，B是建立呼吸，C是维持正常循环，D是药物治疗，E是评价。

3. 答：新生儿寒冷损伤综合征硬肿发生的顺序是小腿、大腿外侧、下肢、臀部、面颊、上肢、全身。

四、案例分析

1. 答：新生儿寒冷损伤综合征。

2. 答：（1）体温过低，与寒冷、早产、感染、窒息有关。

（2）皮肤完整性受损，与皮肤硬肿有关。

（3）营养失调，低于机体需要量，与吸吮和吞咽无力、热量摄入不足有关。

（4）有感染的危险，与机体免疫功能降低有关。

（5）潜在并发症：肺出血、DIC。

3. 答：（1）更换好温暖的棉毛衣，将患儿置于30 ℃的婴儿培养箱，每小时监肛温1次，同时提高温箱温度1℃，当肛温升至为35～36 ℃后，暖箱温度调至该患儿适中温度，使患儿于6～12 h体温恢复正常；

（2）观察病情，详细记录，备好氧气、吸引器、复苏气囊及呼吸机等；

（3）用滴管、鼻饲喂养以保证热能供给，静脉输液要严格控制速度，以防输液速度过快引起心力衰竭和肺出血；

（4）严格遵守操作规程，预防感染。

第七章　呼吸系统疾病患儿的护理

一、填空题

1. SIgA

2. 病毒

3. 气管切开

4. 大叶性肺炎　支气管肺炎　间质性肺炎

支气管肺炎

二、选择题

A1型题

1. A　2. D　3. D　4. E　5. B　6. D　7. B

8. D　9. D　10. D　11. C　12. C　13. B

14. C　15. E　16. C　17. C　18. E　19. C

20. B　21. E　22. A　23. D　24. B　25. A

26. D　27. D　28. B　29. C　30. C　31. E

32. D　33. D　34. E　35. D　36. D　37. A

38. B　39. E　40. C　41. E　42. B　43. A

44. C　45. D　46. C　47. D　48. E　49. C

50. C

A2型题

1. E　2. C　3. B　4. C　5. E　6. E　7. E

8. B　9. D　10. C　11. E　12. C　13. A

14. A　15. C　16. E

A3/A4型题

1. E　2. D　3. C　4. D　5. E　6. C　7. D

8. E　9. A

三、简答题

1. 答：Ⅰ度：仅活动后出现吸气性喉鸣和呼吸困难，肺部呼吸音及心率无改变。

Ⅱ度：安静时出现吸气性喉鸣和呼吸困难，肺部听诊闻及喉传导音或管状呼吸音，心率加快。

Ⅲ度：除吸气性喉鸣和呼吸困难的表现外，还出现烦躁不安、口唇及指趾端发绀，双眼圆睁，惊恐，头面出汗，肺部听诊呼吸音明显减弱，心音低钝，心率快。

Ⅳ度：渐显衰竭，昏睡，呼吸无力，三凹征不明显，面色苍白或发灰。最终昏迷，呈濒死状态，肺部听诊呼吸音几乎消失，仅有气管传导音，心音低钝，心律不齐。

2. 简述喘息性支气管炎的特点

答：喘息性支气管炎的特点：多见于3岁以

下，虚胖，有湿疹或过敏史的患儿；有类似哮喘的临床表现，如呼气性呼吸困难，肺部叩诊呈鼓音（或过清音），听诊两肺满布哮鸣音及少量粗湿啰音；大多病例复发与感染有关；可反复发作，近期预后大多良好，3～4岁后发作次数逐渐减少，但少数可发展成为支气管哮喘。

四、案例分析

1. 答：患儿初步诊断为支气管肺炎合并心衰。

2. 答：护理诊断及合作性问题

（1）气体交换受损，与肺部炎症合并心力衰竭造成的通气和换气功能障碍有关。

（2）体温过高，与肺部感染有关。

（3）清理呼吸道无效，与分泌物过多、黏稠及咳嗽无力等有关。

（4）有感染的危险，与免疫力下降有关。

（5）潜在并发症，中毒性肠麻痹、中毒性脑病、脓胸等。

3. 答：该患儿的护理措施：

（1）休息与环境：室温18～22 ℃，湿度50～60%，操作集中，保持安静，减少哭闹。采取半卧位或高枕卧位。

（2）饮食：给予营养丰富的流质、半流质饮食，少量多餐，避免过饱、呛咳；鼓励患儿多饮水；若不能进食，采取静脉营养。

（3）氧疗：给予氧流量2～4 L/min，氧浓度为50～60%，面罩给氧。

（4）遵医嘱给予物理降温，若效果不好，可遵医嘱给予药物降温。注意监测体温变化。

（5）保持呼吸道通畅：遵医嘱给予患儿雾化吸入，定时翻身，每2 h一次；同时拍背，指导患儿有效咳嗽，促进痰液排出。

（6）遵医嘱给予洋地黄如：西地兰，稀释后缓慢静脉推注，注意观察毒性反应；给予速尿静脉推注，减轻心脏负荷。

（7）注意观察病情变化。

第八章　消化系统疾病患儿的护理

一、填空题

1. ＜5%　5%～10%　＞10%

2. ＜130 mmol/L　130～150 mmol/L
＞150 mmol/L

3. ＜2周　2周至2个月　＞2个月

4. 3.5 g　2.5 g　1.5 g　20 g

5. 轮状病毒

二、选择题

A1型题

1. B　2. C　3. B　4. C　5. C　6. B　7. C

8. A　9. B　10. A　11. C　12. B　13. E

14. A　15. C　16. A　17. B　18. E　19. D

20. A　21. E　22. E　23. E　24. B　25. C

26. B　27. B　28. B　29. C　30. E　31. E

32. E　33. B　34. E　35. A　36. D　37. E

38. A　39. A　40. C　41. C　42. A　43. B

44. D　45. A　46. E　47. A　48. B　49. C

50. A　51. C　52. C　53. C　54. A　55. E

56. D　57. C　58. A　59. C　60. C　61. C

62. D

A2型题

1. E　2. A　3. C　4. E　5. C　6. C　7. B

8. B　9. E　10. E　11. E　12. C　13. B

14. E　15. D

A3/A4型题

1. E　2. A　3. D　4. A　5. C　6. A　7. A

8. B　9. E　10. B　11. C　12. D　13. B

三、简答题

1. 答：对鹅口疮、疱疹性口炎和溃疡性口炎的鉴别如下。

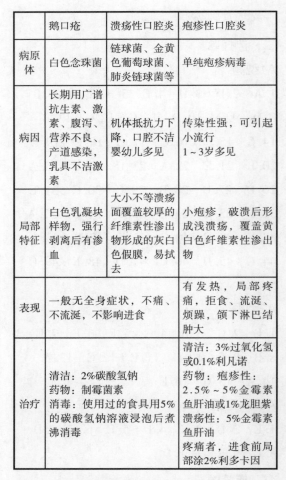

	鹅口疮	溃疡性口腔炎	疱疹性口腔炎
病原体	白色念珠菌	链球菌、金黄色葡萄球菌、肺炎链球菌等	单纯疱疹病毒
病因	长期用广谱抗生素、激素、腹泻、营养不良、产道感染，乳具不洁激素	机体抵抗力下降，口腔不洁婴幼儿多见	传染性强，可引起小流行1～3岁多见
局部特征	白色乳凝块样物，强行剥离后有渗血	大小不等溃疡面覆盖较厚的纤维素性渗出物形成的灰白色假膜，易拭去	小疱疹，破溃后形成浅溃疡，覆盖黄白色纤维素性渗出物
表现	一般无全身症状，不痛、不流涎，不影响进食	有发热，局部疼痛、拒食、流涎、烦躁，颌下淋巴结肿大	
治疗	清洁：2%碳酸氢钠药物：制霉菌素消毒：使用过的食具用5%的碳酸氢钠溶液浸泡后煮沸消毒		清洁：3%过氧化氢或0.1%利凡诺药物：疱疹性：2.5%～5%金霉素鱼肝油或1%龙胆紫溃疡性：5%金霉素鱼肝油疼痛者，进食前局部涂2%利多卡因

2. 答：（1）腹泻伴严重呕吐患儿暂禁食（不禁水）4～6 h。

（2）母乳喂养者应继续母乳喂养，暂停辅食，缩短每次喂乳时间，少量多次喂哺。

（3）人工喂养者，6个月以下婴儿，以牛奶或稀释奶为首选食品。6个月以上者，选用稠粥、面条，并加些植物油、蔬菜、肉末或鱼泥等，也可喂果汁或水果食品。

（4）饮食调整原则上由少到多、由稀到稠，尽量鼓励多吃，逐渐恢复到平时饮食

（5）病毒性肠炎，可暂停乳类喂养，改豆制代乳品、发酵乳或去乳糖配方乳。

3. 答：小儿腹泻的液体疗法基本原则有三个。

（1）三定原则：定量、定性、定速。

（2）三先原则：先快后慢、先浓后淡、先盐后糖。

（3）三见原则：见酸补碱、见尿补钾、见惊补钙。

四、案例分析

1. 答：患儿可能是轮状病毒肠炎。

2. 答：重度低渗性脱水。

3. 答：主要的护理诊断是：

（1）体液不足；

（2）腹泻；

（3）营养失调；

（4）体温过高；

（5）潜在并发症：酸中毒、低血钾。

4. 答：首选液体是2:1等渗含钠液。

第九章　循环系统疾病患儿的护理

一、填空题

1. 胚胎2~8周

2. 年龄×2+80 mmHg　收缩压×2/3　2/3

3. 肺动脉狭窄　右心室肥厚　室间隔缺损　主动脉骑跨

4. 室间隔缺损　房间隔缺损　动脉导管未闭

二、选择题

A1型题

1. A　2. E　3. C　4. C　5. D　6. C　7. B

8. E　9. A　10. A　11. A　12. B　13. D

14. E　15. D　16. D　17. C　18. A　19. A

20. C　21. A　22. B　23. B　24. E　25. A

A2型题

1. B　2. D　3. B　4. B　5. B　6. E　7. A

8. C　9. D　10. B

A3/A4型题

1. E　2. D　3. D　4. D　5. E

三、简答题

1. 答：根据左右心腔或大血管间有无直接分流和临床有无青紫，将先天性心脏病分为三类：

（1）左向右分流型（潜伏青紫型）：常见的有室间隔缺损、房间隔缺损、动脉导管未闭。

（2）右向左分流型（青紫型）：常见的有法洛四联症和大动脉错位等。

（3）无分流型（无青紫型）：常见的有肺动脉狭窄、主动脉缩窄、右位心等。

2. 答：指导病毒性心肌炎患儿休息：急性期卧床休息至热退后3~4周，病情基本稳定后，逐渐增加活动量，总休息时间不少于6个月。重症患儿心脏扩大及心力衰竭者，应卧床休息至心脏大小和心功能恢复正常后（半年至1年），根据具体情况逐渐增加活动量。

四、案例分析

1. 答：患儿初步诊断为先天性心脏病：法洛四联症。

2. 答：护理诊断及合作性问题

（1）活动无耐力，与缺氧及循环血量减少有关。

（2）营养失调，低于机体需要量，与组织缺氧及喂养困难有关。

（3）成长发展改变，与血氧饱和度下降及喂养困难等有关。

（4）有感染的危险，与免疫力下降有关。

（5）潜在并发症，心力衰竭、感染性心内膜炎、脑血栓形成。

3. 答：患儿入院后哭闹不安时出现晕厥，考虑该患儿发生阵发性脑缺氧发作，应立即将患儿置于膝胸卧位，给予吸氧，并与医生合作给予普萘洛尔、吗啡抢救治疗。

4. 答：患儿喜下蹲是因为活动增加时，缺氧明显。下蹲时下肢屈曲，静脉回心血量减少，减轻了心脏负荷，同时下肢动脉受压，使体循环阻力增加，右向左分流减少，减轻心脏负荷。

第十章 泌尿系统疾病患儿的护理

一、填空题

1. 血尿 水肿 少尿 高血压
2. 血沉恢复正常 尿液Addis计数正常
3. 硝普钠
4. ＜200 mL/d ＜300 mL/d ＜400 mL/d

二、选择题

A1型题

1. E 2. D 3. A 4. A 5. E 6. B 7. A
8. B 9. C 10. A 11. C 12. A 13. C
14. E 15. B 16. A 17. C 18. C 19. C
20. A 21. D

A2型题

1. A 2. D 3. D 4. B 5. B 6. B 7. E
8. B 9. C 10. A 11. E

A3/A4型题

1. C 2. C 3. D 4. C 5. A 6. E 7. A
8. C 9. D 10. C 11. E 12. E 13. C
14. A 15. E 16. E 17. C 18. A

三、简答题

1. 答：（1）休息：①急性期应卧床休息2～3周直至水肿消退、尿量增多、肉眼血尿或明显镜下血尿消失，血压恢复正常，可起床逐步增加活动；②尿常规检查红细胞＜10个，血沉正常可恢复上学，但避免剧烈活动；③尿液Addis计数正常后可正常活动。

（2）饮食和摄入量：急性期对蛋白和水分应予一定限制，对有水肿或高血压者应限制食盐的摄入，1～3 g/d为宜，水肿明显和尿量减少者还应限制水分摄入；肾功能减

退由氮质血症者应限制蛋白质摄入，20 g/d为宜，应尽量多摄入优质动物蛋白质，补充各种维生素。

（3）控制感染：有感染病灶时遵医嘱给予抗生素，指导和协助患者注意保暖、预防感冒、注意个人卫生、保持口腔和皮肤清洁。

（4）高血压的治疗：轻度高血压一般经休息、低盐饮食和利尿等物治疗。有高血压脑病者应迅速降压，凡用降压药物静脉滴注者应床旁密切观察血压变化。

（5）遵医嘱给予利尿剂，注意观察用药疗效。

（6）有心衰、肾衰者给予相关处理。

（7）准确记录出入量，每日测体重。每日评估水肿部位，协助病人控制入量。

2. 答：（1）一般治疗：①休息：严重水肿、高血压时须卧床休息一般情况下正常活动，以防血栓形成；②饮食：除严重水肿、高血压暂时限盐、限水外，不主张长期低盐或无盐饮食，蛋白质摄入量控制在1.5～2 g/（kg·d），以优质蛋白为主，注意补钙、维生素D及微量元素；③利尿剂应用（消肿）。

（2）控制感染

（3）激素治疗：口服泼尼松，为诱导肾病缓解的首选治疗。疗程：中程（6个月），多用于初治。

四、病案分析

1. 答：急性肾小球肾炎合并高血压脑病。
2. 答：①遵医嘱静脉用药，如硝普钠要用输液泵控制药物输入速度，定时观察血压、心率、心律的变化，防止药物输入过快引起血压骤降，造成不良后果；②保持周围环境安静，患儿绝对卧床，护士协助生活护理，保护皮肤，每2 h翻身1次，建立翻身卡，加床挡板，防止坠床；③保持大便通

畅，调整饮食，需要时适当予以缓泻剂，嘱患儿排便时勿用力，防止过度用力而颅内压增高；④告知家长和患儿所用药物的名称、剂量、服药方法及可能出现的副作用，如患儿一旦出现不良反应，立即报告医师以便及时处理；⑤准确记录出入量，每日测体重；每日评估水肿部位，协助患儿控制摄入量。

第十一章　血液系统疾病患儿的护理

一、填空题

1. 骨髓造血　骨髓外造血
2. 3.0×10^{12}/L　110 g/L
3. 110 g/L　120 g/L
4. 小细胞低色素性　血清铁及铁蛋白减少　铁剂治疗有效

二、选择题

A1型题

1. A　2. D　3. E　4. E　5. D　6. E　7. E
8. B　9. E　10. B　11. A　12. D　13. C
14. D　15. B　16. A　17. D　18. E　19. B
20. E　21. D　22. D　23. E　24. E　25. A
26. D　27. E　28. E　29. E　30. E　31. B

A2型题

1. B　2. D　3. C　4. C　5. E　6. E　7. C
8. E

A3型题

1. B　2. C　3. C　4. B　5. E　6. D　7. A
8. A　9. A　10. E　11. B

三、简答题

1. 答：（1）骨髓造血：出生后主要是骨髓造血。婴儿期所有骨髓均为红骨髓，全部参与造血，以满足生长发育的需要。5～7岁开始，脂肪组织（黄髓）逐渐代替长骨中

的造血组织，因此较大年龄儿童和成人期红骨髓仅限于肋骨、胸骨、脊椎、骨盆、颅骨、锁骨和肩胛骨，但黄髓仍有潜在的造血功能，当造血需要增加时，它可转变为红髓而恢复造血功能。小儿在出生后头几年缺少黄髓，故造血的代偿潜力小，如果造血需要增加时，就会出现髓外造血。

（2）骨髓外造血：在正常情况下，骨髓外造血极少。出生后，尤其在婴儿期，当严重感染或溶血性贫血等造血需要增加时，肝、脾和淋巴结可随时适应需要，恢复到胎儿时期的造血状态，而出现肝、脾和淋巴结肿大，同时外周血中可出现有核红细胞或（和）幼稚中性粒细胞。这是小儿造血器官的一种特殊反应，称为"骨髓外造血"。当感染及贫血矫正后即恢复正常骨髓造血。

2. 答：（1）服用铁剂时的注意事项：①服用硫酸亚铁时要研碎立即服用；②饭后或两餐间服用；③与维生素C或稀盐酸同服；④避免同时与牛奶、钙剂、茶、咖啡等同服；⑤正在换牙的孩子尽量使用糖衣制剂；⑥服药期间大便呈黑色；⑦服用铁剂从小剂量开始；⑧肌注铁剂要精确计算用量，深部肌肉注射。

（2）疗效判断：①在铁剂治疗后3～4天网织红细胞增加，7～10天达高峰；②2～3周网织红细胞恢复正常，血红蛋白开始增加，血红蛋白接近正常后还须继续服用铁剂2个月以丰富铁蛋白的储备。

四、病案分析

1. 答：小儿营养性缺铁性贫血。
2. 答：①小儿偏食、挑食等制铁摄入量不足；②用未经加热的鲜牛奶喂养，可因对蛋白质过敏而发生慢性小肠出血。
3. 答：（1）指导患儿实行饮食疗法。

（2）指导家属正确培养患儿的饮食习惯。

（3）服用铁剂时的注意事项：①服用硫酸亚铁时要研碎立即服用；②饭后或两餐间服用；③与维生素C或稀盐酸同服；④避免同时与牛奶、钙剂、茶、咖啡等同服；⑤正在换牙的孩子尽量使用糖衣制剂；⑥服药期间大便呈黑色；⑦服用铁剂从小剂量开始；⑧肌注铁剂要精确计算用量，深部肌肉注射。

（4）疗效判断：①在铁剂治疗后3～4天网织红细胞增加，7～10天达高峰；②2～3周网织红细胞恢复正常，血红蛋白开始增加，血红蛋白接近正常后还须继续服用铁剂2个月以丰富铁蛋白的储备。

第十二章　神经系统疾病患儿的护理

一、填空题

1. 觅食反射　拥抱反射　握持反射　吸吮反射　颈肢反射
2. 急性感染　中毒　颅脑损伤
3. 革兰阴性杆菌　金黄色葡萄球菌
4. 中枢性运动障碍和姿势异常　运动发育落后　肌张力高　姿势及神经反射异常

二、选择题

A1型题

1. D　2. D　3. B　4. D　5. C　6. E　7. E
8. E　9. E　10. D　11. C　12. A　13. E
14. C　15. E　16. B　17. A　18. E　19. D
20. B

A2型题

1. A　2. B　3. B　4. E

A3/A4型题

1. A　2. A　3. C　4. E　5. A　6. E

三、简答题

1. 答：临床表现：

（1）感染性全身性中毒症状：发热、面色苍白、烦躁不安；

（2）急性脑功能障碍症状：进行性的意识改变；

（3）颅内压增高；

（4）脑膜刺激征。

并发症：

（1）硬脑膜下积液；

（2）脑室管膜炎；

（3）脑积水。

2. 答：（1）维持正常体温：卧床休息，每4 h测体温一次。若体温大于38.5 ℃时要物理降温、药物降温。

（2）观察病情变化：观察患儿生命体征、面色、神智、瞳孔的变化，备好抢救药品及急救设备。

（3）防止外伤、意外发生：惊厥发作时将患儿头偏向一侧，给予空腔保护以免舌头咬伤，拉好门挡，避免躁动及惊厥时受伤或坠床。及时清理患儿呕吐物，保持呼吸道通畅，防止造成误吸。

（4）遵医嘱静脉输注抗生素，注意观察疗效和不良反应；静脉输液速度不宜过快，以免加重脑水肿。

（5）保证足够营养供应。

（6）健康教育。

四、案例分析

1. 答：实施的护理措施是控制抽搐，防止受伤。

（1）为正在发生惊厥的患儿就地进行救治如按压或针刺人中、合谷穴等控制惊厥，并避免其因躁动不安或惊厥发生坠床、受伤；

（2）解开衣领，头侧位平卧，呕吐后要及时清除呕吐物，避免误吸引起窒息；

（3）用手绢包裹筷子或压舌板，将其置于上下牙间或放置牙垫，防止舌咬伤；

（4）切勿用力强行牵拉或按压患儿肢体，

以免造成患儿骨折或脱臼等伤害;

(5)必要时按医嘱应用镇静剂。

2. 答:安抚家长和患儿应做到:在非常紧急的情况下,护士要保持沉着从容的态度,以平静而镇定的语句与患儿及家属交流,让家属看到医护人员有充分的自信、能力和专业技术来救治他们的孩子,调整他们的情绪,使他们也处于平静的状态;尽可能让父母陪伴在患儿身边,可使其平静,给予其心理支持;诚实、坦白地告诉家长患儿疾病的病情,说明诊治可能给患儿带来的痛苦,让他们有心理准备去面对困难和考验。

第十三章　免疫及结缔组织病患儿的护理

一、填空题

1. 皮肤紫癜　消化道症状　关节症状
   肾脏症状

2. IgG

二、选择题

1. B　2. B　3. B　4. A　5. D　6. D

三、简答题

1. 答:临床表现:

(1)一般表现:发热,热型不规则。

(2)心肌炎:是最严重表现,重者心力衰竭,常见心率增快、体温升高不成比例,心界扩大,心尖区第一心音减弱,早搏,心动过速;心内膜炎:最多见,主要侵犯二尖瓣其次是主动脉瓣;心包炎:心前区疼痛,心动过速,呼吸困难。

(3)关节炎:游走性和多发性为特点,经治疗关节可不遗留强直和畸形。

(4)舞蹈病:兴奋或注意力集中时加剧,入睡后消失。

(5)皮肤症状:环形红斑为呈环形或半环形边界清楚的淡色红斑,大小不等,中心苍白;是风湿热的特征性体征;皮下小结为圆形,质硬、无痛,可活动。

第十四章　内分泌系统疾病患儿的护理

一、填空题

1. 甲状腺不发育或发育不良

二、选择题

A1型题

1. B　2. B　3. A　4. D　5. E

三、简答题

1. 答:病因:

(1)甲状腺不发育、发育不全或异位;

(2)甲状腺激素合成途径障碍;

(3)促甲状腺素缺乏;

(4)母亲因素;

(5)甲状腺或靶器官反应性低下;

(6)孕妇缺碘。

护理问题:

(1)体温过低:与代谢率低有关;

(2)营养失调:低于机体需要量与喂养困难、食欲差有关;

(3)便秘:与肌张力低下、活动量减少有关;

(4)生长发育迟缓:与甲状腺素合成不足有关;

(5)知识缺乏:患儿父母缺乏有关疾病的知识。

第十五章　遗传性疾病患儿的护理

一、填空题

1. 给予低苯丙氨酸饮食

二、选择题

A1型题

1. A 2. D 3. C 4. B

三、简答题

1. 答：临床表现：

（1）特殊面容：表情呆滞，脸圆而扁，眼距宽，鼻梁低平，眼裂小，眼外眦上斜，内眦赘皮，耳小、异形，硬腭窄小，张口伸舌，流涎不止，头小枕平，头发细软而较少，前囟大且关闭延迟，颈短而宽，常呈现嗜睡状，可伴有喂养困难。

（2）智能低下：智商通常为25～50。

（3）生长发育迟缓：身材矮小，骨龄落后，出牙延迟而错位；四肢短，肌张力低，韧带松弛，关节过度弯曲，手指粗短，小指向内侧弯曲。运动及性发育都延迟。

（4）皮纹特征：典型皮纹特征表现为通贯手。

（5）伴发疾病：约50%患儿伴有先天性心脏病，其次是消化道畸形。呼吸道感染多见，白血病的发病率明显高于正常人。

第十六章　传染病患儿的护理

一、填空题

1. 管理传染源　切断传播途径　保护易感人群

2. 结核性脑膜炎

3. 传染源　传播途径　易感人群

4. 7

5. 支气管肺炎

二、选择题

A1型题

1. C 2. B 3. B 4. A 5. E 6. D 7. B
8. E 9. E 10. E 11. C 12. D 13. C
14. E 15. D 16. E 17. D 18. C 19. C
20. D 21. A 22. A 23. C 24. A 25. A
26. C 27. D 28. D 29. C 30. E 31. E
32. A 33. A 34. C 35. E 36. E 37. B
38. B 39. B 40. C 41. D 42. C 43. E
44. C 45. A 46. C 47. C 48. B 49. B
50. B 51. D 52. A 53. A 54. D 55. A
56. E

A2型题

1. C 2. B 3. A 4. E 5. C 6. E 7. A
8. B

A3/A4型题

1. E 2. B 3. C

三、简答题

1. 答：（1）先天性胸腺发育不全症或严重联合免疫缺陷病患者；

（2）急性传染病恢复期；

（3）注射局部有湿疹或患有全身性皮肤病；

（4）结核菌素试验阳性。

2. 答：（1）麻疹是由麻疹病毒引起的，会出现全身症状，结膜炎，发热第2～3天口腔麻疹黏膜斑，发热3～4天出现皮疹，之后3～4天皮疹开始消退。皮疹为红色斑丘疹，自头面部→颈→躯干→四肢，皮疹消退后有色素沉着及细小脱屑。

（2）风疹是由风疹病毒引起的，全身症状较轻，耳后、枕部淋巴结肿大并有触痛，发热后半天至1天出皮疹。皮疹为斑丘疹，自面部→躯干→四肢，退疹后无色素沉着及脱屑。

3. 答：（1）皮疹呈向心性分布，首发于头面及躯干，后至四肢，末端稀少；

（2）皮疹分批出现，斑丘疹→水疱疹→结痂，开始为红色斑疹，迅速发展为清亮小水疱，周围有红晕，有瘙痒感，2～3天开始结痂；

（3）不同形态皮疹同时存在，此起彼伏，斑丘疹、水疱及结痂同时存在是水痘的重要特征。

四、案例分析

1. 答：该患儿可能患有传染性疾病中的水痘。

2. 答：主要的护理问题：

（1）体温过高：与病毒感染有关。

（2）有皮肤完整性受损的危险：与水疱、皮肤瘙痒有关。

（3）有继发感染的可能。

3. 答：主要的护理措施：

（1）保持环境温度、湿度适宜。

（2）降温：采用冰枕、敷湿毛巾、多喝水等物理退烧法降温。按医嘱给予药物降温。

（3）对病情进行监测。

（4）把孩子的指甲剪短，避免患儿用手抓破痘疹，特别注意不要抓破面部痘疹，以免疱疹被抓破化脓感染，若病变损伤较深，有可能留下疤痕。保持双手清洁，可缝制一副毛边向外的手套，或者用纱布包裹他的手部。

（5）止痒：清洁皮肤后，在长水痘的局部使用炉甘石洗剂涂抹。

（6）加强营养，增强患儿的机体抵抗力。

（7）积极治疗疱疹，防止破损、溃烂发生。

（8）健康教育：首先，对可疑或确诊为水痘的患者应进行隔离；隔离应持续到全部疱疹干燥结痂时为止。其次，对接触水痘疱疹液的衣服、被褥、毛巾、敷料、玩具、餐具等，根据情况分别采取洗、晒、烫、煮、烧消毒，且不与健康人共用。同时还要勤换衣被，保持皮肤清洁。然后要注意患儿的病情变化，个别水痘宝宝可合并发生肺炎、脑炎，如发现出疹后持续高热不退、咳喘，或呕吐、头痛、烦躁不安或嗜睡，惊厥时应及时送到医院。最后要注意定时开窗；空气流通也有杀灭空气中病毒的作用；但房间通风时要注意防止患儿受凉。

第十七章　常见急症患儿的护理

一、填空题

1. 循环支持（C）　保持呼吸道通畅（A）
建立呼吸（B）　电击除颤复律（E）
药物治疗（D）

2. 50%　4～6

二、选择题

A1型题

1. A　2. D　3. C　4. E　5. B　6. A　7. B

8. A　9. D　10. B　11. C　12. A　13. A

14. A　15. A　16. A　17. B　18. A　19. D

20. B　21. D　22. B　23. D

A2型题

1. A　2. E　3. B　4. C　5. A　6. C　7. C

三、简答题

1. 答：（1）惊厥的护理：①取侧卧位，立即松懈患儿颈部衣扣，清除口鼻咽分泌物，保持呼吸道通畅，防止分泌物吸入窒息。必要时放置牙垫，防止咬破舌头，但牙关紧闭时，不要强力撬开，以免损伤牙齿。②吸氧。③迅速应用止惊药。④准备气管插管和吸痰等用具。

（2）注意安全，防止坠床及碰伤。

（3）高热的护理：物理降温可选用30%～

50%酒精擦浴、冷盐水灌肠及冰敷降温，冰袋放置于颈旁、腋下及腹股沟等大血管处，或遵医嘱给予药物降温。

（4）密切观察病情变化：观察呼吸、面色、脉搏、血压、心音、心率、体温、瞳孔大小、对光反应等重要生命体征，发现异常，及时通报医生。

（5）心理护理：关心、体贴患儿，处置操作熟练、准确，取得患儿信任，消除患儿恐惧心理。

2. 答：（1）用药前：每次应用洋地黄前应测量脉搏，必要时听心率。婴儿脉率＜90次/分，较大年龄儿童＜70次/分时须暂停用药，与医生联系考虑是否继续用药。小儿用药剂量小，若静脉注射，在配药时必须用1 mL注射器准确抽取药液，用10%葡萄糖液10～20 mL稀释。

（2）给药时：静脉推注速度要缓慢（不少于15～20 min）。勿与其他药物混合；口服给药应注意按时按量单独服用，如患儿服药后呕吐，要与医生联系，决定补服或通过其他途径给药。

（3）用药后：监测患儿心率、心律，并注意心衰表现有否改善。

洋地黄制剂的有效指标：心率减慢、肝脏缩小、呼吸改善、尿量增加、安静、食欲好转等。

洋地黄的毒性反应：心率过慢、心律失常、恶心呕吐、食欲减退、视力模糊、嗜睡、头晕等。如出现应先停服洋地黄，再报告医生处理。

（4）用药期间：因低血钾是强心甙中毒反应的诱因，应多给患儿食含钾丰富的食物或按医嘱给口服氯化钾。同时，钙对强心甙有协同作用，易引起中毒反应。如须静脉补钙应与洋地黄间隔4 h以上。

四、案例分析

1. 答：该患儿的临床诊断是新生儿窒息。

2. 答：护理要点：

（1）建立呼吸，保持呼吸道通畅。

（2）维持有效循环。

（3）预防交叉感染。

（4）严密观察病情，及时发现并发症，协同医生共同处理。